ヨガ講師のための、触れて伝える

Yoga Adjustments
[ヨガアジャストメント]

著者／Mark Stephens
監訳者／綿本 彰

医道の日本社
Ido-No-Nippon-Sha

Original English edition published by North Atlantic Books.
Copyright © 2014 by Mark Stephens.

Japanese translation right arranged with North Atlantic Books through Japan UNI Agency, Inc.
Japanese edition Copyright ©IDO-NO-NIPPON-SHA,.Inc., 2019
All right reserved.

Cover photo by Beau Roulette

・本書に記されている定義、適応用法などの情報は、さらなる最新の研究によって変更される可能性があります。
・本書は医療カウンセリングの一環としてではなく、情報提供の一例の提供を目的としています。
・本書は医学的アドバイスに代わるものではありません。
・本書によって、いかなる障害や損害が生じても著者、監訳者、編集者、出版社、販売者は責任を負いません。
・運動、生活スタイル、食事などを改善する場合は、その都度医師や専門家にご相談ください。

CONTENTS

監訳者はじめに ------- iv
シバ・レーによる序文 ------- vii
前書き ------- x

Part1　ヨガ・アジャストメントの基礎

Chapter1　　ヨガ・アジャストメントの哲学と感性 ------- 3
Chapter2　　ハンズオンによる指導の7つの原則 ------- 33
Chapter3　　ヨガ・アジャストメントの基本とテクニック ------- 54

Part2　ヨガ・アジャストメントの適用

Chapter4　　立位のアーサナ ------- 95
Chapter5　　腹部のコアの統合 ------- 172
Chapter6　　アームサポートとバランス ------- 187
Chapter7　　後屈 ------- 233
Chapter8　　座位と背骨のねじりのポーズ ------- 278
Chapter9　　座位、背骨の前屈、股関節を開くポーズ ------- 298
Chapter10　逆転 ------- 363

Part3　ヨガ・アジャストメントの進化

Chapter11　21世紀におけるヨガ指導 ------- 387

アーサナのサンスクリット語・英語・日本語のリスト ------- 393
用語集 ------- 412
注釈 ------- 421
参考文献 ------- 429
ヨガアジャストメントに寄せて ------- 440
索引 ------- 443

Foreword by Translation Supervisor
監訳者はじめに

　本書の監訳を終えて、読者の皆さんに2つお伝えしたいことがあります。

　ひとつは、本書をアジャストのテクニック集として捉えず、まずしっかりと前半の活字部分をお読みいただきたいということです。なかなかのボリュームなので、ハードルの高い要求だとは思いますが。。。

　もうひとつは、アジャストにつきまとう危険性を、常に念頭に置きながらアジャストの練習や実践にお役立ていただきたいということです。この2つは、実は同じことを意味しています。そのあたりについて、私なりの言葉で少しお話ししたいと思います。

　日本でヨガブームが起きてから、20年近い月日が経ちますが、日本独自の多様な広がりのなかで、いまだその勢いは衰えることなくヨガ人口が増え続けており、またヨガ人気は常に上位をキープしています。ただその背後で、ヨガの実践を通して身体を傷めてしまう人が後を絶たないのも事実で、その大きな原因のひとつが、アジャストによるものだということは否めません。

　危険なアジャストを回避して、安全に生徒を導くために、本書は大きな役割を果たすことは間違いありませんが、逆に本書に書いてある通りにアジャストを行ったとしても、危険性は排除できないということを、常に念頭に置いてアジャストを行っていただきたいと思っています。

　人の身体に触れる以上、危険はつきものです。その危険性があるということを前提に、慎重にアジャストの練習を重ね、実践に役立てていただきたいと思います。

　本文中にあるように、アジャストはヨガのクラスを行う上で必須の技術ではありません。アジャストなしでも、十分に素敵なクラスはできるのです。しかし、口頭やデモンストレーションだけでは伝えられないものを、アジャストを通して確実に伝えることができるのも事実です。

ぜひアジャストのネガティブ面を回避しながら、クラスの質向上に本書をお役立ていただければと思います。そして、そのためにこそ、本書の前半部分の活字をしっかりとお読みいただきたいと思っています。とりわけそのなかで最も大切と思われる部分を抽出しますと、

私たちがアジャストするのは「ポーズ」ではなく「人」である。

という部分です。これこそが、アジャストの効果を最大限に引き出すエッセンスであり、アジャストで生徒を傷つけないためのカギだと確信しています。

もう少し私自身の表現をしますと、アジャストにおいて最も大切なのは、「テクニック」ではなく「愛」である、ということです。生徒のことを敬い、大切に感じていること。生徒の間違いを正す気持ちで行うのではなく、生徒の自発性にただ寄り添うこと。力で動かすのではなく、生徒自身の動きを助けること。そのために、全感覚を総動員して相手をよく感じることが大切だと、私は常々感じています。

自分の考えを相手に押し付けるのではなく、相手の考えや思いを丁寧に汲み取り、その上で自分のそれと調和させていくこと。これはまさに、講師自身がマットの上で行うアーサナそのものです。自分の考えを身体に押し付けるようなアーサナ練習を続けていると、必ず身体を傷めます。それはもう時間の問題であって、いつかは必ず身体を傷めます。逆に、身体の声を尊重してアーサナを行うと、身体の方からポーズを深めてくれて、傷める可能性はグンと低下します。

そういった練習の積み重ねを経てこそ、同じことを生徒に対してできる権利が生まれるんじゃないかなと私は思っています。まず自分自身の皮膚の内側でそれを練習すること。完璧じゃなかったとしても、思いやりを大切にしながらひたすらその練習を繰り返し、それを生徒に対してアジャストという形で施すこと。

その大前提となるのが「愛」。

身体のことを、そして生徒のことを敬い、大切に感じること。それがアジャストを行う上で最大のカギになると私は感じています。そしてそのために、ぜひ本書の前半の活字部分を読み抜いていただければと思っています。本書の著者は、驚くほど多岐に渡ってさまざまな分野の知識を持ち、バランス感覚をもって本書を執筆されていま

すので。
　そんな本書によって、多くの方がヨガを深め、そしてヨガの深まりを助けられますように。

　最後に、本書をご担当いただいた医道の日本社の高橋さんをはじめ、本書の制作に関わったすべての方々に、そしてこれをお読みいただいている読者の方々に、感謝の気持ちを込めて、私からのコメントを終わらせていただきたいと思います。ありがとうございました。

綿本 彰

Foreword by Shiva Rea
シバ・レーによる序文

　それは、1994年最後の夜、ヨガ・ワークスのスタジオで行ったヴィンヤサ・クラスのことでした。リズミカルな流れと、深まりゆく瞑想の海の中で、さまざまな職業、体形、身長、経験レベルの人達が集まり、共に体を動かしていました。全身でのムドラ（背屈、ツイスト、前屈に変化する立位）の合間に、呼吸の流れに従ってハンズオン（訳注：ハンズオンについてはp.15を参照）によるアシストを行い、知性溢れるガイドを行う彼の姿がそこにありました。
　「大地に太ももを根付かせましょう」「そこから背骨を伸ばしてください」「肩甲骨を身体の内側に向けて動かします」「頭上に手を伸ばしましょう」「心臓が空間へと広がるのを感じます」……
　そんな私の誘導に対して、彼のタッチという言語——身体で何かを理解するという、私たちがこの世界を最初に経験する方法——は、まさに「本能レベルで理解できる誘導」と呼べるものでした。
　私たちヨガ講師の手は、生徒にアーサナの基礎を教え、ヨガの流れをサポートします。そしてそれは、そのまま人生に応用できるような、知識と英知を包括しているものなのです。
　「どこから来たのか？」「どこに進もうとしているのか？」「中心につながるためには、どのように動けばよいか？」
　ハンズオンによるアシストは、そういった「私たちの奥に内在するもの」を、身体レベルにまで表面化させる働きを持っています。そして、それは人生と同じく、ときに強く、軽く、微細であり、恐れを乗り越えさせ、「我が家」とも呼ぶべき安心できる場所へと私たちをガイドしてくれるものなのです。

　話を戻しましょう。
　マーク・スティーブンスは、私の夜のクラスの素晴らしいアシスタントでした。ヴィンヤサ・フローというスタイル（22年が経過した今でも、私が開発・発展させたと

自負しています）を統合し、さらに発展させていくようなタッチの魔法がそこにありました。都会に暮らす人々の精神の渦が、非言語的なフローへと変わっていく夜遅くのクラスの中で、私が部屋の一方にいて、もう一方にマークがいたことを覚えています。受講生たちは自身の身体の潜在意識に深く入り、それを十分に味わっていました。そして、そんなプロセスをサポートする、ハンズオンの静かな力を確認することもできました。

　私の師が私に贈ってくれたものを、マーク、そして他の生徒達とで共有できたことに感謝しています。私の師──シュリ・パタビ・ジョイス、チャック・ミラー、エリック・シフマン──は、変化を手助けする技術に長けた素晴らしい方々でした。この「手助けをする」プロセスは、日々の教育的訓練から、大きな人生的変化のサポートまで多岐にわたります。

　当時の私のクラスで、マークはこの知識を十分に吸収しているのがわかりました。そんな彼が、すべてのヨガ講師のために、ハンズオンによるアシストのテクニックをまとめた集大成といえるものが本書で、この序文を贈れることに心から感謝しています。

　マークはかつて学問の世界に身を置き、オルタナティブ教育のディレクター兼ヨガスタジオのオーナーを経て、ハンズオンの知識を得るための不屈の精神、広い視野、物事に誠実に向かう力を培いました。

　ハンズオンというアプローチが持つ、複雑な関係性を明快にしたことは敬意に値します。中でも私が気に入っているのは、本書がハンズオンによるサポートのバイオメカニクス、技術的なアシストや微細なエネルギーの誘導にとどまらず、タッチの力がさまざまな職業の人々にもたらす内部のダイナミクス（力学）と倫理についてもカバーしている点です。

　マークは、一人ひとりの生徒が負っているケガ、痛みといった、多岐に渡る個人的な背景を尊重することで、とても実用的な体系を構築してきたのです。こういったものの中には、対人関係を扱う上では避けられない大切な問題、「身体化の体験を生むための助産婦」とも呼ぶべき問題が含まれています。マークは、こういったタッチが身体のみならず心に与える影響、そしてハンズオンによるサポートの意味そのものについても気づかせてくれます。

　マークが執筆したヨガ・シークエンスの本（訳注：日本語版未訳）と同じく、本書はヨガのあらゆる流派を越えて、タッチについての多岐に渡る知識が理解できるよう

になっています。これはまさしく「功績」と呼ぶにふさわしいものでしょう。特に、効率的なサポートを行う前に、ヨガ講師が自身の身体でアーサナのダイナミクスを理解することの重要性——その重要な作用、ヴィンヤサ・クラマ（練習の段階）、禁忌——を強調しているところが素晴らしいです。

　多くのヨガ講師のために、マークが本書の執筆に尽力してくれたことに感謝します。私は自分の最初の本を仕上げている最中にこの序文を書いていますが、それだけに、実践的で、生きた知識を文字で表現するには途方もない自己犠牲が必要だと感じています。そういった意味からも、マークの文章には、あの日の夜のクラスで行っていたものと同じクオリティを感じています。

　マークは、自分のすべてを出し切り、強い信念をもってこの仕事を成し遂げ、そのことでマーク自身の進化につながるヨガの道を大きく開いたと思っています。ヨガの世界にこの本が提供されたことを祝福したいと思います。本書はこの先の長い間、ヨガ講師に役立っていくことを確信しています。

　この旅に乗り出す皆さんに、ヨガを通して身体化の力が開き、意識・治癒・サポート・統合をもたらすタッチの才能が現れることを祈っています。

　サーバ・マンガラム（皆さんに幸せが訪れますように）！

——シバ・レー
プラーナ・フロー®・エナジェティック・ヴィンヤサ創始者

Preface
前書き

　本書は、安全に継続でき、自己変容をもたらすクラス作りを目指す、ヨガ講師のための本です。現在、北米だけで10万人以上のヨガ講師がおり、さらに新しいヨガ講師を育成するトレーニングが毎日のように開講されています。また、ヨガ講師のポジションは、ヨガのクラスを受ける生徒の増加に伴って、急激に高まりつつあります。これは、よい講師を探している生徒にとって素晴らしい状況と捉えられなくもありませんが、当然ながら、講師の核となる能力に対する懸念は否めません。

　ある講師はヨガを始めたばかりかもしれませんし、ある講師はヨガの経験や知識が限定的なものかもしれません。また、経験豊かな指導者の元で何十年にもわたりヨガを研究していても、その学びがずっと昔のことだったかもしれませんし、同じくベテランのヨガ講師だったとしても、ヨガテクニックと指導法の進歩についていけていない場合は、その講師のクラスで得られるものは乏しいかもしれません。

　今、ヨガの世界では、トレーニングと能力の水準を向上し、ヨガ講師を正当で広く尊敬される職業へと高めるべく、一丸となった努力が行われています。

　私がヨガ講師のために初めて『Teaching Yoga: Essential Foundations and Techniques』（訳注：日本語版未訳）を執筆したとき、私の焦点は、ヨガ講師に必要な要素のすべてを、幅広く提供することにありました。たとえばヨガの歴史、哲学、微細なエネルギーと機能解剖学のポイント、アーサナクラスを教える講師ための一般的なテクニックと方法、さまざまなプラーナーヤーマと瞑想テクニックの伝え方、シークエンスの基礎と生徒の特定のニーズへの取り組みなどです。

　その後、クラスをどう設計するか悩んでいる講師たちの声を聞き、『Yoga Sequencing: Designing Transformative Yoga Classes』（訳注：日本語版未訳）を執筆しようと思いました。2冊目となるヨガ講師向けの同書は、理解しやすいヨガクラスのコアとなる「なぜこれを行ってから、それを行うのか？」といった単純な疑問の解消を目指しました。この本には、ヨガクラスを設計するための哲学、原理、テク

ニック、幅広いニーズや目的別の 67 のシークエンス・モデル、独自のヨガクラスを作るための実用的な素材を盛り込みました。

この 2 冊目の本がまさに印刷されているとき、ウィリアム・J・ブロードの挑発ともいえる爆弾記事『How Yoga Can Wreck Your Body（ヨガがいかにして、あなたの身体を破壊するか）』がニューヨーク・タイムズ紙に掲載されました。ヨガコミュニティの多くの人々と同じく、ブロードのこの記事に対する私の行動は、激しいまでに反射的で素早いものでした。

その記事は卑怯な手でヨガコミュニティを攻撃しているように感じられました。多くの人々と同様、私は痛烈な執筆で応戦したのです。また、私はブロード本人に、記事の情報源を教えてもらおうと直接連絡をしました。

すると彼は、National Consumer Product Safety Commission's National Electronic Injury Surveillance System（NEISS）が編集する、ヨガ関連の傷害に関する膨大なデータベースを送ってきてくれたのです。一部のデータには生態学的な間違いや完全性の問題があったものの、ブロードの基本的なメッセージ「ヨガを行うことは身体を破壊する」は、このデータベースで確かに裏付けられていたのです[1]。

私はこのデータと、ブロードがその後に執筆した書籍『The Science of Yoga』（訳注：日本語版『ヨガを科学する—その効用と危険に迫る科学的アプローチ』）、および、過去 20 年間の大衆紙に掲載された多くの類似記事を詳しく調べました。さらに、ごく一般的な生徒の状態にさえ混乱している多くのヨガ講師の話を聞く中で、3 冊目である本書のテーマにおけるニーズが完全に明らかになったのです[2]。

本書は、アーサナを指導する際、講師が実際の生徒に対してそれらを理解させ、継続的にクラスを行えるようにすることをサポートするために書きました。

私たちは生徒にアーサナを教えるとき、多くの場合、目で見えるようにデモンストレーションを行い、言葉を使って誘導をして、触れることでその誘導を助けるという 3 つの手段に頼っています。あなたが講師として、生徒に「何を伝えようとしているのか」が明らかな場合、3 つの手段のいずれもが、生徒の練習をより安全に、継続的かつ効果的に変化をもたらす手段となります。

「安全」「継続」「変容」が本書の主なマントラです。これから本書で、一つひとつのアーサナを指導するうえで、これら 3 つの指導メソッドをどのように使っていくのか、バランスのとれた適切な使用法を紹介していきたいと思います。

ヨガ講師としての私たちの目的は、生徒を自分自身の練習へと導き、それを促していくことです。究極的には、生徒にとっての最高の師——内なる存在——に導かれ、人生を通して実践を続けていける場所まで導くことが目的です。これには、講師と生

徒の関係が、オープンかつ明確で、敬意に満ちたものであることが不可欠です。

　講師としての私たちの役割は、無理やり姿勢を修正するような強力なアジャストメントを行うことでもなければ、生徒が自身の能力をはるかに越える手助けすることでもありません。私たちヨガ講師はせいぜい、ヨガの知識や、生徒の状態・目的などから得られる情報をもとに、生徒を鼓舞していくガイドにすぎません。ただ、そんな心構えでいれば、もしかしたら、より大きな存在が、そのクラスをより意義あるものにするために、生徒に対して献身的になるように私たちを促してくれるかもしれません。

　私自身がヨガの道を深め、それを進化させていくうえで、洞察に満ちたさまざまな師に出会えたことは、とても幸運でした。
　彼らが献身的に取り組んでいるヨガの実践と、それらを他人に伝える理論と技術は、生徒にヨガを伝えるためのものだけでなく、本書で示す基礎的知識の主な資料にもなりました。私の最初のヨガ講師であるエリック・シフマンは、ハンズオンのアジャストメントを、アライメントの原理とアーサナにおけるエネルギーの流れを関連させる方法について教えてくれました。チャック・ミラーは、アシュタンガ・ヴィンヤサのシークエンス中にサポートする方法を私に教えてくれました。
　私が6ヵ月間徒弟になったジャスミン・リーブは、初級レベルの生徒、そして身体的な課題を抱えるさまざまな人への指導に関して、とても有用な考え方を示してくれました。その考え方はインドラ・デビーのトレーニングに加え、リーブ自身の理学療法の経歴を通して得たものでした。
　1990年代初期、私はシバ・レーと出会うことになります。アシュタンガ・ヴィンヤサ・クラス、（シバ・レーが開発した）ヴィンヤサ・フロー・クラスのクラス、ワークショップ、リトリートで、私はレーのアシストをしました。その中でレーは、生活のリズムと季節をシンコペート（訳注：音楽用語で、拍子の裏表をずらしてリズムに変化を付けること）させることで、ヨガクラスを行うという強力で素晴らしい方法を明らかにしていました。
　他にも多くの人のワークショップを通して、私はその方々の影響を受け、技術と洞察を発展させることができました。私はそれらを組み合わせたり、広げたり、改良したりしたものを本書で紹介しています。コフィ・ブジア、ティム・ミラー、リサ・ウォルフォード、ドナ・ホールマン、ロドニー・イー、ジュディス・ラサター、ラマナンド・パテル、リチャード・フリーマン、パトリシア・ウォルデン——15年間にわたる、私のハンズオン・アジャストメント・ワークショップの参加者達……。彼らは鋭い洞察を持って、いつも私を指導してくれた素晴らしい生徒たちでした。皆さんに感謝し

ています。

　本書をつくるにあたり、再びノース・アトランティック・ブックスの皆さんと働けたことをうれしく思います。彼らはヨガの道に熱心であり、意識と変化を追求する気の合う人々でした。

　ダグ・ライルは私をこのプロジェクトに専念できるよう励まし、私がほかのアイデアを思いついたときなど、この本がこの形になるまで助けてくれました。私のプロジェクト編集者レスリー・ラーソンは、原稿から出版への全体的プロセスを指揮しました。クリストファー・チャーチは前著と同様、私の執筆を明確にして、原稿に優れた一貫性をもたらしてくれました。スザンヌ・アルバートソンによる本のカバーと内部デザインの美しさは説明するまでもありません。

　以下の友人、同僚、仲間の講師は、原稿の草案に対してさまざまな貴重なコメントをくれました――アン・サープ、ダニエル・スチュワート、ダレン・メイン、エリーズ・オリファント、ガンガ・ホワイト、ジョアンナ・ベチューザ、カレン・ダン、マックス・タージャン、ミーガン・バーク、メリンダ・ビューキー、リチャード・ローゼン、ショーン・ラング、サラ・フィニー、トッド・ツホルク、ありがとうございました。

　以下の生徒と、講師養成トレーニング卒業生は忍耐強くアーサナの写真のためのモデルになってくれました――エイミー・シウン、アンドレアス・カール、アン・サープ、エリカ・アブラハミアン、ジェニファー・ラング、マルシア・チャーランド、マックス・タージャン（カバー）、ミシェル・ナクロウイシズ、ナディア・ルイス（カバー）、パット・タオ、レイ・チャーランド、サマンサ・レイ・ブーザー、ショーン・ラング、シャノン・マクアイド、トム・シンプキンス。そして、ジェームズ・ヴィナーはすべてのアーサナとハンズオンのアジャストメントの写真を撮影してくれました。

　本書はダイアナ・ヴァン・アイク、メリンダ・ビューキー、マイケル・スティーブンス、ジェニファー・スタンリー、マイク・ロトキン、ジェームズ・ヴィナー、ラルフ・キン、シッダ、ピーの素晴らしいサポートなくしては完成しなかったでしょう。

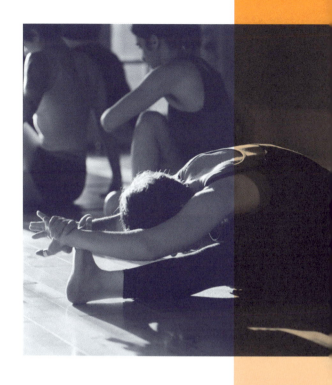

Part 1

ヨガ・アジャストメントの基礎

CHAPTER 1

Philosophy and Sensibility in Giving Yoga Adjustments

ヨガ・アジャストメントの哲学と感性

　ヨガが持つ素晴らしい魅力のひとつ。
　それは、自分自身のヨガを深め、そして究めていく、無限の可能性がそこにあるということです。
　努力と気楽さとが移り変わる境界を楽しみ、制御と放棄のバランスを模索しながら、自己理解と変容への道を開こうとするとき、その道のりには終わりがありません。はっきりとした意識の覚醒、さらなる健やかさや大いなる幸せへの道を、どこまでも、どこまでも遠くに進んでいくことができるのです。
　また、ヨガには、無数のスタイルやアプローチがあるという魅力があります。そもそも「ヨガとは何か」という問題に対してさえさまざまな考え方があるほどの多様さがヨガにはあります。この地球上に生きる私たち70億人の誰もが、その気になればいつでも、古くから伝わるヨガという手法の豊富な実例を参考にしながら、健康でいきいきとした生を探求することができるのです。
　さらにヨガは、魅力に溢れ、やりがいに満ちたものです。人生に必要なさまざまな価値観や考え方を少しずつ補強し、そのバランスがどこにあるかを指し示し、最終的にはすべての人が本来持っている、もっとも深いところにある美しさへと導いてくれる、神秘的な道筋となります。
　その道筋に沿って、もし誰かがヨガの指導者（ヨガの道先案内人）になったなら、その人の練習はさらに開花し、練習をすることと生徒を導くことが互いに照らし合うようになることでしょう。ヨガを行うにあたって、その人が持ちうる最高の師は、すでにその人の内側に息づいているのです。

　すべての呼吸、姿勢、そしてその間にあるすべての瞬間とプロセスにおいて、内なる師が私たちを導いてくれるのです。呼吸の調子や質、テンポが「ボディマインド[1]」

に浮かび上がった無数の感覚と混ざり合い、どこに向かって、どんなふうに意識を向け、どう動かせばよいかを指し示してくれるようになるのです。

　この考え方は、東洋・西洋両方の哲学の主流となっている二元論的な見方（訳注：心と身体は別々のものであるという考え方）とは対照的なもので、本書の中心テーマとなっています。この考え方を理解することは、主に指導の際、生徒がよりやさしく明快に「全体を感じる」ことを助け、また生徒がどのような目的でヨガを行っていたとしても、そのモチベーションを保つ助けとなります。

　この点については、このChapterで、後ほどさらに掘り下げていくことにしましょう。

　ヨガには、絶対的に正しい方法や技術、一連のルール、唯一無二の目標、絶対的な権威は存在しません。ヨガの実践を通して自分の内側に意識を向け、内なる声に耳を傾けること。そして深く満たされた感覚や、確かに生きているという感覚に向けて素晴らしい扉を開いたときのみ、自分の心と魂を通して本当に大切なものを得ることができるのです。

　たとえ誰かが心の奥に入り込んできて、その人との深いつながりを感じたり、その人が霊的なレベルでのより確かな感覚を見出してくれたとしても、ヨガが個人的な修練であることに違いはありません[2]。とは言え、自分の外側に師を持ったり、ヨガを教えたりすることにも、とても大きな価値と目的があります。

　一貫性のある練習を丁寧に行っていると、アーサナへの理解がどんどん深まり、アーサナがよりとっつきやすく、続けやすいものになっていくことに気づくでしょう。また、これが自分にとって効果的なポーズの流れだという実感を、少しずつ、でもはっきりと深めていけるようになります。同時に私たちにとって、十分な教育を受けた経験豊富なヨガ講師に練習を見てもらい、アドバイスを受けることはとても有効なことです。そういった講師に、たとえば姿勢の整え方やエネルギーの流れを指導してもらうことによって、私たちは練習をより安全で効果的なものに変えることができるのです。

　また、ヨガ講師は呼吸の技術やそのクオリティ、意識の向け方、姿勢の修正やバリエーション、一連のアーサナシリーズやその移行方法についても指導をします。さらには、虚弱、緊張、運動過剰、妊娠、あるいは互いに関わり合っている身体的、精神的、生理学的な病状などの、特別な状態にどう対応するかということも指導の範囲内なのです。言い換えれば、ヨガ講師の使命とは、「どうすればその人にとって、よりよい指導ができるか」という問いに答えていくことであるといえるのです。

さらにヨガ講師は、生徒をサポートし、導くためにさまざまなテクニックを使います。たとえば、元気よく振る舞ったり、カリスマ的に振る舞ったりしながら、クラスの空気感をつくったり、身体を使ってデモを見せたり、言葉を使って誘導したり、生徒にインスピレーションや気づきを与えるための比喩やストーリーを使ったりもします。

　これらのさまざまな指導テクニックは、継続して学んだり実践したりすることで、講師が本来持っている能力をさらに引き出す働きをしてくれます。

　ヨガ講師としての道を歩んでいくなかで、私たちは知識と技術のレパートリーを増やしていき、そのレパートリーによって、目の前にいる生徒に対し、より効果的な練習法を提案できるようになります。これは、「あたかも生徒が全員同じタイプの人間で、万人に同じ練習が通用するかのような型にはまった指導」の対極にあるものです。

　ヨガ講師としての学び、進化していく道のりにも終わりがありません。ギリシャの哲学者・アリストテレスが説いた「知れば知るほど、自分が知らないことを知る」という言葉通り、練習し、学び、そして経験を積めば積むほど、練習で得られる知識と知恵に無限の世界があることに気づくでしょう[3]。

　私たちが生徒を繊細に感じ、より深く理解すればするほどに、これ（訳注：個々の生徒に対して個別に応対するということ）はより顕著になっていきます。生徒の練習をよりよくするために、このことは不可欠です。こういった感性をより深めるために、これから、そのための練習法と、指導のための基本的な項目、そして感性について、詳しく見ていくことにしましょう。

Unique Students, Unique Teaching
個々の生徒、個々の指導

　私たちは皆、それぞれのヨガを練習しています。私たちが人間である限り、一人残らずそれぞれが唯一の存在、つまり先天的な能力、人生経験、生活習慣、健康状態、そして意志を持った、美しく個性的な存在なのです。まずは、このような違いを確認するために、いくつかの例を見ていくことにしましょう。

❶ 35歳、2児の母。ダンスの経験があり、前十字靱帯を手術したことがある。財務アナリストとして長時間の座り仕事をしている。

❷ 23歳、天体物理学専攻の大学院生で妊娠中。運動神経はよく、双極性障害（躁鬱）を持っている。

❸ 54歳、仏教の尼僧。30年間ヨガを続けていて、骨粗鬆症が進んでいる。

❹ 23歳、大学生。胸椎右側への側弯が顕著。

❺ 61歳、最近リタイヤした元ソフトウェア技術者。長年のウエイトトレーニングで筋肉は非常に固い。乳がんから回復した経緯がある。

❻ 41歳、新米ヨガインストラクターでケガ知らず。生徒の前で自分の体操能力を誇らしげに見せることを好む。

　これが実際のヨガ指導の現場です。どんな生徒がやってくるかわからない、一般の方々に開かれた場でヨガを教える際には、さまざまな生徒が、さまざまな状態で、さまざまな目的を持ってやって来ることを想定しておくことが大切なのです。

　トラウマを癒すため、毎日欠かさずヨガの練習をする真面目な生徒。週末ごとに純粋に身体を動かすことを楽しみにしている人。精神世界を探求している人。強い宗教的信仰を持つ人。逆に信仰を理性の弱さとみなす人。あらゆる年代、さまざまな興味、哲学的なものの見方、あらゆる健康状態の方々が私たちのクラスにやって来るのです。

　一人ひとりの生徒には、大きな違いがあるのです。ですから、クラス全体に対して万人向けの誘導を行いつつも、それぞれの生徒に対して個別の指示を出すことがとても大切になります（本来、生徒は自分に合う適切なクラスに参加することが理想的ですが、そのことは期待せず、違いをしっかり把握することが大切です）。

　ですから、手を使った指導やアジャストメント（あるいはそれ以外の方法）を行う前に、そのクラスを彼らの実生活に寄り添った練習にするためには、彼らをしっかり

と知る取り組みが必要になってくるのです。

The Heart of Practicing and Guiding Yoga
ヨガの実践と指導の心得

　言うまでもありませんが、ヨガの実践は「今、自分がいるこの場所」から始まります。他人が考える「自分」が存在している場所や、自分がそこにいると勘違いしている場所から始まることは決してありません。

　多くのヨガ講師は、生徒の能力や関心事項に対して先入観を持ったり、誤って捉えていることがあります。同時に、多くの生徒は、今の自分の能力を過大評価、あるいは過小評価していることがあります。

　では、どのようにすればヨガ講師はこのような現実にうまく対処できるのでしょうか？　その答えは、彼ら自身の価値観や関心事項、コンディションを踏まえた上で、自分の練習を行えるように生徒を導くことにあります。そうすることで、おそらく（というよりは、きっと）生徒は自分のヨガを深められるようになるでしょう。

　どんな練習においても、理想的な形で生徒に伝えるべき基本要素がいくつかあります。特に初心者にはより明確に伝える必要があるものです[4]。最も大切なことは、ヨガが比較や競争を目的とするものではないという考え方なのですが、なかには競争に力を尽くす人もいます[5]。

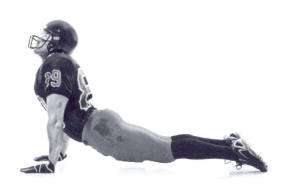

ヨガは個人的な練習であって、誰かと競いあうようなスポーツではありません

（訳注：ヨガは競うものではないという）基本的な考え方に従ってヨガを探求することで、長期間に渡って安全にヨガを続けることができ、やがて私たちに変革をもたらすものになるでしょう。

　よく引用されるパタンジャリの著作『ヨガ・スートラ』には、アーサナについての唯一記された「スティラ・スカム・アーサナ

ム」という項目があります。この項目が表しているのは、実は「感受性」で、これがヨガの根底にあるエッセンスの一つです。「スティラ」「スカム」「アーサナム」が意味するところは、それぞれ「安定」「快適」そして「心の存在」です（アーサナムの語源は、as、つまり自分の居場所に座るという意味で、「今ここに存在して、この瞬間の経験に完全に調和している」という意味だと私は解釈しています）。これは、私たちがヨガの練習を通して育もうとしているものの質に関わることなので、この部分を確認することはとても大切だと考えています。

ここで注目したいのは、パタンジャリは「ポーズ練習」に関しては、何も記述していないということです。「ポーズ練習」としてのヨガは、パタンジャリの時代から数百年にわたって進化し、最終的にハタヨガとなりました。ハタヨガは、過去の千年よりも、ここ約75年で目覚ましく発展しました[6]。

しかし、ハタヨガの実践について記された最古の書物で、ハタヨガの根本経典である『ハタヨガ・プラディーピカー』（14世紀半ばに執筆された書物）にて、Swatmaramaは「ヨガの実践者は、ヨガの成功と心身の安定のために情熱と忍耐、自律、ゆるぎない信仰、勇気をもつように」と論じています。

のちにSwatmarama（1985）は、すでにパタンジャリによって強調されている「安定」と「快適」のバランスを示唆しながら、「アーサナの練習中に疲れを感じない状態」について言及しています。

このことをもう少し深く掘り下げていくにあたって、たとえば今、ヨガの練習が始まってマットの前に立っていると仮定します（立位に限らず、座位や仰向けなど、姿勢が何であれ、同じ考え方、性質、感性が育まれていることを踏まえて見ていきましょう）。

立位のこの姿勢は、ターダ・アーサナ（山のポーズ）と呼ばれています。この姿勢では、私たちはできるだけ安定で快適に、そして今この瞬間に集中しようと心がけ、自分が山であると想像します。そのためにも、より自然にバランスと落ち着きの感覚を深めていきましょう。このバランスと落ち着きの感覚を研ぎ澄ませていく姿勢は、サンスクリット語で「サマスティティ」（文字通り、均一な立位）と呼ばれています。

これは実にシンプルなポーズなのですが、特に何分間かこの姿勢をキープする場合、あるいは一般的な姿勢のアンバランスがあったり、妊娠の後期、多発性硬化症、両脚の脚長差、もともとの体力不足の状態にあるときなど、難しく感じる生徒もなかにはいます。

でも、練習を積んでアライメントやエネルギーの流れが整ってくると、サマスティ

ティの感覚をつかんで、この姿勢をキープすることが、だんだん易しくなっていきます。

こういった状態を続けながら、さらに平静を深めていくことで、(あるいは座位や仰向けの姿勢に移行することで)、このプロセスが瞑想の練習につながっていくことになります。

ただここでは、意識的な呼吸と集中を伴う、ポーズ練習としてのアーサナ本来の意味合いに焦点を戻すことにしましょう(呼吸と心の相互効果については、アーサナ練習のより本質的な側面として、今後紹介することにします)[7]。

さて、私たちは今一つのアーサナを体験しました。そしておそらく、その姿勢のキープを通して、多くの方は特別な効果や苦労を感じなかったことでしょう。そのアーサナに単純にとどまっていただけかもしれませんし、別のバリエーションや他のアーサナに移行したいと感じたのかも知れません。でもきっとその別のアーサナでは、今と同じような安定と快適、そして集中を作り出すには、もう少し努力を要することでしょう。

もし私たちが、そういった努力のないアーサナ練習を続けていたら(それもひとつの方法ではありますが)、強烈かつ多様な体験を通して、深い気付きと変化を生み出すハタヨガを、本当の意味で行うチャンスを失ってしまうかもしれません。ハタヨガとは本来、自分の能力を最大限に発揮させるために必要な苦行(タパス)によって、とても深く、そして絶え間なく行われるべきものなのです。呼吸ごと、アーサナごと、練習ごとに、日に日に、可能性のエッジ(限界)を探り、すべての動きのなかで何が起こるかを見つけ出していくものなのです。

忍耐強く行う練習(修習)——アビヤーサ——によって、私たちはそういった状態に自分を持ち込むことができます。大いなる真剣さでもって練習を行うことで、私たちはより深い経験とその恩恵、つまりひと呼吸ごとの強烈な経験と、そこからの学びを深めていくことができるのです。

1960年代から70年代にかけて、ヨガ実践の発展に大きな影響を与えた、現在ヨガの先駆的な革新者であるJoel Kramerは、アーサナ練習の中で訪れる、可能性のエッジ付近にとどまり続けるこのようなアプローチのことを、美しく豊かに描写しています。

私たちがあるアーサナへ向かって動き始めるときにたどり着く、「何かがここから始まる」と感じられる場所のことを、Kramer(1977)は「最初のエッジ」と呼んだ

のです（私は「ひらめきの瞬間」と呼んでいます）[8]。

　この、最初のエッジの先をさらに進んでいくと、また別の「エッジ」にぶつかります。心と身体が痛みや不快感を発したり、単にそれ以上可動域を広げるのをブロックするエッジ（これを私は「いやいやの瞬間」と呼んでいます）です。

　忍耐強い練習の中で、私たちは"aha（ひらめき）"を越えた先の"uh-uh（いやいや）"の境地に十分とどまることで、内側から湧き起こる「微調整しようとする動き」を、ゆっくり、そして我慢強く探っていく心の余裕を持つことができ、そのエッジを楽しむことができるようになるのです。

　そしてそのエッジは、呼吸ごとに動くという性質を持っています。その呼吸の中で私たちは、さらに身体の内側にスペースをつくることができ、長時間に渡って快適さをキープすることができ、ボディマインドを通して、活性化されたエネルギーが、さらに自由に流れることができるようになるのです。

　もし、これ以上は動かせないという最終的なエッジにすぐに直面したり、あまりに早くエッジが動いたりする場合、このエッジの感覚から得られる調整や覚醒のための余裕や時間がなくなってしまいます。それどころか、逆にケガをしたり、不健全な習慣を強めたり、練習で力を使い果たしてしまうことになるでしょう。

　このように、可能性のエッジ（限界）をはっきりと自覚し、それを楽しむことは、ヨガを深めていく上でとても大切なエッセンスなのですが、実はもう一つ、ヨガの練習に不可欠な要素があります。パタンジャリがいうところの「ヴァイラーギャ」、つまり「離欲」です。

　離欲の練習をするなかで、「どんなことでもやればできるんだ」という感覚を得たり、欲を手放してもなお自発的な努力が残されていることに気づきます。そしてヨガの練習中、ポーズのパフォーマンスや事前に決めたゴールの達成より、むしろ健康、満足、幸福感といった心の中の深い意図に共鳴し続けることができるようになります。

　つまり、ヨガの練習を安全で長続きさせ、自分を変革させるものにするためには、アビヤーサとヴァイラーギャの両方を、互いに補完するような形で実践することが大切になります。アビヤーサとヴァイラーギャは、私たちに安定と快適さをもたらし、ヨガの深まりを助けてくれるのです。

　アビヤーサとヴァイラーギャはセットになって、私たちにヨガの最も基本的な原則を与えてくれます。つまり、練習において大切なのは、「どれだけ遠くに行くかが問題ではない。大切なのはどのようにして辿り着くかである」ということを示している

のです。

　アーサナを行っている生徒に対して、アビヤーサとヴァイラーギャのバランスが取れた態度で誘導することで、その生徒は練習の間、支えられているという感覚を持ち、そして何かを達成しなければならないという気持ちから自由でいることができるようになります。
　タッチによる指示など、あらゆる指導法を通して、こういった姿勢を生徒に伝えることで、生徒は、自分のヨガの修練を導いてくれる強烈な身体感覚や呼吸というバロメーターを通して、より自然に自分の内側に、師を見出すことができるようになります。

　このようなバランスが取れたアプローチをとり、継続的に自分に変化をもたらすために最も大切なエッセンスとなるのが呼吸です。
　ハタヨガの古典的書物で、最も強調されているのはプラーナーヤーマ（「プラ」は「発生させる」、アンは「呼吸する」、そしてアヤマは「広げる」、ヤマは「統制する」という意味）ですが、ヨガの基本的な呼吸であるプラーナーヤーマは、不思議なことに多くの現代のヨガクラスで注意を払われていないことがあります[9]。
　アーサナの練習と同じように、プラーナーヤーマの練習も、安定性と快適さを保ちながら少しずつ進めていくことが大切です[10]。
　そんな中で、ソフトで穏やかに、かつ繊細に行うウジャイ（勝利の呼吸）は、まったくの初心者から妊婦、血圧の問題を抱えている人、高齢者、その他の病気がある人など、どんな人でも安全に練習することができる、素晴らしいプラーナーヤーマです。

　呼吸は、それそのものが私たちの細胞と全身を養うものです。
　ウジャイ呼吸では、息を吐いたり吸ったりする際に、やわらかい音が出るように呼吸を行います。このことによって、スムーズでバランスがよく、安定した流れを簡単につくり出せるようになります。そしてこの呼吸は、すぐにアーサナのすべての動きによい影響を及ぼします。
　このため、ウジャイ呼吸は、アーサナの練習を行うときのエネルギーバランスを自覚し、培っていくための完璧なバロメーターになります。
　呼吸が緊張しているときは、安定性と快適さから離れてしまったという確かな合図です。アーサナの動きのなかに無理やり呼吸を押し込むのではなく、完全な呼吸を通して、その呼吸の表現としてアーサナ練習を行うことが理想です。

のちに触れますが、ヨガを指導する際にも、同じように呼吸は重要な要素になります。ヨガを練習していた立場から、教えるという「橋」を渡ろうと近づいていくと、練習のなかのあらゆる質が、指導者への道の一部となっていきます。

　どんな指導技術や手法を用いるにしても、生徒のヨガ練習の質をより高めるためには、「生徒自身がより安定で快適に、そして楽しく動くことを助ける」という感覚を持つことが最大のカギとなります。その一つのエッセンスとして、クラスをどのようにアレンジするかということが含まれます。ヨガのクラスを教える際には、アーサナを組み合わせて放物線状の起伏を描き、わかりやすく、安全で、長く継続できるシークエンスをつくることで、より深く生徒を変容させることが理想的です[11]。

　一般的には、シンプルなポーズを行いながら身体を少しずつ温めていき、その先で負荷をかけていく部位に十分な意識を向け、少しずつ複雑なポーズへと展開していくことが、効果的なヨガ練習のために大切になります。先に行うアーサナは、その後で行う負荷の高いポーズで使う筋肉や関節を刺激して安定させ、そのあたりに宿る身体の知性に触れることができます。準備的なアーサナは、後にくるより複雑なアーサナを行う際に必要となり、身体の知性をより深め、呼び覚ます助けとなるのです。

　このアプローチは、ヴィンヤサ・クラマのコンセプトのなかにも見出すことができます。ヴィンヤサとは「特別な方法で配置する」、クラマは「段階」という意味で、動きの効果的なシークエンスのことを指し示しています。ヴィンヤサ・クラマの本質は、「少しずつ深まっていく知恵」にあり、意識的かつ着実に深まっていき、進化していくという性質を持っています。今いるこの場所からどこへ向かおうとも、アビヤーサとヴァイラーギャの質が融合しながら、着実かつシンプルに動くという性質を持っているのです。
　そして、そんなアビヤーサとヴァイラーギャを十分に統合させるために、順序立てて、かつ独創的にプラティクリヤ・アーサナを行う必要があります（プラティは「反対の」、クリヤは「動き」という意味です）。つまり、どんな緊張があったとしても、それらを解消するような補完的な動きを行い、そういった動きを越えてシャヴァ・アーサナ（なきがらのポーズ、または最後のリラックスポーズ）へとシークエンスを進めていきます。練習を通して、私たちはひと呼吸ごとに進化します。

Crossing the Bridge from Practicing to Guiding
練習から指導へ

　ヨガを実践するなかで、私たちは多くのアーサナと出会います。そして、そんな数多くのアーサナに向けてアプローチを始めた時点で、すでに私たちの内面への旅が始まっています。もし単なるエクササイズではなくヨガを行いたいなら、意識的に呼吸を行い、その呼吸を通してアーサナの探求を深めていくことが大切です。

　意識的に呼吸することで、ボディマインド──つまり、「身体と心は別々ではなく、一つの全体的なものである」という感覚を自覚しやすくなります。そして、その瞬間ごとに湧き起こる感覚に自分をゆだねることで、動きと姿勢をより安定させ、リラックスへ導き、今この瞬間への集中を深めていくことが理想です。

　そこにはボディマインドとともに漂う呼吸があり、その一つひとつが互いに影響し合い、そのことでより一層その漂いが、私たちの存在全体の一部として感じられるようになります。

　この部分が、ヨガのアーサナを行うときの核心になります。いつも、そしてずっと、心と身体が一つのものになり、完全に自分を覚醒させる練習の基本部分になるのです。そんなアーサナ練習のなかで、私たちはさまざまな呼吸テクニックや姿勢調整、ヴィジュアライズ（視覚化）を試すことができます。そしてそれらは、より深い自分の本質を映し出す反射鏡のように、内なる自分との対話やその反応を通して、自分へのさまざまな影響を探求していくことができます。

　指導の場面においては、生徒とコミュニケーションをとりながら、「どのようにすれば、安定と快適、修習と離欲といったヨガの原則を踏まえた上で、それらを具体的に表現して練習を深め、アプローチしていけるのか」を生徒に伝えます。そのとき、ヨガ講師はさまざまな方法を使うことができます。言葉で伝えたり、実際にやって見せたり、タッチしたり、歌って伝えることもあります。

　それらを通して、生徒は内なる自己と対話をし、変容を引き起こし、完全に満たされた状態を呼び起こしていくことができるようになるのです。

　そしてどんな場面でも、講師が使うテクニックは、講師自身の感性に加えて、どうすれば生徒たちが彼ら自身の意志や感性を通して自分の練習を深め、成長するかを察知する感性、その両方を用いることが理想的です。

人がどのように学んでいくのかは、Howard Gardner（1993）が唱えた「多重知能の性質」の研究で詳しく述べられています。どのような教育現場であっても、さまざまな生徒がいます。

言葉によるメッセージからよく理解できる生徒もいますし、目で見て確認しないと、ボディマインドの感覚を「腑に落ちた」と感じることが難しい生徒もいます。

あるいは、実際に触れられたり身体を動かしたりすることで学んでいく生徒もいます。そういった生徒は、内面から理解するために、身体で感じていく必要があるのです。

ヨガのクラスには、概念的、感情的、身体的、精神的な要素が含まれています。ですから、このあらゆるものをカバーする学習スタイルが必要であり、その多様性があるからこそ、指導の効果を高めていくことができるのです。

そして同時に講師は、「一人の人間とは、論理的または直感的な傾向を、単純に足しただけの存在ではない」ということを考慮する必要があります。

いつ、どこで、どのように学ぶのが効果的か。それは特定の学習スタイルではなく、学ぶ人のモチベーションや性格、感情、身体の健康状態、それぞれの個人の意志といった要素のほうが大切になることが多くあるのです。

つまり「より効果的なヨガの指導を行うためには、生徒たちの違いを十分に考慮した上で、バラエティー豊かな学習方法を評価、尊重しながら、生徒と関わることが大切である」ということができるのです。

ですから、講師がタッチによる指導を効果的に使うことができれば、言葉やデモンストレーションによる指導の限界を越えて、生徒たちをより正確に導いて生徒のアーサナを洗練させ、サポートすることができるようになるのです。

別の言い方をすれば、生徒のコンディションや目的、学習スタイルに多様性が

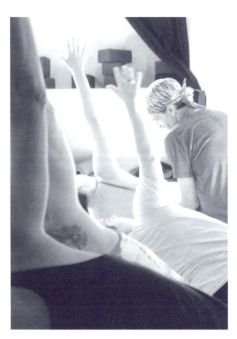

最高のヨガ講師とは、自分の内側にイキイキとした素晴らしいものを持っていると同時に、生徒が自分の内側に「内なる指導者」を見出すことを、外側からサポートすることができる人であると言えます

あるということは、指導法にも豊かな多様性と、微妙なニュアンスの違いを持たせたアプローチができるということになるのです。

ヨガの指導を行う際、言葉やデモンストレーションに加えて手を使うことで、その意図をより明快にすることができるようになります。手を使うことで、生徒は講師の意図をより深く理解し、自分の内側でそれを引き起こしていくことができるようになるのです（本書では、アジャストやガイド、アシスト、タッチについて述べる際に、「ハンズオン」という言葉を使いますが、一般的な意味と具体的な意味の両方で使っています。広義では、「身体に触れて行う指導」を指し、自分の手や腕、肩、胴体、腰、脚・足先を使って行う指導を意味します。狭義では「手を使っての指導」を指しますが、特に断りがない限り、本書の「ハンズオン」は広い意味で使っています）。

限定的な方法ではなく、様々な角度から明快なアプローチを施すことで、生徒は自身のヨガを深め、「健康で、心と身体が統合されて覚醒した状態」という、ヨガの最終目的を少しずつ体現できるようになります。その際、ハンズオンは生徒に対して明快かつダイレクトに素早く伝えることができる、シンプルで効果的なコミュニケーション方法となります。

タッチ、覚醒、意図、感情や認知の発達、意識──それぞれの関係については、幅広く研究されています。

アーサナ指導の場面では、言葉を使った誘導とデモをして見せることが、最も大切で欠かせない要素となります。これはとりわけポーズに入る際、そしてポーズを解く際に大切になります。

これに、分かりやすく適切なタッチが加わると、さらに講師の意図を正確に伝えることができるようになります[12]。

・言葉とデモで示されたアライメントの指示をより明確にする
・エネルギーの流れを際立たせる
・生徒にサポートしてもらっているという感覚を与える
・身体の中であまり意識されていない部分に意識を向けさせる
・安定と快適さ、つまりアーサナを深める助けとなる
・可動域を安全に広げる
・生徒のコンディションの全貌を把握することを助ける

・生徒との間により信頼できるオープンな感覚を作り出す
・強烈な感覚の中に心地よさを与える

　ヨガを教えたり学んだりする上で、タッチはもっとも効果的なツールの一つですが、同時にもっとも問題をはらむツールであるとも言えます。タッチを含む指導は、生徒がヨガの練習を安全に長く続け、素晴らしい変化をもたらす助けとなりますが、やり方を間違えると身体的にも精神的にも害を引き起こす可能性があるのです。

　明確で正しい意図をもって行われるハンズオンの指導は、ほかの指導方法をより明快にする働きをもちますが、間違った知識に従って行うと、生徒自身がアーサナを深めようとする感性を混乱させてしまうものになりかねません。

　適切なハンズオンは、生徒を内面へと導き、自らの感覚を信頼することを促すのですが、過剰なハンズオンは、生徒を外部からの誘導に依存させてしまい、ヨガを行う上でのタパス、つまり「自律」から気持ちをそらしてしまうことになります。

　また、ハンズオンによる指導は、より大きな自己の解放やインスピレーション、喜びの源へと導きますが、もしそのタッチが何かしらのジャッジを引き起こしたり、パーソナルボーダーを越えてしまうものだった場合は、ヨガに対する不快感やトラウマ、幻滅を生み出してしまうことになります。

　生徒がみずからの健康を促進し、自己発見や自己変容を育むプロセスとしてヨガを深め、その深まりを助けることこそが、タッチによる指導の第一目的です。

　ヨガの実践では、最終的には内面的なプロセスが大切になるのです。心と身体は別々ではなくひと繋がりのものであるという「ボディマインド」の感覚の中で、呼吸と意識が結びついたプリズムを通して、内側から湧き起こるものに導かれていくものなのです[13]。

　アジャストメントが生徒にとって、有益で歓迎されたものであるとき、生徒は自分の内面に耳を傾け、内なる教師を尊重することができ、そのタッチによって最適なサポートを行うことができます。

　そのためにこそ、私たちが教えているのは「ポーズ」ではなく「アーサナ」を行なっている「人」だという考えを持つことが大切です[14]。

　ここでいう「ポーズ」というのは、理想的な形を示した静止画のようなもので、外に向けて何かを伝えるために、モデルがカメラの前で行う類のものです。

　たいていはエアブラシや何らかの方法で修正されて、実像とは程遠いものです。

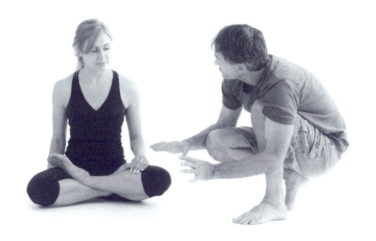

あなたが教えているのは「ポーズ」ではなく「人」であるということを、いつも心に留めておきましょう。講師が、自分の内側から湧き起こる知恵を通して、生徒の真価を認めることができたとき、練習の中で現れるその人固有の美しさに自然と目を向けることができるようになることでしょう

　一方の「アーサナ」とは、命が宿った個人的なものです。生命体である人間のひとつの表現行為で、ボディマインドという寺院の中で深まり、育まれ、目的をもって進化していくものを指します。

　こういった基本姿勢を持つことで、私たちはより自然にヨガ講師としての座に就くことができ、生徒がヨガの豊かさの中で開花するための自由度を与えることができます。

　たとえ私たちが、それぞれのアーサナの基本的な形や動き、印象に対して自分の意図を伝えたとしても、それらは生徒一人ひとりの中で、その人なりの美しさでもって表現されるようになるのです。

　私たちはタッチを通して、「生徒みずから」がより安定した土台を作り、身体が安全で快適になるよう配置し、よりポーズを深めるための「手助け」をしているのです。さらには、最も大切なガイドである、彼ら自身のボディマインドに繋がり続ける手助けをしているのです。

　生徒自身の意図が、身体的、感情的、精神的、霊的にどのようなものであったとしても、あくまでも彼ら自身の旅の上で、私たちは彼らを導きます。

このような態度で生徒に接し、導くとき、その指導は彼らに力を与えるようになるのです。

ヨガ練習のあらゆる瞬間に、彼らが向かおうとしていることを後押ししてあげることができるのです。このことは、師弟関係をさらに深め、練習の中で心を開き、深く意識を開く大きな助けとなります。

ヨガの講師は、こういった師弟関係において、ひとつの社会の相互作用に関わることになります。この相互作用は、生徒のヨガ練習の環境や彼らの存在感にとってのみならず、講師にとっても大きな影響力を与えることになります。

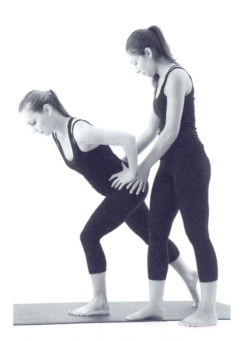

ハタヨガのほとんどのアプローチを深める上で、身体的な誘導は重要な役割を果たす

このあたりをさらに詳しく掘り下げるために、少し後戻りしてこの点を見ていくことにしましょう。

Styles That Touch
タッチのスタイル

　ハタヨガの伝統と多くの流派において、タッチの役割は千差万別です。

　タッチを使った指導やサポートは、クリパル、スヴァルーパ、フェニックスライジング、ヴィニヨガ、その他多くの、主にヒーリング、あるいはセラピー的なアプローチで重要なツールとみなされています [15]。

　タッチを使った指導は、アシュタンガ・ヴィンヤサ、アイアンガー、そしてほとんどのヴィンヤサ・フローで使われていますが、ビクラム、ヨガフィットなどいくつかの流派では行われません。

　タッチを使った指導やサポートの有無に関わらず、どのような流派のヨガも指導をすることは可能です。

　ヨガの世界が常に進化、相互交流、多様化する中で、多くのヨガ講師は気づいていくことでしょう。指導の道を深めるに従って、独自の指導法を進化させ、その中で、適切で効果的なアジャストを行なう知識やスキルが、ヨガ講師としてのレパートリーを増やす上でますます重要な部分になる可能性が高いことを知ることになるのです。

Touch, Somatics, and Self-Transformation
タッチ、身体論、自己変容

　ヨガの意味や目的を『バガヴァッド・ギーター』や、パタンジャリの『ヨガ・スートラ』、あるいはハタヨガの根本経典である『ハタヨガ・プラディーピカー』のような古典文献に求めるにしても、指導や自身の気づきのための情報源として近現代の研究書から得るにしても、本当に私たちが目指すものは「より明確な意識や、より覚醒した存在、そしてよりよい健康的な生活に目覚め、それらを培っていく」ということに行き着くことでしょう。

　インドの大叙事詩『マハーバーラタ』では、戦場で危機に瀕したアルジュナ王子が、自己の本質を正しく理解できなかったため、無気力のあまり動けなくなってしまう場面があります。しかし自分が進むべき道（ダルマ）を見出すことで、よりクリアな意識に目覚め、自分の生き方をより自覚し、毅然と行動していくようになります[16]。

　同じようにパタンジャリは、「本当の自分」に対する無知（アヴィディヤー）こそが、人間の苦しみの源泉（クレーシャ）であることを明らかにしています。この「無知」は、ボディマインドの混乱によって引き起こされるものですが、そこから生じた苦しみは、ヨガを深めていく大きな動機となります。そしてパタンジャリは、その苦しみから抜け出す八段階の道筋を示しました。道徳的・個人的な規律、アーサナ、プラーナーヤーマ、プラティヤーハーラ（外的な感覚による雑念を鎮めること）、そして至福（サマーディ）に至る道としての瞑想です。

　それから1100年たった14世紀半ば、スヴァートマーラーマ（『ハタヨガ・プラディーピカー』の著者）は、自己の浄化の方法を詳細に述べています。その方法は順にアーサナ（彼は15のアーサナについて述べましたが、そのほとんどが座位）、プラーナーヤーマ、ムドラ、そしてバンダの練習を行うもので、それらによって健康を増進し、心の混乱を軽減し、解放（モクシャ）の道を開いていくとされています。

　古代インドから遠く離れた地であるギリシャでも、哲学者プラトンが「心と身体のバランスがとれた健康」について語っていますが、その主張は、彼の師である哲学者ソクラテスと同じものでした。ソクラテスは「身体の鍛錬（トレーニング）において、未熟であってよい市民などいない……自分の身体が持ちうる美しさと強さに向き合うことなく年老いてゆくのは、なんと不面目なことだろう」と述べました。そして、当時の哲学的な実践を具体的に表現する方法としてダンスが取り上げられ、その実践を

通してボディマインドが整えられていました[17]。

「身体のサポートなど必要ないとみなされている思索においてさえ、身体的な病気から重大な過ちが起こる。これは誰もが知っていることである」とソクラテスは説いています。

　物質的な世界は「幻影」である（ヴェーダ聖典やウパニシャッド文献における「マーヤー」、プラトン哲学の「イデア論」など）と考える、古典ヨガの二元論的な見解を受け入れながらも、ボディマインドの統合や浄化、変容の実践を通して、明快で、自由で、幸せな、よりよい生に至る道を、この世界の中に見出していくことになります（ヴェーダとは、紀元前1000年頃から紀元前500年頃にかけて古代インドで編纂された一連の宗教文書の総称。ウパニシャッドは約200以上ある書物の総称で仏教以前から存在したものから、16世紀につくられたものまであり、成立時期もまちまちです）。

　ここで、「哲学とその具現化」に関するこれらの問題についてもう少し深く見ていきましょう。私たちの主なテーマである「ヨガの練習を指導する」ということが、さらに明らかになることでしょう。

　西洋哲学はその後の発展の大部分において、身体領域の重要性を否定してきました[18]。しかし19世紀後半になると、自分の経験を理解し、人生をよりよくしていくうえで、身体レベルに具現化された知性が重要であるということが認識されるようになってきました。

　実践主義の哲学者であり、先駆的な心理学者でもあるWilliam James（1976、1890）は、意識の究極の源を、有機的な人間の外側に位置付けるという西洋の二元論の伝統的な考え方を踏まえながらも、身体が意識に広く影響を及ぼすことや、思考と感情における身体的な側面に着目しました。

　Jamesは、私たちの経験は身体レベルに具現化（表面化）するとしたうえで、哲学と心理学を実生活に活かし、人生をよりよくするためには、「どのように感情と思考が体内の組織と密接に結びつき、どのように身体や言葉のあらゆる側面が自分に影響しているのか、探求していかなければならない」と見解を述べています。

　アメリカの哲学者で教育者のJhon Dewey（2008）は、Jamesの考えをもとにさらに研究を深め、「文明社会における、もっとも実用的な問いかけである」と、経験

に基づいた方法でのボディマインドの統合を唱えました。

　Deweyは、「自律的自我や超自然的な力が、万物を生じせしめている」という考えを持つ二元論思想や、様々な神学的な運命論に傾向し、そういった精神的・哲学的な世界に思想の根幹を据えながらも、大胆にも別の道を描きました。
　それは「たとえ、私たちの日々の現実が"存在の癖"による影響を強く受けていたとしても、私たちは生きる上での真の選択権を持っている」といった主張です。この「存在の癖」というのは、伝統的なヨガの哲学では「サムスカーラ」として説明され、過去生から継承され私たちの存在全体を形成していると考えられています。
「癖とは、ある種の行為を要求するもの」であり、その性質は「漠然とした、一般的な、意識的な選択というよりも、もっとはるかに自分自身と深く結びつき、基本的なものである」とDeweyは記しています（2008）。
　言い換えれば、DeweyはJamesのアイディアを超え、「私たちの精神的・感情的な営みは、たとえ社会情勢などの環境的な要素から影響を受けたとしても、ボディマインドの中に確かに存在する"意識"によってこそ具現化されたものである」と考えたのです。この考え方は、私たちの内側に"身体意識"が存在するという発想をもたらし、さらにそれは、意図的に努力することで、恒常的に進化させることができるとしたのです。

　Deweyは、根源的な存在についての理想論や、私たちの存在を超えた概念を追求するのではなく、今ここにある現実の中で「意識の練習」を行うことを提唱しています。
　その後Deweyは、アレクサンダー・テクニークで有名なフレデリック・M・アレクサンダーから指導を受け、「意識の練習」を日々の実践の中で探求する際、習慣化のために癖がつき、自己を制限してしまっている不健康なボディマインドのパターンに気づき、それらを解放することに注目していくことになります。

　ここで、21世紀のハタヨガという別の観点からヨガをみてみましょう。
　ヨガを「自己変容への修練」として捉えた際、意識の変革は不可欠なものになります。姿勢や動きについてのテクニークを扱う、あらゆるスタイル、種類、流派のヨガを包括する「ハタヨガ」は、私たちを完全に覚醒させ、深く統合された状態へと導き、ホリスティックで調和した健康的な人生への道を切り開く、素晴らしい方法のひとつです。

別の言い方をすると、ヨガとは「命を持った人間として具現化されたもの」に対して覚醒することです。そしてその覚醒は、呼吸を通して、自分が今ボディマインドの中にいるという体験をした瞬間に起こります。

　多くの人にとってヨガは、今も、そしてこれからも「スピリチュアルな道筋」となり得ます。つまりヨガとは、無限の感覚やボディマインドを越えた意識の中に「存在」する（一元論的な視点）、あるいはその意識と「つながる」（二元論的な視点）ための道であり、超越への道（そうではないかもしれませんが）でもあります。

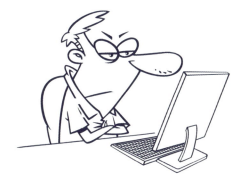

ダフィー氏は心ここに在らずでした
─ジェイムズ・ジョイス、『ユリシーズ』より

　他方、Mark Johnson（1989）は、ヨガについて詳しい記述はしていませんが、「生きているという感覚や現実に対して完全に覚醒すること」が大切であると考え、「環境と深く結びついた生物学的な有機体なしでは存在しえない経験の流れ」に意味があるとしています。

　Johnson（1989）は、人間の思考や経験を「幻想」だと見なしたり、何らかの形で「世界から切り離されたもの」と考えたりするよりも、「現象としての身体」を通して「具現化され、経験することができるようになった意図」として捉えることが大切だと提唱しました。つまり、生体機能に象徴されるような一般的な身体に対するイメージではなく、身体そのものをボディマインドとして捉えることが大切だと考えました。

　この世で生きていくという現実のなかで、ヨガの実践は私たちに、全体で一つであるという感覚を、ダイレクトに体験し育んでいく機会を与えてくれるのです[20]。このアプローチをヨガの練習と指導に結びつけるため、私たちはソマティクスの考え方を取り入れています。

　ソマティクス（訳注：通常は「身体論」と訳されることが多い）とは、「生きている、意識している、身体的な人」を意味するギリシャ語のソマ（soma）が語源で、私たちはソマティクスの本質を、「身体と心は別々に存在するものではなく、全体としてひとつの存在である」という考え方にあると捉えています。こういった考え方は、東洋の精神哲学や形而上学は言うまでもなく、西洋の哲学や医学にも浸透しています。そして、この場合の多くは、有機的な人間の外側に意識の源を置いています。

心身を一体とするボディマインドの感覚に目覚める練習方法は、William James や Wilhelm Reich などの研究を筆頭に多数存在します。フェルデンクライスメソッド、ハンナソマティクス、イデオキネシス、ボディ・マインド・センタリング、ポスチュラルリストレーション、ロルフィング、トレガーアプローチなどが代表的なメソッドです[21]。

　Dewey のアレクサンダー・テクニックと同じように、他の身体論の実践メソッドも、感情的・精神的経験は、脳の灰白質にのみに存在したり、何らかの形で身体から切り離されて存在するのではなく、常に身体的な経験とともにあるという仮定から出発します。

　感情や精神が身体化（具現化）された複合体は、身体の機能障害や病状を引き起こしたり悪化させたりすることがあり、ヴィルヘルム・ライヒはこれを、命の力（ライフ・フォース）の完全な流れをブロックするからだと考えました。この命の力というのは、呼吸の概念の一つで、ヨガのプラーナーと似ています。

　このように、ソマティクスの多くは、自己変容を目指すヨガの考え方と一致しています。共に、精神的な執着（ヨガで言うサムスカーラ）が、完全な覚醒（ヨガで言うサマディ）を阻んでいるという考え方からスタートしているのです。

　ソマティクスでは、自己変革のためには、蓄積された身体の緊張をどのように解放すればよいのか、そしてどうすれば、身体レベルに具現化した経験に、より深く気づき、人生の中で少しずつ統合していくことができるのか、ということをとても大切にしています。

　ソマティクスでは通常、身体深部の緊張をほぐすための深部組織に対する手技などを含む、ハンズオンのテクニックが用いられます。

　これらのハンズオンの多くは、交感神経系（闘争・逃走反応）が活性化している身体の特定の領域で、物理的な刺激や手技を使ってあえてストレス反応を強めます。

　特定の呼吸法を用いることで（それらのうちいくつかはウジャイ、カパラバティ、バストリカ呼吸法に似ています）、少しずつボディマインドの感覚への繊細さを深め、その感覚のピークを経て副交感神経系を活性化し、より深い落ち着きをもたらすと考えられているのです。

Yoga Practice and Teaching Revisited
ヨガの実践と指導の再考

　では、ヨガの実践と指導に話を戻すことにしましょう。身体論の多くは、感情的なトラウマやそれに関わるセラピーに関係しています。現代のヨガの現場では、ヨガを美化し、理想化して考えるようなワークは控えるようになっています。しかしヨガは、自分を超えた変容を遂げ、よりはっきりした気づきや悟りを得るための実践法として生まれ、それを本来の目的としてきたことは事実です。

　パタンジャリの『ヨガ・スートラ』では、ヨガとは「チッタ・ヴリッティ・ニローダハ」、つまり「心の働きを止める」ことであると教えています。ここでは、心の働きこそが、本当の自分に対する無知の原因、そして私たちが経験する苦しみの直接的な原因であると考えているのです[22]。

　パタンジャリのヨガのアプローチは、坐法以外のアーサナはありません。そこで解説されているのは、雑念に満ちた心の状態から抜け出し、雑念のない安らかな心を養うために、ヨガの科学ともいえる一連の所作を行う、心理学的なヨガなのです。

　すでに触れたように、ヨガ・スートラから数百年後、ハタヨガの行者はパタンジャリが目指した同じ境地にたどり着くために、よりわかりやすい方法として、姿勢の練習や呼吸のテクニック、そしてムドラのしくみを精巧につくり上げました。呼吸とボディマインドの統合を目指しながら、パタンジャリのメソッドにのっとってそのゴールへと至る道筋を、よりシンプルにしたのです。

　一つひとつのアーサナを行うときに生じる身体的な緊張感など、さまざまな感覚をはっきり明確に感じとることができるのは、アーサナを実践するひとつのメリットだといえます。

　より注意深く意識していくと、さまざまなアーサナがどのようにして、それぞれ異なる感情や精神的な反応を刺激するのかを気づくようになります。つまり、ある特定の方法、時間、またはさまざまな状況のもとでおこなわれるそれぞれの姿勢は、心にそれぞれ独特の効果を生み出すのです。

　アーサナの違いはごくわずかであっても、それぞれのアーサナは呼吸に対して、それぞれ異なる方法で影響を与えています。

　呼吸の感覚をただ感じていると、意識的に身体に息を吹きこめることに気づきます。緊張している部位に向けて息を意識的に送り込んだり、その部分に息を溜めたりしていると、呼吸によってどのように身体感覚、感情、精神的な気づきが変わるのかを、

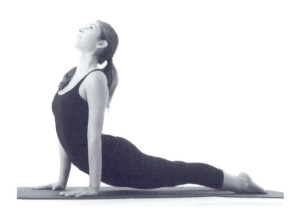

ウールドヴァ・ムカ・シュヴァーナ・アーサナの際、胸で呼吸を行います

身体の内側から感じられるようになるのです。

ヨガに関する古典文献では、人間の身体はコーシャと呼ばれる概念を使って説明されています。この考え方では、私たちが呼吸を通して育んでいる生命力、つまりプラーナが仲介力となって、身体と心を統一しているとされているのです（古代インド哲学のサーンキヤ学派におけるヴァーユ・タットヴァ。Gambhirananda（1989）を参照）。

しかし本書では、コーシャのように身体と心が分かれているという前提から始めるのではなく、すでに「身体と心は一つ、つまりボディマインドである」という考え方を前提とし、ボディマインドに気づく方法の一つとして、ヨガの練習を行っていきます。

普段の私たちのボディマインドは、その深いレベルでの状態や、私たちを取り巻く現実社会のせいで、それらが一つのものであると感じられなくなっているわけですから[23]。

アーサナを実践していくと、ある特定のアーサナによって身体のある部分に緊張があり、そこに意識的に呼吸を送り込むと、自分の身体のその部分がどうなっているのか、気づきを促すことができます。

84万種類のアーサナすべてでこの「意識的な呼吸」を行うことによって、私たちは少しずつ「具現化した意識」に気づき、その意識を拡大させながら、自分自身の存在全体に対して意識を覚醒させることができます。（この84万種類のアーサナとは、『ハタヨガ・プラディーピカー』で紹介されている数ですが、無限の可能性があるという意味です）。もし、それをうまく意識することができず、ぼんやりしたり混乱していたとしても、意識はすでにそこにあるものなのです。

ヨガ講師としてあなたは、生徒がこのような覚醒を最大限に実感できるよう指導していくことになります。

すでに触れたように、アジャストを行うことで、多くの生徒がもっと簡単にヨガを深めることができ、それによって、ヨガが持つ自己改革の可能性や効果、そして覚醒のための練習を、よりくわしく理解できることになるでしょう。指導のなかで活用できる選択肢の一つとして、ぜひアジャストをとりいれていきましょう。

　個性を持った一人ひとりの方が、独自のやり方を自力で見つけ出し、安全で効果的なアーサナの継続的な練習方法を見つけるのは、ほぼ不可能でしょう。ましてや明確な気付きを得るのもむずかしく、その結果、健全な自己改革はなく、独善的なひとりよがりのポーズや生活習慣が強化されてしまうことになります[24]。

　私たちの内なる自己認識、つまり自分自身を認識する「固有受容」機能の一部である筋（神経システム）は、正確さに欠けていることがあります。空間のなかで自分の動きや位置を感じる運動感覚は、とても正確なものであるとは言えないのです。

　固有受容の意識と運動感覚の意識は、アーサナの練習の中心となります。

　固有受容性の認識は、筋繊維（筋紡錘神経）の感覚ニューロンと内耳との対話によって生じ、身体のバランスをとり、自分の身体が空間においてどのような位置にあり、どのような姿勢をとっているのかを認知していきます。私たちの運動感覚は、固有受容性の認識から生じ、意図的に身体を動かし、空間の中で動き（姿勢）をつくり出します。そしてアーサナの実践は、具現化の質を高め、改善していくためにあります。だからこそ、明確な意図をもって行われる適切なタッチは、生徒がボディマインドの中で呼吸する感覚を養い、そういった気づきを深め洗練する大きな助けとなります。

　ヨガ講師の明快でシンプルなアジャストメントを行うことで、生徒がボディマインドの中で意識的に呼吸し、より深く明確な自己意識を目覚めさせることができるようになるのです。ヨガ講師であるあなたはその案内役として、生徒たちのそれぞれのヨガの練習において、生涯に渡って改革と喜びをサポートすることができるのです。

Ethics in Teaching and Touching
指導とタッチの倫理

　ヨガ講師の役割は、それぞれの目的で、そして日々移り変わっていく目的を持ってヨガに取り組んでいる生徒たちに対して、直感的なサポートを行い、同時に正確な情報を提供することにあります。

　ヨガ講師が生徒に対して安全かつ成長を促すようなクラスをつくり、生徒がそのクラスを通して自らのボディマインドの中で新たなものを探求し、経験できるようにな

ると、驚くべきことが生徒に起こり始め、新たな感覚が生じてきます。意識的な呼吸は、気づきを促す強力なツールとなり、ボディマインドはよりはっきりと力強いものとなり、感情が安定し、心が開き、精神が高揚します。

とても気分がよくなり、力強く生き生きとしてくるでしょう。

このような練習を進めていくと、生徒がヨガや人生の目標をどのように定め、どう育んでいくかという問題は、ヨガ講師と生徒の関係に大きく影響を与えることになります。

そしてその影響は、タッチを通して拡大されます[25]。

実際、手を使って誰かに触れるということは、身体的な親密さと深く関わっていることなので、細心の注意を払い、倫理的そして個人的な配慮をしなければなりません。そして、同じような身体的に親密な体験をしたとしても、その受け止め方は人それぞれのものになります。同じアジャストでも、ある生徒には歓迎されますが、やりすぎだと感じる生徒もいるということです。

ある生徒にとっては快適なタッチであっても、別の生徒にとっては強烈な感情的トラウマの引き金になるかもしれないのです。そして、同じ生徒であったとしても、ある日は歓迎されるタッチでも、別の日、あるいは別の瞬間には、全く歓迎されないタッチになることもあります。

パタンジャリの『ヨガ・スートラ』で述べられるヨガの倫理的な教えは、身体を使った指示を行う際の有用な出発点となります。つまり、「アヒンサー（非暴力）」と「サティヤ（誠実）」という2つの考え方の接点から始まるのです。タッチを伴う指導を行う場面でアヒンサーを尊重するために、まずそのタッチの目的について、自分が何を知っていて、何を知らないのか、そして今から触れることとの目的について、自分自身に対して正直になる必要があります。大切なことは、一般的なヨガの指導と同様、生徒への誠実な理解と親愛の情、そして尊敬をもちながら、それらを分かち合い、与えることにあります。

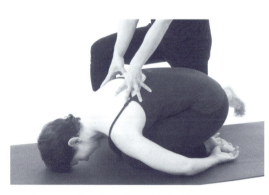

バーラ・アーサナ（子供のポーズ）をとる生徒に対して、楽になるようにサポートします

アーサナを行っている生徒の状況が理解できないなら、あなたはその生徒に身体的な指示を出す準備ができていないということになります。アーサナに関する基礎的な解剖学の理解、リスクの問題、禁忌事項などの知識とスキルを持つことによって、アーサナを行う生徒を見た瞬間、生徒に対してどのような身体的な指示を行うのかが明確になり、生徒がアーサナの練習を深められるような適切な指示を効果的に出せるようになるのです。

タッチが持つ親密さは、「ブラフマチャリヤ」の問題と大きく関わっています。ブラフマチャリヤとは「ヤマ（禁戒）」のひとつで、最近では漠然と「エネルギーの正しい使い方」や「節制」などと訳されていますが、元の意味は、まぎれもなく古典ヨガやいくつかの現代のアプローチでの「放棄の実践」という意味での「禁欲」です。

セックスとヨガ、ヨガ講師と生徒の間の性的な関係に関しては、幅広い意見があります。（特に出家した人たちによる）極端な意見では、禁欲を強く主張していて、禁欲によって問題が解決するというのです（しかし、多くの場合は解決しません）。

一方、その対極にある考え方で、ヨガ講師は、性的な魅力を使って生徒に接するほぼ完全な許可が与えられているとする意見もあります。ジョン・フレンドは、彼のアヌサラヨガの指導者養成マニュアルの中で、「もし生徒とのあいだで性的に惹きつけあうようになったら、数週間待ちなさい」と、問題ともとれる主張をしています。

Esther Myers（2002）はこのことについて、性的な感覚は、多くの生徒や講師、あるいは双方のあいだに自然に芽生える傾向があり、その感覚によって、お互いを惹き付ける力、感情の移入、投影の感情につながったり、高められたりすると強調しています。しかし Myers（2003）では「今日、ほとんどのヨガ講師は禁欲主義を選んではいませんが、私たちのヨガ講師としての倫理的な行いとしては、生徒との間にブラフマチャリヤ（禁欲）は必要である」とも述べています。

この Myers の態度を、私たちの心構えとして深く心にとどめることができれば、どの生徒に対してもわかりやすくよりよいアプローチを行うことができるでしょう。それは私たちの身体エネルギーを通して表現され、困惑や雑念、不適切な考えや感情などが入り込むことなく、相手を思いやる気持ちを、誤解されることなく、わかりやすく伝えることができるはずです。

万が一、生徒に対して性的に惹きつけられる考えや感情が生じたら、それは生徒からいったん離れて、「タッチを通して生徒に指導することの目的と意味を考え直すとき」であることを意味しています。

逆に、もし生徒の中にそのような感情が芽生えている人がいると感じたら、生徒とあなたの間に少し距離をつくり、「これは練習のためのサポートであり、個人的な関心や欲望の表れではない」と生徒がはっきりわかるようなアジャストだけを行うようにしましょう。

　このような配慮や感じ方は、全米ヨガアライアンスやその他のヨガのプロフェッショナル団体によって、倫理的なステートメントとして強調され、信頼できるテキストとして広く採用されています。

　しかしDonna Farhi（2006）が賢明にも思い出させてくれるように、現実に生徒と関わるなかで倫理的な規範を見つけるためには、その規範を自分自身の内なる倫理的な存在から見出さなくてはなりません。なぜならその内なる倫理によって、人は特定の状況に関わる倫理を適切に理解できるからです。

　Farhiは、悲しいことがあって抱きしめてもらいたいと要求する生徒をハグする例をあげていますが、それは恋愛的・性的な興味を示す生徒とは対照的なものです。

　倫理観が明確で強ければ、社会の常識やルール、基準に沿ってどう振る舞うべきかわかるでしょう。

　自分のコミュニティ全体の合意を作るときも、そういった外部の基準は大切です。そういった合意があるおかげで、ヨガ講師も生徒も、ともに責任ある行動をとり、許容できる状況をしっかりと理解することができるようになります。しかし私たちはときに、合意をするどころか、自分自身の価値観が外的なルールより勝ってしまう傾向があります。

　これまでにも述べたように、他人から行われるタッチの印象は人それぞれです。

　タッチによるトラウマを癒すため、そしてバランスと喜びを保って生きるためにヨガを始める生徒も少なくありません。このことを正しく理解することはとても重要です。

　生徒によっては、どんな形であったとしても、他人から触れられることは不快であり、侵略的で深く心を傷つけるものとして感じるかもしれませんし、トラウマのせいで抑圧されていた感情が再浮上する原因となることもあります[26]。

　次の章で触れますが、生徒とトラウマの関係を考えると、ヨガ講師はどんなときでも、「生徒に触れる前には必ず許可を求める」という大原則は強調しておかなければなりません。

　倫理的な問題については本書の後の方でも触れますが、あなたがこれからヨガを指導したり練習していく限り、タッチを与えたり受けたりする経験や実践を見直し、じっくり考え続けていくことはとても重要です。

今日、より多くのヨガ講師が心身の傷（身体と心のあいだに相互関係のある傷）の治癒のためにハタヨガを活用していることを考えると、タッチにまつわる問題はますます重要になっているといえます。

　タッチは、治癒と自己改革の過程で絶対に欠かせないものとする人もいますが、痛みや精神的トラウマの原因となる可能性が高いのも事実です。

　ヨガの実践と同様に、「慎重で適切な身体的指導をすること」と「明確で礼儀正しい境界を保つこと」のバランスを見つけ、それらを保っていくことは、生涯続けていくべきプロセスであり、あなたが意識・自覚の中で指導者やヨガの専門家として進化していくのと同じように、そのプロセスも進化していくべきものなのです。

　タッチは本質的に親密さという性質をそなえているものです。

The Inner Teacher
内なる指導者

　ブッダが悟りを開いてから間もないころのことです。田舎道を歩いていたブッダが、とある小さな村に近づいたとき、その村の人たちはなにかとてつもないエネルギーを感じたと言います。村人は好奇心にかられて、ブッダが歩いていた道に向かって歩いていき、感じ取ったエネルギーが何であるか見極めようとしました。

　村人の一人がブッダにおそるおそる近づき、たずねました。
「あなたは何者ですか？　神様ですか？」
　ブッダは答えた。
「いいえ」
　別の村人はブッダの光り輝くようなエネルギーを感じて、「あなたは魔法使いですか？　それとも奇術師ですか？」とたずねました。またもやブッダは答えました。
「違います」
　ブッダは人間の姿かたちをしていたので、もう一人の村人がたずねました。
「あなたは人間ですか？」
　そしてブッダはまた答えました。
「違います」
「それではあなたは何者か？」とさらに別の村人がたずねました。
　ブッダは答えました。

「私は覚者です」と。

　この逸話を通して、話を本章の冒頭に戻すことにしましょう。
　私たちは、ヨガの実践を経て、自分自身の一番奥深い本質的な部分で「自分が何者なのか」、より明確で真の理解に徐々に目覚めていくことになります。
　ブッダは「チューニング」を通して自らを覚醒させました。
　ヨガも同じです。その人が持ちうる最高の指導者というのは、その人のなかに、生き生きとよりよい状態にあるものです。
　ヨガの練習の大部分は、内なる指導者の声に耳を傾け、その教えに敬意をもって従うことなのです。
　多くの精神的な探究者たちは、悟りの源となる指導者を、自分の外側に探してきました。
　探求者は、聖なる山の周りを歩きなさい、などと師に言われたりします。
　山から戻ってきたときに悟りが開けていないと、また問答を繰り返し、再び師は聖なる山を歩くよう指示を繰り返し、探求者はそれに従います。
　それを何度も何度も繰り返すのです。
　しかし、事の本質は山の周りを歩き回ることではなく、自分の内部にこそチューニングすることにあるのです。
　その境地に到達できる人もいれば、できない人もいます。
　ヨガの教え方にもよりますが、身体を使った適切で効果的な指導を含めながら、生徒一人ひとりが自分の「内なる指導者」を見出し、それを尊重できるようにサポートすることが理想的です。そのサポートによって、生徒は安全で長く成長し続けられるヨガを、自身の練習の中で育んでいくことができるのです。

視線を定め、自分の内側にチューニングしていきます

CHAPTER 2

The Seven Principles of Hands-On Teaching

ハンズオンによる指導の7つの原則

　ヨガに対して明確な意図と目的を持ち、地道な練習を絶え間なく続け、少なくとも一般的なヨガの知識を持ってヨガの経験を積んでいること。そして、機能解剖学と基本的な病理学について継続的に学習していて、全体の流れのなかで「今なぜそのアーサナをしているのか」を説明できるだけの、アーサナの効果やアーサナ同士の相互関係について理解していること。

　ヨガ講師は、これらすべてを兼ね備えていてこそ、生徒のヨガ練習において的確な指導を行うことができます。

　ヨガ講師の中には、いい加減で無責任な態度をとり、場当たり的でとりとめがなく、曖昧でわかりにくいクラスをする人がいます。逆に、すべての生徒に対して型にはまった、通り一遍の内容を、かたくなに押し付けるタイプの講師もいます。

　そんななかで、もし私たちが「安全で長く継続して自分を変容させるために、ヨガがいかに深められ洗練されていくべきか」、といった感覚を自らの経験をもって深め、表現していくことができれば、少しずつ、でも着実かつ効果的に、自分のなかのあらゆる知識やスキルを高めていくことができるようになります。そしてこういった姿勢こそ、ヨガをガイドする人として必要不可欠な要素なのです。

　でたらめな順番でアーサナを行うのではなく、原理原則に基づいたアーサナの流れを知ることで、全体的にバランスや調和のとれたクラスをつくることができるようになります。理論的なアーサナの順序を元に、アーサナ指導を行うことが大切なのです。

　また、誰に対してアジャストするのか、そのアジャストをする具体的な目的は何なのか、どのアジャストを、いつ、どこで、どういったテクニックを使って行えば一番効果的かという点も、明確な原則と合わせて指導することが望ましいです。

　ヨガを指導する際、ヨガについて幅広く理解し、生徒をサポート、ガイドする手段

としてハンズオンを捉え、それらを含むヨガ指導の価値や原則を重んじることが大切なのです。

　もし今それができていないなら、少なくともそうしようと感じることが必要です。

　ここでは、ハンズオンアジャストメントの7つの基本原則と、実際にそれらの原則をどのように使うのが最適かについて説明します。

The Seven Principles of Hands-On Adjustments
ハンズオンアジャストメントの7つの原則

原則1：自分が知っていることを教える
原則2：触れる際には許可を得る
原則3：明確な意図を持つ
原則4：呼吸に合わせて動く
原則5：安全な生体力学を尊重する
原則6：アーサナのエッセンスを教える
原則7：安定感のある土台をサポートする

Principle 1: Teach What You Know
原則1：自分が知っていることを教える

　信頼できるよいヨガ講師であるために最も大切なのは「自分が知っていることを教え、知らないことは教えない」ということです。

　手を使ったアジャストメントの原則の一つである「自分が知っていることを教える」ということは、アーサナの要素に対する明快な知識が前提となります。それによってどんな生徒にとっても、そのアーサナが安全で行いやすいものになります。

　必ずしも必要ではありませんが、アーサナを深めるために、アーサナのバリエーションを知っておくことも役に立ちます。しかし、まだ十分に理解できていないなら、バリエーションを教えるべきではありません。

「自分が知っていることを教える」ということは、何年も積み重ねてきた練習や、確かな情報に基づくトレーニング、そして徹底した研究を通して、アーサナを理解する

ことから始まります。

ある人が「何か」が上手くできたからといって、その人が根本的にその「何か」を理解したり、他の人にその「何か」を上手く指導できたりするということと必ずしもイコールではありません。身体的に恵まれた生徒はどんなアーサナでもできるかもしれません。しかし、だからといってアーサナ練習をしているほかの生徒たちを、明確かつ的確に導くための深い理解を持っている訳ではないのです。

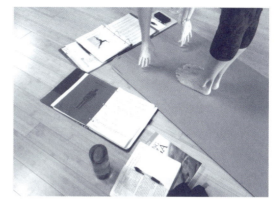

指導力のあるヨガ講師でいるためには、
継続的な練習と研究は欠かせません

それどころか、個人的な練習だけで、あるアーサナを簡単に習得できた講師は、自分とは身体能力が違う人々が、同じアーサナを探索するときに抱える問題を理解することは非常に難しいのです。

ですから、生まれつき身体的能力に恵まれているヨガ講師が、自分にとってはシンプルで簡単だと感じているアーサナを、身体能力が恵まれていない生徒に対して指導するときに、戸惑ってしまうということがよくあります。

逆に、生まれつきの身体的能力にはさほど恵まれていないため、何年もかけてアーサナの完成を模索し続けてきた講師は、その経験を通してそのアーサナについて多くを学んでいるので、すべての生徒の状態を的確に把握する下地ができていると言えます。

こういった理由から、私たちは自分の経験や知識、そしてスキルの範囲内で教えるべきなのです。このことはヨガ講師として、生徒のみならず、私たち自身をも尊重することにつながっていきます。私たちが「知っていること」と「知らないこと」を自覚することは、ヨガ講師として今ここにある自分を受け入れる力を与えてくれるのです。

こういった考え方は、ヨガ講師としての終わりのない学びの旅の一部であり、あらゆる意味で「生徒に何を提供すべきか」「私たちはどのように成長していくのか」をより明確にしてくれるものになります。

アーサナについてさらに深く学ぶ方法も、アーサナを他の人に教える方法もさまざまです。その最初のステップは、生徒の状態を洞察する力を養うために、ヨガマット

の上での経験を着実に増やし、それを利用していくことです。このことが後に続くすべての基礎になります。

ただし、同時に私たちは、自分の練習で経験したことは「自分だけの経験である」と心に留めることも大切です。他の人たちは、マットや椅子など練習する場所は同じでも、そこでそれぞれ違う経験をする訳ですから。

だからこそ、さまざまな状況で練習をすることで、さらに深い洞察力を養うことができます。たとえば疲れているときや心配ごとがあるとき、寒いとき、ケガをしているとき、一日のなかのさまざまな時間帯やさまざまな季節（若年期から老年期までの時期という意味でも）などです。

ヨガの集中的な勉強、新米講師としてのトレーニング、ヨガを教えるという人生のなかで継続する学習を通して、あなたはスキルと知識をさらに磨くことができるのです。そして最低でも、指導するアーサナの基本的な要素を学んでおく必要があります。そのアーサナのメリットやリスク、禁忌事項、準備アーサナ、アライメントの原則、エネルギーの流れ、そのアーサナで起こりがちな問題、軽減法、プロップス（道具）の使い方、全体的な対処法などです。

さらに、ヨガの解剖学と生体力学の基礎、加えてどのクラスでも数人は抱えているようなよくある病状を研究して学ぶことも大切です。そして、それらの生徒を正しい知識に基づいてサポートできる洞察力をもつこと。あるいは、その病状について正確で深く理解していないことを伝えること、そういったオープンさが大切です[1]。

同時に、生徒をどのように観察し、理解して、どう関わっていくのか。クラスに参加するさまざまな生徒たちと接するなかで、広い範囲での指導と実践を積み重ねていくことが大切です。

ヨガ講師であるパタビ・ジョイスの「練習しなさい、すべてはそこからやってくる」という有名な言葉は出発点でもあり、同時にヨガ指導の経験を理想的な形で続けていく道しるべでもあります。理想的には、ジョイスが掲げた「99％の実践と1％の理論」という提言よりも、さらに純粋に練習からすべてを学ぶくらいの姿勢で練習するのです。

次のChapterでは、具体的なハンズオンテクニックを紹介していますが、すべてのテクニックは、実際の指導でそれらを使う前にしっかり練習をしておく必要があります。生徒にアジャストを行う前に、自身のトレーニングと継続的な訓練の一環として、経

験豊かで信頼できる指導者のもとで、アジャストの練習を行っておくことが理想です。

こういった練習は、感情、抱え込んでいるもの、生徒との関係性、重力、抵抗、ポジショニングなどについて、さまざまな条件下で生徒たちがあなたのアジャストにどれほど違った反応を示すかを学ぶ助けとなります。

手を使ったアジャストの経験を積み重ね、安心感や自信を育んでいくことで、その他の部位を使ってアジャストを行っていく上での助けとなります。

自分が知っていることだけを教え、知らないことは教えないようにするなかで、私たちはより多くの経験と専門知識を身につけていき、さまざまな方法でサポートすることができるということを学び、より発展的なアジャストメントを行なうことができるようになるのです。

Principle 2 : Ask Permission to Touch
原則2：触れる際には許可を得る

何百年もの間、グルたちは、当然のように弟子の身体に触れてきました。師匠には、その資格が当然あるという感覚でした。少なくとも表面的には、ヨガの師は倫理的行動の「内なる根源」によって律せられていましたし、師は弟子にとって本当に必要なことを、本人よりも正確に理解していると考えられてきました。

私は、長年に渡ってマイソールスタイルのアシュタンガヨガやアイアンガーヨガを練習してきましたが、講師は手や足、膝、胸、肘、背中を使って、私の身体を押したり引いたり、巧みな操作で表面的に「正しい」とされている体位にしようとする場面がよくありました。

しかしそのとき、触れるための許可を求めたり、そのアジャストを私がどう感じているかを尋ねるような素振りはほとんどなく、このことに私も慣れてしまっていました。

古くからヨガの文化には「服従」という要素あり、困ったことに今もその影響が残っています。私たちの先生のさらにその師に当たる、グルジと呼ばれる人たちのビデオを見ると、しばしばとても強引なテクニックを使用しています。たとえば上級者向けのバックベンドでは、力づくで顎をあげて、頭頂を足裏に押し付けるように頭に向かって足を押し、頚椎を無理やり過伸展させていました。多くのヨガ講師養成プログラムでは、生徒は講師の行う方法に疑問を持たないように言われていて、アジャストやトレーニングの指導の前に、身体に触れる許可を求める講師の例が紹介されることはあ

りません。

　なぜ、触れる前に、必ず許可を求めなければいけないのか。これにはいくつかの理由があります。

　第一に、「パーソナルな境界線を尊重する」ことは、その人自身を尊重するという基本的な問題でもあるからです。たとえば、生徒に敬意を表すために、単純に「アジャストをしていいですか？」、または「触れてもいいですか？」と尋ねます。最初は、いちいち許可を求めるのは、面倒だと思うかもしれませんが、慣れると自然に感じられ、許可を求めないと何か忘れたように感じるほど自然なことになります。

　第二に、タッチには親密さという性質があるからです。触れられるということについて、人はそれぞれ異なった考え方を持っていて、いつでもタッチを歓迎するという人もいれば、身体に触れられることを全く歓迎しないという人もいます。「触れられる」という経験は、文化、宗教、生い立ちといった広範囲な領域にまたがって変化するものです[2]。

　あなたは自分のクラスのすべての生徒に対して、文化的、宗教的、個人的な価値観や繊細さ、感じ方を把握しているわけではありません。配偶者以外の異性に触れることが、宗教的信念に違反するという生徒がいるかもしれません。特に最初に、はっきりとした許可を得ないで触れてしまうと、身体的トラウマが再浮上してしまう生徒がいるかもしれません。ヨガ講師と生徒のこういったタイプのコンタクトに対して、積極的な生徒もいれば、そうでない生徒がいる可能性もあるのです。

　ヨガ講師であるあなたに、自分が抱えている何かしらの問題を投影してしまい、どうしていいか分からなくなる生徒がいるかも知れません。その生徒は、あなたのクラスに参加したいけれどもまだ戸惑いがあり、あなたとの関係性のなかで、はっきりとした心地よい境界を保つために、あなたの積極的なサポートを必要としているかもしれません。

　第三に、人は変化します。いつもあなたのアジャストを歓迎する常連の生徒がいるとしましょう。しかしいかなる瞬間でも、その生徒の内側で起きていることをあなたが把握しているとは限りません。人の気分は移り変わるものです。練習中のあるときには身体的な接触にオープンであっても、数分後には一人にして欲しいような気持ちになることもあります。

　練習中に起きたことが原因でも、日常で起きたことが原因でも、その瞬間ごとに体調は変わっていくものです。常連の生徒のなかに、足首を軽く捻挫した人がいるかもしれません。その生徒がいつもはウッティタ・トリコーナ・アーサナ（三角のポーズ）

のときに講師のタッチを必要としていたとしても、捻挫をしている場合、足を大地に根付かせる安定感を深めるようなアジャストは絶対に必要ないはずです。

　触れていいかを確認する一番簡単な方法は、触れていいかと尋ねてみることです。
　ふざけて言っている訳ではありません。尋ねるのが一番なのです。たとえば、こんな質問の仕方が考えられます。「ハンズオンの指導をしてもいいですか？」「私の意図をはっきりとお伝えするために、ここを押してもよろしいですか？」「手でアジャストをしてもいいですか？」
　お互いよく知っていて、アジャストをいつも喜んで受け入れてくれる生徒に対しては、まず軽く手を置いて、ただ「いいですか？」と尋ねる方法がお互いにとって心地よいでしょう。

　あなたの倫理観、ヨガ講師としての誠実さ、そして生徒の誠実さを尊重することに忠実であれば、自然な流れのなかで、生徒との質の高いコミュニケーションの取り方を見出し、わかちあうことができるでしょう。
　許可を求める方法のなかで、いくつかのお勧めできないものがあります。

　まず、アジャストが必要かどうか、生徒に手を上げさせて意思表示させるようなことはしないでください。この方法は、受講生同士の圧力を生み出します。たくさんの人のなかで手を上げることに躊躇する生徒もいれば、クラスが進むなかでハンズオンへの考えが変わる生徒もいるでしょう。さらに誰がイエスで誰がノーなのか、あなた自身が忘れてしまうかもしれません。
　また、新しく入会して登録フォームに記入したとき、一括で「許可」にチェックした生徒の判断をあてにはできません。繰り返しますが、コンディションも気持ちも、変わるものなのです。
　あるいは、表が赤、裏が緑といったカードを利用して、その色でタッチの可否を示す方法は練習中の生徒の気をそらすばかりでなく、彼らがどちらの色が何を示すかを正確に覚えていて、さら

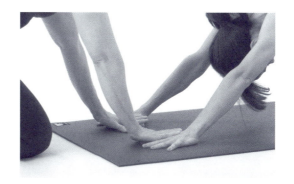

アド・ムカ・シュヴァーナ・アーサナ（下を向いた犬のポーズ）をハンズオンでガイドをする様子

にその状態が今もずっと続いているという前提が必要となります。
　シンプルに触れていいか、アジャストごとに尋ねるのが一番なのです。

　アジャストメントを行うときは、その都度「触ってもいいですか？」と尋ねて確認しましょう。このシンプルなことが大切なことなのです。生徒は最初にアジャストされた後、考えを変えるかもしれないからです。もう一度繰り返します。あなたの指導に慣れていて、その練習の内容をよく理解している生徒で、お互いに明確な同意を得ていればたいていの場合はタッチしても大丈夫です。しかしそのような生徒でないときは、最初にタッチについての同意があったとしても、その次の瞬間もOKかどうか確認するために、その都度OKかどうか尋ねることが必要なのです。

Principle 3 : Have Clear Intention
原則3：明確な意図を持つ

　生徒に対して許可を求める前に、そのアジャストの意図をできるだけ明確にしておくことが大切です。手を使ってアシストしたり、アジャストしたりする前に、自分の知識やその瞬間の生徒の状態を総動員して、どんな言葉で誘導し、どんなふうにデモを見せれば効果的に指導を行えるか、まず考えることが大切です。
　手を使う前に、言葉やデモンストレーションを使って、生徒にポーズをとらせるチャンスを与えることが大切なのです。
　自分が持っている知識と生徒の観察から、アジャストを行う前に自分が何をしたいのか、まず講師自身が把握するようにしましょう。そして生徒の状態を繊細に感じ取りながら、それに応じて臨機応変に方針を変えるだけの柔軟さが必要になります。
　そして生徒にタッチの許可を得て、アジャストを始める際、あなたが何を推奨し、何をしようとしているのか、説明するようにしましょう。
　その上で、明確で具体的にそれを指し示すようにアジャストします。ただしこの際、あなたの意図がどれだけ明快であったとしても、生徒の身体はアジャストに対してさまざまに反応することを忘れず、先入観にとらわれずに行うことが大切です。
　アジャストのクオリティを高めるためには、生徒たちの反応に従って対応していくことが大切なのです。彼らの反応を感じ取り、その感覚としっかりコミュニケーションをとり、適応しながらアジャストを深めていきましょう。ヨガを行う上で大切なヤマ（戒）に、「アパリグラハ」つまり「むさぼらない」ということがありますが、生徒に無理を強いるのではなく、最も自然に訪れるアーサナへと向かわせることは、こ

のヤマを実践することに繋がっていきます。

　ヨガ講師はときどき、生徒のアーサナをどう修正し、深めていくかといった先入観に固執してしまいがちです。この時講師は、生徒自身がそのアーサナをその瞬間どう感じ、そして呼吸の波ごとにどう変化しているかを観察することがおろそかになってしまっているのです。

　こういったアジャストは、生徒のヨガ離れや練習をやめさせてしまう原因となり、内なる意識とのつながりを妨げ、指導に対する信頼を損なう結果を招きます。

　同じように、生徒の方もしばしば、アジャストによってどうすれば、どれくらいポーズが深まるかといった考えにとりつかれ、講師が「この生徒の身体はこれくらいの準備ができているから、これくらいのアジャストが適当だ」と判断するよりも、さらに強いアジャストメントを求めることがあります。

　こういった生徒の傾向をうまく導くには、講師がより本質的な意図と目的を保ち続けられるかどうかがカギを握っています。「少ないことは豊かである」という格言があるように、生徒が自己意識と自己変容を深める源泉として、生徒が練習を続けるよう導けるかどうかにかかっているのです。

　なんでもかんでも評価や順位づけをされる今の世の中で、ヨガクラスが提供すべきものは、生徒たちが「ここでは、ありのままでいても全面的に受け入れられ、その瞬間そのままですでに美しく完全なんだ」と感じられる場所なのです。

　そうは言っても私たち講師は、生徒の動きがどうすればより洗練され、より簡単でさらに深いものになるのか、誠意のあるベストな見解をしっかりと伝える責任があります。

　そのなかには、生徒が現段階でやるべきではないことを行っていたときに、その練習に対して一定の理解を示しながらも、自分の見解を、言葉や行動でうまく伝えるということも含まれます。

　たとえば、生徒がウッティタ・パルシュヴァ・コーナ・アーサナ（体側を伸ばすポーズ）をしているとき、前方の膝が内側に入って、踵よりも前に突き出ていたとしたら、前十字靱帯や内側側副靱帯（そして膝蓋腱や、それらと構造的な相関関係にある股関節、骨盤、脊柱）を保護するために、膝の位置を再調整して、踵の真上にするメリットを伝える必要があります。

　これを「間違いを正す」というニュアンスで伝えるのではなく、言葉と声のトーンを選んだ上で、生徒が行っていることの美しさや、その美しさがあなたが行うサポートと調和することを伝えながら、身体的な再調整を行っていくのです。

　たとえば、こんなふうに言ってみます。「いいですね、足を根差すようにし続けな

がら、その足をもう少しだけ前に出して、膝が踵の真上に来るようにしてみましょう。こうすると姿勢がもっと安定して、膝にも負担をかけませんよ」

同時に軽く手を添え、生徒の膝を押しながらわずかに外に向かわせ、踵の真上に来るように位置を調整しながら、「きれいですよ。そのまま呼吸をしながらポーズを続けてみてください」と付け加えるかもしれません（「きれい」というのは物事を判断するための言葉なので、そういった言葉を一切言わないことも理論的にはよいと思います。ただ私は、控えめであれば、このような肯定的な判断は伝えてもよいと思っています）。

同時に、ヨガを始めたばかりの生徒に対しても、経験豊富な生徒に対しても、講師から個人的な注意を払われることなく、自分自身でアーサナを探求する余地を与えることも大切です。

初心者の生徒は、はじめて出会うさまざまな姿勢、ウジャイ呼吸法、そして姿勢調整や目線、呼吸、究極の目的に向かうための内観など、さまざまなものに圧倒されてしまうことがあります。多くの場合、初心者の生徒に対する最善のアプローチは、ケガの可能性がない限り、だいたいは生徒自身に任せ、あなたのクラスにいることがどんな感じなのか、新しい角度から自分自身を感じる機会を与えます。これもあなたの意図するところの一部です。

生徒がより多くの経験をつみ、あなたがさらに個人的な指導を行っていくなかで、時として数週間の期間を通してさまざまなクラスに参加してもらったりしながら、少し距離を置いて彼らを注意深く観察し、生徒が自分自身でさらに探求するチャンスを与えることも大切なことです。

経験豊富な生徒の指導をしているときも、彼らの身体がどのように反応しているかに注意を払います。そして、たとえ求められても強い積極的なアジャストは行なわないようにしましょう。あなたが意図するアジャストの目的をしっかり保つことが大切なのです。

Principle 4 : Move with the Breath
原則4：呼吸に合わせて動く

ヨガをほかのボディマインドや身体的な鍛錬法からはっきりと区別するものは、アーサナ練習中に行う意識的な呼吸です。この呼吸こそが、ヨガに変容の可能性を与え、より明確な意識とバランスのとれた人生を切りひらく扉となります。

ヨガの練習を行う際、呼吸に意識を向け、この意識をアーサナから生じる感覚に導かれていくように促すことが理想です。この感覚に従うと、ヨガが教えるときは「息を吸いながら……」「息を吐きながら……」「その姿勢で呼吸して……」などの言葉だけでなく、アーサナのホールド中や別のアーサナへ移行する際に、呼吸と動作、または呼吸とエネルギーの流れとのつながりを言語化しながら誘導することが大切になります。つまり、ただ「吸って」「吐いて」というより、そのあとに何かしらその呼吸に関連する誘導が加わることが望ましいということです。

　たとえばターダ・アーサナ（山のポーズ）からウールドヴァ・ハスタ・アーサナ（太陽を仰ぐポーズ）、そしてウッターナ・アーサナ（立位前屈のポーズ）までの動きをリードする際、次のように誘導するとよいでしょう。

　「息を吐き切ったら、手のひらを外側に返し、息を吸いながら、ゆっくり両腕を左右に開き、さらに持ち上げて万歳をしましょう。そして、息を吐きながら、ゆっくりとスワンダイブして前屈し、ウッターナ・アーサナの形になります」

　また、ハンズオンの指導の際や、生徒のすぐそばで個別に誘導する際には、生徒自身の呼吸に合わせることが大事です。生徒の呼吸を観察していると、その練習のなかで、生徒に何が起こっているかをより深く理解できるようになります。

　呼吸をよく観察することは、練習そのものの質を確認することにつながります。生徒は深く、スムーズに呼吸しているか？　呼吸にウジャイ呼吸法の性質はあるか？　呼気と吸気の間に自然な休止はあるか？

　それぞれの質問に「はい」と答えられない場合、その生徒はその練習に集中していないか、緊張している、あるいはその両方の可能性があります。

　そんなときは、生徒に正しい呼吸を取り戻すように促しましょう。呼吸がもっと一定で楽に行える位置までアーサナを戻してみたり、アーサナのバリエーションをやさしくしたりする必要を伝えます。そしてそれができたら、アーサナの最中や移行の際に、力むような呼吸を行うのではなく、理想に近い呼吸をキープしながらアーサナができるよう促していくことが大切なのです。

　アジャストを行う際には、生徒と自分の呼吸を合わせ、そのアジャストと生徒の呼吸を同調させることが理想です。生徒の呼吸パターンを感じ、あるいは生徒に深く呼吸するようリクエストしたあとに、生徒の呼吸と自分の呼吸を同調させるのです。このようにして、アジャストと生徒の呼吸とを確実に調和させていきます。

　これができるようになると、必ずしも呼吸と動作のつながりを言葉で誘導し続けていなくても、あなたの手は自然な形で呼吸の波に導かれ、姿勢やエネルギーの流れを調整するサポートが行えるようになります。

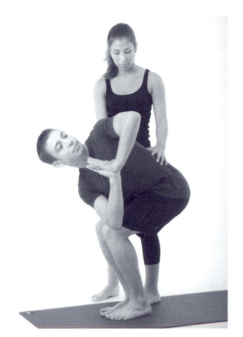
あなたと生徒の呼吸を同調させます

たとえば、パシュチモッターナ・アーサナ（西に伸ばすポーズ、あるいは座位前屈のポーズ）を行っている生徒をサポートする際、最初に片手または両手で骨盤を押し下げ、坐骨をしっかり安定させて大地に根付かせる感覚を強調します。これはあらゆる座位の前屈、開脚、ねじりポーズでの最も大切なエネルギーの流れとなります。

同時に講師は、生徒に背骨を最大限に伸ばし、ハートセンター（第四チャクラ）を開き続けるように促します。生徒が息を吸うたびに胴体をわずかに持ち上げ、胸骨を持ち上げたまま、吐く息とともに少しだけ前に、あるいは下に動くように誘導していきましょう。

生徒に手を触れた状態で、生徒の呼吸のリズムを見たり感じたりしながら、自分の呼吸を生徒のそれに同調させ、その波のようなリズムに合わせて、言葉による誘導を際立たせるようにアジャストを行っていくのです[3]。そうすることで、背骨を伸ばした状態で、呼吸ごとに少しずつ、そしてより深く解放が起こり、アーサナが深まっていきます。

呼吸に合わせて指導することには、もう一つの大切な意味があります。あなた自身の心の在り方と生徒に対する意識が変わっていくということです。

自分の呼吸を生徒の呼吸に同調させながら、その感覚を深めていくと、自分自身や生徒に対して、そしてそれ以外のことについても自然と意識が深まっていくのです。

こういった練習を通して、意識的な呼吸によってボディマインド全体がより深く開かれていき、ヨガ講師としてのあなた、そしてクラスで練習中の生徒の双方が、よりはっきりと内面を意識できるようになっていくのです。

Principle 5 : Honor Safe Biomechanics
原則5：安全な生体力学を尊重する

身体を最も安定させながら快適に動き、そして静止させる方法があります。その一

方で、痛みや不安定さ、ケガを引き起こすような動かし方もあります。

　たとえばターダ・アーサナ（山のポーズ）の姿勢で腕を完全に内旋させ、左右から頭上にあげようとすると、多くの人は、腕の骨の上端（上腕骨頭）が肩の端（肩峰突起）にぶつかってしまいます。

　最初に腕を外旋させておけば、肩関節にこの衝突を回避するためのスペースが生まれます。

　同じように、サーランバ・シールシャ・アーサナ（頭立ちのポーズ）では、頭頂部を床に置き、頚椎の自然なカーブを維持することが非常に重要です。これ以外のアライメントで頭を床に置くと首を痛める可能性があります。

　生徒に対して指導を行う際も、こういった身体の生体力学的な機能を理解し、尊重することが大切になります。これはやはり、学習や練習、そして訓練といったことがベースになりますが、生徒に対して実際にアーサナ指導する場面では、こういったメカニズムを生徒に理解させようとする心づもりも大切になってきます。

　こういった生体力学には、大切なルールがいくつかあります。

　第一に、安全な身体の使い方を生徒に指導するときには、まず、自分自身でその動きを行うよう指導することが大切です。つまり、誰かからその動きを補助（アジャストメント）してもらう前に、生徒自身の意志でもって筋肉を動かし、その効果を感じることが大切なのです。

　別の言い方をすれば、生徒ができるだけ自主的な練習を行い、あなたの誘導やデモに従って安定と快適を内側に見出せるよう、黙って見守ることにベストを尽くします。そして最後に、許可を得てからアジャストを行っていくのです[3]。

　第二に、アーサナで生徒にアジャストする際は、生徒の身体の近位（体幹に近い部分）に対して行い、もしそこからかなり遠い部位を操作する際は、とても軽く触れ、示唆的な操作にとどめることが大切です。身体の遠位は決して強く操作してはいけないのです。たとえばウッティタ・パルシュヴァ・コーナ・アーサナ（体側を伸ばすポーズ）で、手を持って腕を外旋させたり、腕の位置を大きく動かすことは禁

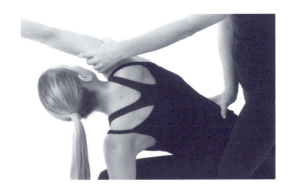

ウッティタ・パルシュヴァ・コーナ・アーサナで近位のアジャストを行います

忌です。肩関節を強く操作してしまうと脱臼を起こしかねません。身体の遠位を操作すると、構造的に力が加わりすぎて、思いもよらずケガを引き起こす可能性があるのです[4]。

● ウールドヴァ・ムカ・シュヴァーナ・アーサナ（上を向いた犬のポーズ）やブージャンガ・アーサナ（コブラのポーズ）のような後屈のポーズで肩を後ろに引く。

　このアジャストは、腰椎部分に対しての遠位になるので、腰に過度の圧がかかってケガをさせる可能性があります。もし肩を後ろに引くことが生徒のためになると感じた場合は、あなた自身が見本を見せながら言葉で誘導するのがよいでしょう。あるいは足や脚、骨盤に対して根を張るようなエネルギーの流れや、背骨から胸にかけての広がりを強調しながら、非常に軽く示唆する程度のタッチを与えることが有効です。

● パリヴリッタ・パールシュヴァ・コーナ・アーサナ（ねじりの体側を伸ばすポーズ）で手を後ろに引く。

　これは肩に対する遠位のアジャストで、関節窩上腕関節における過伸展や関節可動域を超えた動きとなりやすく、ローテーターカフやその周辺が不安定だったり、損傷している生徒にとっては特に危険です。このようなアジャストは、肩のみならず腰椎にもテコの負荷をかけ、過度に回転させてしまう可能性があります。

● ウッティタ・ハスタ・パーダーングシュタ・アーサナ（一本足のポーズ）で、持ち上げた踵を上げる。

　これは、坐骨結節（坐骨）に起始を持つハムストリングスの腱からの遠位であり、過剰な伸張を引き起こします。この坐骨部の起始は、膝付近の停止部と同じくらい、ハムストリングスの緊張に対してもっとも弱く傷つきやすい部分です。

　第三に、傷めている脆弱な関節、臓器、またはケガをしている部位に直接圧力をかけてはいけません。むしろ、どのような姿勢でも身体の自然な「ハンドル」を見つけることが大切です。

　関節やその周辺でアジャストを行う際は、その関節のタイプ、動き、安全な可動域など、その関節をしっかり理解した上で行いましょう。また、生徒の腹部や内臓に近い部分に手を置くことは、めったにありません。腹部や内臓に近いところに手を置く場合、そのタッチは軽く、意図が明快で示唆的なものであるべきで、強かったり、他の部位と同じように動きを引き起こすようなものでは決してありません。内臓は押し

てはいけません。これは覚えておいてください。あなたはマッサージをしているのではなく、ヨガを教えているのです。生徒が何かしらのケガをしていないかには特に気を配り、どのようなタッチを行う前にも、その兆候が表れていないか注意を払うようにしましょう。

第四に、あなたの言葉やアジャストに対して、生徒の身体がどう反応しているかを見たり感じたりすることを大切にしましょう。操作している部位に限らず、その他の部位の変化や緊張のサインを見逃さないようにしましょう。

生徒は、アーサナの一部に注意を向けてしまうと、他の部分に注意を払わなくなる傾向があるので、この点はしっかりと押さえておく必要があります。アライメントやエネルギーの流れを補正したり、アーサナの一部を操作したりする際、それがどんな操作であれ、生徒の注意の向け方が変化する傾向があるということです。

たとえば、ヴィーラバドラ・アーサナⅡ（英雄のポーズⅡ）で後ろの脚を強めるアジャストをする際、前脚の膝が内側に入り、お尻が外側に広がってしまう傾向があります。

また、パリヴリッタ・パールシュヴァ・コーナ・アーサナ（ねじりの体側を伸ばすポーズ）で、体幹の回旋を深めようとすると、後ろの足裏が均等に床を踏みしめられなくなり、前脚の股関節が外側に、膝が内側に傾いてしまう傾向があります。特定の操作によって引き起こされる、こういった「意図しない傾向」は、練習と経験によって予測できるようになります。そして、それをも踏まえた上で、特定の操作や誘導を行えるようになっていきます。

第五に、生徒の基本的なアライメントが間違っていたり、そもそもの安定感が欠けていたり、余計に緊張を招いてしまいそうな様子が見てとれた際は、そのアーサナの一部、またはアーサナ自体からいったん抜けてもらうことを視野に入れることも大切です。何が問題だったのか、それはどうすれば改善できるのかを、根気強く説明しながら、より深く丁寧にその問題に向き合っていきましょう。

この場合、同じアーサナの反対側を誘導する際にも、同じようなステップをその生徒に対して施し、クラス全体で左右のリズムの差が出ないように注意することも大切です。

Principle 6 : Teach Essential Asana Elements
原則6：アーサナのエッセンスを教える

　アーサナを教えるときは、生徒が練習全体を通して集中し、同時に一つひとつのアーサナをどうすれば持続させ、深めていくことができるか、といった感覚を育むような指導を行うこと、そしてそういった空間をつくることが理想的です。
　そのためには、それぞれのアーサナの本質的な要素を明確に伝えるために、身体的な指示を出すことが大切です。以下にその例を見ていくことにしましょう。

・安定性と快適さ
　ほとんどすべてのアーサナには、それぞれの「土台」があり、その土台のおかげで生徒はグラウンディングの感覚（訳注：大地に対して安定している感覚）を育み、学ぶことができます。そういった安定した土台を恒常的に育むことができると、関節にスペースをつくり出すことができ、アーサナ全体がより快適なものになってきます。
　このグラウンディングが意識的に行われないと、安定感と快適さが失われ、不必要な緊張が生じてしまうことになります。

　たとえば、パシュチモッターナ・アーサナ（西に伸ばすポーズ、あるいは座位前屈のポーズ）でよく見られるのですが、ポーズを行う際、前屈の動きに集中するあまり坐骨の安定が乏しくなり、根付く感覚が損なわれることが良くあります。前屈に限らず、ねじりや開脚ポーズなどでも、坐骨をしっかりグラウンディングさせるエネルギーの流れは、座位のポーズを行う上でまず意識しておくべきことなのです。
　坐骨をしっかり安定させないと、腰椎を圧迫したり、緊張を引き起こしたりしやすくなり、さらには、理想的な背骨の伸びやハートセンターの広がり、十分な呼吸を妨げてしまう原因となります。

　また、当然のことですが、アジャストを行う際には、「最も危険なこと」に対して何よりもまず注意を払うことが重要です。その危険を回避するためにプロップスを使ったり、修正法を施したりする必要があるかもしれません。そして、それが行われたという前提で大切になるのが、アーサナを安定させ、快適に保つことなのです。それぞれのアーサナの原則に基づいてアライメントを調整し、全身のエネルギーの流れが整った時、その流れの一部としてグラウンディングの力がしっかり作用し、すべて

のアーサナは安定し、快適さを深めていきます。

　ですから、アジャストを行う際には、どのアーサナであれ、最初の段階でグラウンディングを考慮して行うことが大切です。

　ただし、ここでもまた先ほどの話を思い出しましょう。あるアーサナの一つの側面に注意を払うと、その他の側面への意識が薄れてしまいます。

　それに気がついて、その別の部分に意識を向けて努力をすると、そのまた別の部分への意識が薄れる傾向があるのです。ですから、とりわけアーサナを安定させ、快適な状態を保つための「土台」に対する意識が薄れてしまわないよう、十分に注意することが大切です。

　また、どのようなアジャストを行うときでも、そのアーサナの基本的な「土台」と調和させることが大切だということを、常に考慮していくよう心がけましょう。

・アライメントの原則
　それぞれのアーサナの機能解剖学や生体力学を知ることによって、そのアーサナのアライメントの原則が分かり、ベストな身体の配置が見えてきます[5]。

　どのようなアーサナでも、それぞれのアライメントの原則を実際の練習に取り入れることで、安定性と快適さをよりつくり出しやすくなります。さらには、練習の効果を最大限に引き出すことが可能になります。

　逆に、基本的なアライメントの原則を間違って理解していたり、無視したりしてしまうと、そのアーサナの効果は大きく失われ、リスクも高まります。

　ですから、生徒にアーサナを指導する際には、シンプルで明快な言葉による誘導に加え、デモンストレーションして見せることがとても大切です。

　同じように大切なのは、一つのやり方を全員に押し付けるのではなく、アライメントの基本原則を、それぞれの生徒の状態に合わせてアレンジすることです。

　ただし、こういったアレンジは、生徒の状態を理解する力と、修正後のアライメントの効果に対する知識を合わせ持っているときにのみ可能となります。

　また、こういった指導は、プロップスの使用やその他の修正法を含め、安全な形でキープできる姿勢へと生徒を導くアジャストメントによって強化することができます。

　先に紹介したように、まずアーサナごとに土台をつくることが大切です。

　グラウンディングを深める動きやアライメント調整を通して、しっかりとした土台をつくることで、アーサナ全体をさらに完全なものにするエネルギーの流れがつくり

やすくなります。

　この「エネルギーの流れ」というコンセプトは、「エネルギーの通り道」という考えを拡大したものです。

　エネルギーの流れは、エネルギーの通り道を流れて全身を巡り、グラウンディングを強め、身体各部の巡りをよくしていきます。また、エネルギーは土台から伸展、屈曲、回転、側屈、収縮、拡張といった動きを引き起こします。そしてその流れはすべて、おのおののアジャストで強調することができます。

　例としてバカ・アーサナ（ツルのポーズ。これはよく間違って「カラスのポーズ」と訳されますが、それはカカ・アーサナです）をあげておきましょう。手の指を広げ（靭帯を伸ばしすぎたり、人差し指と親指の間の神経に過度の圧力をかけ過ぎたりしないよう、親指はあまり広げすぎない）、手指全体を開き、床を押すようにしながら、手のひら全体に均等の圧をかけることが理想です。

　同時にその土台から、肩甲骨を肋骨の背面に沈めるようにして安定させ、肩から手のひらを完全に安定させます。肘は十分に伸びていて、その付け根である肩を挟むように、膝を内側に絞り込みます（左右の足の母指球の内側と踵を、それぞれ互いに押しつけ合いながらパーダバンダを行うことで、膝を内側に絞り込む力を強めるエネルギーを強めることができます）（訳注：パーダバンダとは、母指球と小指の付け根と踵を押し出し、土踏まずを引き上げるテクニック。p.96参照）。そして、踵をお尻に向けて持ち上げ、軽く腹部のコアを引き締めることで、骨盤をより高く持ち上げることができるようになります。

　ウッティタ・パルシュヴァ・コーナ・アーサナ（体則を伸ばすポーズ）では、後ろ脚と足の裏にかけて安定させるような力強いエネルギーの流れを引き起こし、そこから頭上に伸ばした腕を通って抜け出ていくような流れを作ります。

　これにいくつかのエネルギーの流れが追加されていきます。足のパーダバンダ、そして前脚の膝、太もも、股関節のアライメントを整えるための、前足の外向き螺旋で等尺性の筋収縮。後ろ脚の伸展、胴体の回転、上腕の外旋、胴体下部の伸び、肩の下部から手と床に抜けていくエネルギーのライン、ハートセンターの広がりなど、そのすべてを繊細なアジャストメントで調整することができます。これらの動きは安定性、快適さ、持続性、洗練された感じ、そしてアーサナの効果をさらに深めるようなサポートとなるでしょう。

・アーサナに入り、洗練し、アーサナを終える
　私たちが、どのようにそのアーサナにアプローチするかで、そのアーサナをどのよ

うに体験し、洗練していくのかの方向性が決まります。同時にそれは、安定性と快適さと共にアーサナを終えることができるか、ということにも影響していきます。

アーサナに入るときには、まず安定した土台を築くことが何よりも重要でした。グラウンディングに関わるあらゆるアライメントを正確に行い、その上でエネルギーの流れに従うことで、この土台をさらに築きやすくし、安定して安全に、心地よい動きでアーサナに入れるようになります。

アーサナに入ったあとは、呼吸とエネルギーの流れを調整し、アーサナをより深め、その表現を洗練させていきます。

そして、それぞれのポーズのエネルギーの流れに従いながら、シンプルかつ快適に次の動きへと移行していきます。

たとえばウッティタ・トリコーナ・アーサナ（三角のポーズ）の準備においては、脚から足裏にかけて力強く地面に根付かせることで、脚の筋肉を活性化し、胴体を前方の脚の上で伸ばすための土台をつくります。

いったん土台をつくると、前の足を外旋させるような（実際には動かしませんが）わずかなエネルギーの流れが生まれ、その流れによって前脚の股関節をもう片側の股関節の下の方に押し込むのを助けます。これに加えて、さらに後脚を強く伸ばすことによるコンビネーションで、このアーサナの開脚度合いをさらに高めているのです。

アーサナから元の姿勢に戻る際には、まず後ろ脚の股関節から踵までの強力なエネルギーのラインを意識します。こうすることで、身体を直立に戻すときに腰が楽になります。

このようにハンズオンによる操作は、完成ポーズだけに必要なものではなく、アーサナの一連の流れや指導全体のなかで行われる必要があります。

Principle 7 : Support Stable Foundations
原則7：安定感のある土台をサポートする

ハンズオンによるサポートや誘導を行う上での、フィジカル面でのスタート地点は、講師であるあなた自身が、自分の身体の土台をつくることから始まります。

あなた自身の土台が不安定だと、生徒に理想的なサポートを施すことができず、あなた自身がケガをする可能性が出てきます。

どんなサポートであれ、生徒をサポートするときは、少なくともひと呼吸おいてから、まずあなた自身の身体を安定させ、快適で適切な姿勢をとるようにしましょう。生徒にサポートを与えるためによりよい姿勢でいることで、ヨガ講師として、この先

も生涯を通じて生徒をサポートし続けることができるようになるでしょう。

　生徒がアーサナを行っている時、そしてその姿勢に入る時や終える時、まずあなた自身の土台を確立し、次に生徒の最も危険そうなことに注意を払い、その次に生徒の土台に注意を向けるのです。

　土台がしっかりつくられていないと、アーサナや姿勢を移行する際に、ないがしろになる部分が必ず出てきます。

　すぐに対処すべき危険な状況を別にすれば、そのアーサナの土台に対して最初に意識を向けるべきなのです。さもなければ、アジャストをすることで土台はさらに不安定なものになり、余計な問題を引き起こしかねません。

　たとえば、パリヴリッタ・トリコーナ・アーサナ（三角ねじりのポーズ）で、生徒を良いアライメントに導こうとして、ヨガ講師が無知な操作をしている光景をよく目にします。

　その講師が考える「よりよい上半身のアライメント」に向かわせるために、胴体、背骨、肩、腕の位置を変えることに焦点を当て、脚と足の土台を不安定にさせるような指示を行っていることも少なくありません。アーサナという構造物を構築する際の、まさに「土台」を壊してしまっているのです。

　このような「土台第一主義」の場合、足、脚、腰、骨盤の順に配置を微調整し、その上でより身体の上の方に向かってアーサナを構築していきます。こうすることで、他のどの部位を調整したり、プロップスを使ったりしても、その土台は揺らぐことなく、安定と快適、そして開放に向かって生徒をよりよくサポートすることが可能になります。

　問題が土台そのものにあると思われる場合（大切なのは、生徒もそう感じている場合）、場合によってはプロップスを使ったりして姿勢を修正し、まず安定感を構築してから他のことへと向かっていくようにしましょう。

　あなた自身のエゴはしばし横に置いておき、生徒をどこまで遠くまで導けるかではなく、どのように導いていくかにもっと興味を持つようにしましょう。そのためにこそ、安定性と快適さを追求することから始めることが大切なのです。アーサナの「土台」をないがしろにするということは、他のすべてをないがしろにすることになりますから。

　ここで紹介した原則は、多くのヨガ講師が共有し、さまざまな状況下で行われた練習に基づいた洞察、研究、トレーニング、そして長年にわたる指導や指導者育成の集

大成とも言えるものです。

　しかし、結局のところそれらはただの原則にすぎません。実際のヨガ指導は、講師と生徒、つまり人と人との相互作用の中で行われるのです。言葉と動作によって示された原則よりも、実際の練習と指導の中に持ち込む、私たち自身の価値観の核と呼ぶべきものによってさらに深く示されていくことが理想なのです。

　その価値観の核を出発点として、それに対して忠実であり続けることで、本書で触れた原則を自分の内側に感じ取ることができるようになり、広大なヨガの根源的な世界のいたるところに、指導の際により役立つ有益なものを見出すことができるようになることでしょう。

　こういった価値観と原則が、あなたのボディマインドの知性と精神の中に生きている限り、あなたの指導法は自然と最高のものへと進化していくことになるのです。

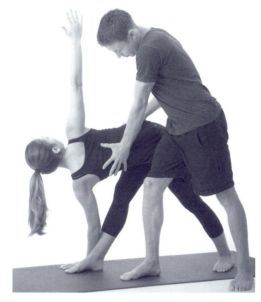

生徒を支えるために、常にあなた自身がしっかりとした土台をつくりましょう

CHAPTER 3

Foundations and Techniques in Giving Yoga Adjustments

ヨガ・アジャストメントの基本とテクニック

　効果的なアジャストを行うには、まずそのためのしっかりとした準備が必要になります。準備が整っていれば、前のChapterで紹介した考え方や感じ方、原則を、実践の場で生徒たちに分かりやすく伝えることができるようになるからです。手や身体を使って具体的なテクニックを身につけることが、この準備に含まれます。このChapterでは、これらのテクニックについて詳しく紹介し、本書の後半で、個々のアーサナでの応用を紹介していくことにします。

　準備の第一ステップは、身体を使って相手の動きをサポートする際に「何を行い、何を行ってはいけないか」について、基本に立ち返って、いくつかの大切な約束事を確認することから始めましょう。

　何よりも大切なことは、（言葉によるものか、よらないものかは別として）何かしらの誘導を行う際、それが明快であることです。手でアジャストを行う際の理論と技術は、まず見ること、そしてあなたが見ている対象を理解することから始まるのです。

　そのためにも、まずは身体の状態（健康やケガなど）について生徒と会話をしましょう。これらの情報は、アーサナの練習や、タッチを使ってアシストを行う際に大切な要素になります。こういった話はクラス前にしておくことが理想で、その生徒がクラスに通っている間、最初の1回だけでなく、折に触れて声をかけることがベターです。

　特に大切なのは、最近生じた痛みや慢性的な痛み、捻挫、最近かかった病気や持病、現在または最近の妊娠歴などについて質問し、把握しておくことです。これらはアーサナやプラーナーヤーマ（呼吸法）の練習で、その行い方の大きなポイントとなるかもしれません。継続的に通ってくる生徒には、やはり折に触れて同じような質問をしてみましょう。今どのような状態で、前回聞いた時から何か変わったことがないか確認するとよいでしょう。新しい生徒も、継続して通っている生徒も、ボディランゲー

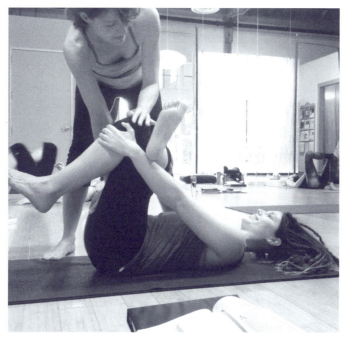
明確でオープンなコミュニケーションをとりましょう

ジや表情、呼吸パターンから彼らの状態に気づき、コンディションを見極められるように心がけます。

また、新しい生徒に自己紹介をする際には、次のような質問をして、あなたがどうやってそれぞれの生徒の状態を見極め、最適なレッスンに導いていくかを伝えましょう。

Initial Student Query
最初の質問

❶「ヨガの経験はありますか？ もしあるなら、どのような流派でしたか？ 週（月）に何回くらいのペースで、どのくらいの期間通っていましたか？」
❷「今あなたが抱えている不調やケガなど、私が把握しておいた方がいいことはありますか？ 足首や膝、腰、背中、肩、首、手首の調子はどうですか？」
❸もし生徒がケガや何らかの不調を抱えているようであれば、さらに具体的な質問をします。
「膝はどうされましたか？ 手術をしましたか？ その手術はいつ頃行いましたか？

今はどんな調子ですか？」

これらの質問に対する答えをもとに、クラスを受ける際、どのような動きの時に気を付けたり、部分的に動きを変えたりするかを、あらかじめ伝えておきます。ただし、その際、「ヨガ講師はケガや不調について精通しているわけではない」ということを伝えた上で、自分自身で気をつけて動くよう生徒に促すようにしましょう。

❹「妊娠中ですか？　（あるいは）出産したばかりですか？」

出産適齢期と思われる女性には必ず尋ね、もし、該当するようであれば『Teaching Yoga』の11章に記されている「妊娠期間中の基本的な注意点」や『Yoga Sequencing』第8章の「妊娠中の体調や段階におけるシークエンス」を参考にしましょう（訳注：どちらも著者の本で、日本では翻訳されていません）。

❺「お仕事は何ですか？　普段の生活はどのようなものですか？」

この質問によって生徒の慢性的なストレス、痛み、硬い部分や弱い部分など、練習に影響する可能性のある、普段のコンディションをよりしっかり察することができます。

❻「普段はどんなエクササイズをしていますか？」

これは、慢性的な硬さや痛みについて、多くのことがわかる質問です。もし答えが「エクササイズは何もしていません」であれば、それもまた重要な情報となります。

Learning to See and Understand Students in Asanas

生徒のアーサナを見て状態を把握する

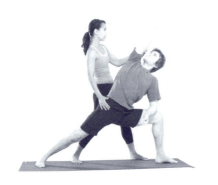

生徒の姿勢の癖を見る訓練をしましょう

生徒の自己申告だけで、健康状態を完全に把握するのは難しいものです。ほとんど初対面の相手に個人的なことを話すのを躊躇する人も少なくありません。また、本人も症状を意識していなかったり、不調を軽視してやり過ごしている人も中にはいることでしょう。

そこで必要になるのが、アーサナを行う生

徒の状態をより正確に深く理解すること。そのために、「身体をより広い視野で見る」「さまざまな観点から理解する」ことが大切になります。

こういった重要なスキルは、ヨガ講師のためのワークショップなどで学ぶことができます。解剖学やアーサナ観察の講座などを通して、ペアを組んで互いの立ち姿勢を観察したり、アーサナをじっくりと観察したり、指導練習を観察したりすることができます。指導者トレーナーから教わることで、さらなる洞察力を深めることができ、ヨガを教えている限り続けていくことが理想です。

このような観察スキルは、ヨガ指導者トレーニングで行うような基礎的な「機能解剖学」もあわせて学ぶことで、より深めることができます。

Step 1 : Partner Standing Observation
ステップ1：ペアで立ち姿勢の観察

他の講師や練習生とペアを組み、片方が「観察者」、もう片方が「被観察者」になります。観察者は、解剖学的な意味での前面、背面、側面から見た三種類のイラストが描かれたワークシートに、観察したことを記録していきます。

観察は主観を交えず、純粋な観察に徹しましょう。被観察者は何歩か前に歩いて止まり、ごく普通の姿勢、たとえば映画の行列に並んでいるかのように立って、数分間その姿勢のままでいます。観察、記録されている間は姿勢を変えたり正したりしないようにしましょう。

被観察者の服装は、頭のてっぺんからつま先まで、観察しやすいものであることが理想です。まずは被観察者の後ろに回り、かがんで足から観察を始めましょう。

《足》--------
足先はまっすぐ前を向いていますか？　片足が外向き、または内向きになっていませんか？　偏平足や甲高ではありませんか？

《アキレス腱》--------
アキレス腱が、まっすぐに伸びていますか？　途中から外側に曲がったりしていませんか？

《ふくらはぎ》--------
見たり触れたりしてみましょう。片方が他方に比べて張っていませんか？　ふくらはぎの外側、または内側が緊張していませんか？

《膝》
膝の裏側は硬いですか？　柔らかいですか？　屈曲、伸展、過伸展が見られますか？

《股関節》
手のひらを下向きにして、左右の股関節に当てましょう。親指はまっすぐにして仙骨の方に向けて伸ばします。左右の股関節は同じ高さにありますか？

《腕》
両腕は左右とも同じように身体の横に垂れていますか？　片方の腕が身体の前方に向かったりしていませんか？　手のひらはどこを向いていますか？　肘の角度が極端に内向きまたは外向き（肘外偏角）になっていませんか？

《肩》
肩の高さは左右水平で均等でしょうか？　片方だけ上がっていませんか？

《頭》
頭部は肩の真ん中に位置していますか？　傾いたり、左右どちらかにねじれていませんか？

　次に、観察者は自分のパートナーの横にまっすぐに立ち、以下の点を観察しましょう。

《頭》
耳の穴（外耳道）は肩の真上にありますか？　頭をスムーズに前後に動かすことはできますか？

《肩》
肩は前にかがんだり、後ろに反ったりしてませんか？　股関節の真上に肩がありますか？

《背中》
背中が丸く（後弯）なっていませんか？　胸が崩れ落ちていませんか？

《股関節／骨盤》
股関節は膝の真上にありますか？　骨盤は前や後ろに傾いていませんか？

《膝》
膝は足首の真上にありますか？　膝が過伸展していませんか？

《全身》
耳の穴は足首の真上にありますか？

　さらに、観察者は自分のパートナーの前に立ち、次の点を観察しましょう。

《両足》
両足を見て、何か気付いたことはありますか？ 左右を見て、何かはっきりとした違いがありますか？

《膝》
膝頭（膝蓋）は前を向いていますか？ 内側に崩れてX脚気味になったり、横に広がってO脚気味になったりせず、まっすぐになっていますか？

《体幹》
腰や胴体のどこかがねじれていませんか？

《腕》
片方の腕が、もう一方より前に来ていませんか？ 手は体側のどのあたりに落ちていますか？

《肩》
両肩は同じ高さを保っていますか？

《頭》
頭部はどうでしょうか？ 配置などで気になることはありませんか？

　相手の身体を観察して気付いたことについて、主観を交えず5分ほど伝えてから役割を交代しましょう。一つのグループで一通りこのプロセスを終えたら、全員を集め、「誰が完璧な姿勢でしたか？」と聞いてみましょう。姿勢に何らかの癖がない人はほぼいないと言ってもいいでしょう。

Step 2 : Asana Laboratory Observation
ステップ2　アーサナの観察ラボラトリー

　ヨガ講師養成メソッドのひとつ「アーサナ・ラボラトリー」は、アーサナの練習をしている生徒をよく観察し、その人にとってより最適なアーサナの動きに導くことを学ぶために効果的な方法のひとつです。

　このエクササイズの準備として、個々のアーサナに対して、その機能解剖学の基礎、アライメントの原則、エネルギーの流れを学んでおくことが重要です。加えて、時間帯や季節、気分、健康状態など、さまざまな異なる状態で、そのアーサナを練習することも大切です。

　基本的には、生徒役となる3、4人のモデルを観察していきます。生徒役は通常、

同じ指導者養成やその継続的なトレーニングに参加している人がつとめます。アーサナを選び、それぞれの生徒が実際にそれを行っていくのですが、その形は千差万別です。それらは、硬さや弱さ、過伸展、不安定、ミスアライメントなど、通常のクラスで生徒たちに見られる典型的な問題が現れることになります。

　ここでは、パリヴリッタ・トリコーナ・アーサナ（三角ねじりのポーズ）を例にして話を進めていきましょう。

　誰かにモデルを頼むときには、その人自身で安全と快適を確保するように促し、本人が望むなら負担の軽いポーズをとったり、途中でやめることも勧めましょう。グループの他のメンバーには、質問や意見をする際には、思いやりを持って行うように促します。

　モデル役には、自分のやり方でアーサナを行ってもらうようにしましょう。言葉で指示したりせず、その人自身のやり方を尊重するのです。必要と感じたなら身体の左右を替えることも勧め、どちら側も心地いいだけ続けてもらうようにしましょう。もしあなたが見せてほしいと思うポジション（たとえば膝の過伸展）も行ってくれるようであれば、観察している他のメンバーがその傾向を理解できるように、でもあくまで不快にならない程度で、それを行ってもらうようにお願いしましょう。

　1分ほど時間をとって、生徒のまわりをぐるりと回りながら観察してみましょう。アーサナは静止した単なる「ポーズ」ではなく、一人ひとり違う人間が行う、ひとつの表現であることを忘れてはいけません。

　観察練習を行う上で最も大切なのは、そのアーサナのなかで最も危険なところを観察することです。そこで何が起きているかを自問自答しながら、モデルに対してどういう感じがしているか尋ねることが大切なのです。

　それでは、モデル役のアーサナの全体的な表現を観察していくことにしましょう。

● 呼吸と全体の雰囲気

　どんな感じの呼吸が行われていますか？　快適そうに見えますか？　不安そうでしょうか？　安定感はありますか？　余裕は感じられますか？

● 足と足首

　足と足首の位置関係はどうなっていますか？　前の足は90度外向きになっていますか？　足はパーダバンダによってしっかり地面に根付いていますか？　体重はどこにかかっているでしょうか？　足の内側か、外側か、バランスがとれているでしょうか？　つま先は柔らかく床につけているか、それとも力が入った状態なのでしょう

か？ 土踏まずのあたりでは何が起きているでしょうか？

● 膝

膝頭（膝蓋骨）は前足の真ん中に配置されていますか？ 膝が屈曲したり、逆に過伸展になったりしていませんか？ 膝頭の状態から、大腿四頭筋（太もも前面にある筋肉）が作用している様子がはっきり分かりますか？

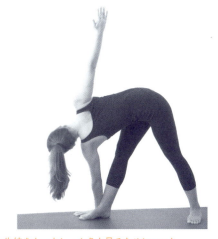

生徒をもっとしっかりと見るためにマットから降りてみます

● 骨盤

骨盤は、左右で釣り合いが取れて水平になっていますか？ 前の方に倒れて前傾していませんか？ 後ろに回転して後傾していませんか？ それともほぼニュートラルな位置でしょうか？ 前に出している足のほうの坐骨を、後ろ足の踵に向けて落とすように、ななめ後ろに引いているように見えますか？

● 背骨

骨盤から伸びる背骨は、腰のあたりではどうなっていますか？ 極端に曲がったり、ねじれたりしていませんか？ 何かに圧迫されているように見えることはないでしょうか？ 胸椎や頚椎へと上がっていくに従い、背骨のカーブはどのように見えますか？

● 胸郭

肋骨前面の下部は前に突き出ていますか？ それとも柔らかくしまいこまれていますか？ 肋骨の背面は丸まっていますか？ 肋骨の側面が天井に向けてせり出していませんか？ これらの観察を通して、背骨の状態を読み取ることができますか？

● 胸と鎖骨

胴体は前方の足の真上方向にまっすぐ伸びていますか？ 前かがみになっていませんか？ 前方に倒れているでしょうか？ 胴体は胸を開くように回転していますか？ それとも、床に対してまっすぐ、あるいは床に向かって回転していますか？ 胸は広がっていますか？ 左右の鎖骨は互いに離れるように広がっていますか？

61

●肩、腕、手、指

　肩甲骨は肋骨の背面に向けて引き下げられていますか？　それとも耳の方向に引き上げられていますか？　下の方の肩が前に丸め込まれていますか？　それとも後ろに引いて下げられていますか？　両腕は互いに離れるように伸び、床に対して直角になっていますか？　そして完全に伸びていますか？　肘はまっすぐでしょうか、曲がっていますか、それとも過伸展でしょうか？　手のひらは完全に開き、指は完全に伸びていますか？

　モデル役の生徒の、どのあたりに力強さを感じますか？　どのあたりに努力を注ぎ込もうとしているように見えますか？　大腿骨の上端から足裏にかけて、力強く根差す感じはありますか？　背骨から頭頂部まで、まっすぐに長く伸びていますか？　胸の中心から指先を通って何かを放射している感じがありますか？

　もしこの観察を、他のヨガ講師や練習生と一緒にしているなら、その観察を生かして、具体的に言葉で指示したり、手を使ってアジャストを行う、ちょうどよい機会でもあります。

　このとき、どういう順序で指示を出すのか、言葉による指示と身体を使ってのアジャストをどう組み合わせるのか、どこでどんなふうにデモンストレーションを行うのか、といったことに考慮する必要があります。

　ワークショップやトレーニングのプログラムを通して、これはラウンドロビン方式（訳注：役割・出番を数人で交替しあう方式）で行うことができます。各参加者は交代で最も大切だと思う指示を行っていき、モデルの生徒がアーサナの姿勢に入り、戻るまでをグループ全員が指示し終えるまで行いましょう。

Step 3 : Practice Teaching Observation
ステップ3：指導しながら観察する練習

　指導練習をガイドすることは、信頼できるヨガ講師養成プログラムにとって不可欠な要素です。アーサナの練習をする生徒を見ながら誘導する上で、特に重要なパートになります。一つのアーサナを一人の参加者に教えることから始めましょう。

　実際のクラスの様子をシミュレーションするために、一人がヨガ講師役を、もう一人が生徒役になります。知っている知識だけを使い（まだ理解していないことは使わず）、生徒に対してアーサナを誘導していきましょう。アーサナ・ラボラトリーで観察を行ったのと同じプロセスを行っていきますが、一つ違うのは、観察しながら誘導

を行うということです。

　まずは言葉だけで誘導を行ってみましょう。観察と誘導を同時に行うことに余裕が出てきたら、誘導しながらデモンストレーションする練習を始めていきます（デモンストレーションについては後述します）。

　パートナーの意志を尊重しながら、焦らずにパートナーが行っていることに注意を向け、そのアーサナについて理解している原則に基づいて、口頭での誘導を行っていきます。

　普段は自分自身の身体に対して誘導していることを、言葉による誘導も織り交ぜながらやってみるのです。

　「一つのアーサナを一人の生徒に教える」ことから始め、「いくつかのアーサナを小さなグループに教える」ことができるようになったら、そのレッスンの中で起きていることを自覚してみましょう。観察の訓練、誘導、デモンストレーションにおいて、以前と何か違うでしょうか？　グループ内の生徒たちが少しずつ、あるいはまったく違う動きをしていることに気づくでしょう。こういった状況は、あなたの観察スキルを磨くよい機会になります。

　まず、もっとも危険だと思われる生徒に注意を向け、グループの他の生徒たちに注意を向け続けながら、これらのリスクに対処していきましょう。

　一人の生徒に集中するあまり、他の生徒に意識が行き届かなくなるということが起こらないように注意する必要があります。

　ここで、集中と状態観察、つまり一ヶ所への集中と同時に幅広い意識を保つ自分自身の練習が、実際のクラスに役立つことになります。見習いヨガ講師から一人前のヨガ講師へと、観察スキルを深めていきましょう。新しい生徒に会ったら、すぐにそのスキルを使うのです。その生徒に基本的な質問をしつつ、前述のような全体的な観察を行い、生徒の自然な姿勢を観察します。

　クラスの開始時にまずターダ・アーサナ（山のポーズ）を行うことで、生徒たちの基本的な姿勢を簡単に観察することができます。これをスタートとして、さらに、アーサナごとに観察を広げていきましょう。より複雑なポーズを

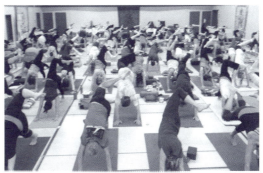

大きなクラスで生徒たちを観察する場合は、さらに高い技術を要します

行う時に、ターダ・アーサナで明らかにみられた傾向（問題）がどれだけ顕著に現れるかに注意を向けましょう。基本的なアーサナで見られた問題が、他のアーサナを行うにつれ、どれだけ問題を大きくさせるか後に思い知ることになるでしょう。こういった理解力を深めるためにこそ、観察する力が必要になります。

　生徒たちを観察し、指導を行っている間は、「ヨガを教えている」のであって、「ポーズをとらせている」のではないことを心に留めておきましょう。「達成するための練習」ではなく、「気付きと覚醒のための練習」という、ヨガの原則に常に立ち戻ることが大切です。

　生徒一人ひとりを、その瞬間ごとに、それぞれの個性を持った美しい存在としてとらえましょう。そして生徒たちが、自分の身体や呼吸、練習を、より簡単ではっきりと感じられるように、あなたがいま見ているものを、どのようにシェアすればよいかを模索するのです。

　スティラ（安定）、スカム（快適）、アーサナム（姿勢）というヨガの原則を思い出しましょう。生徒にそれらを促しつつ、あなた自身も自らを振り返りましょう。注意深く見つめ、呼吸し、心を感じながら、観察スキルの練習を続けるのです。

Further Approaching, Assessing, and Communicating with Students
生徒へさらに近づき、評価し、コミュニケーションを取る

　ハンズオンのアジャストメントを行うために生徒に近づく際には、どのように生徒にアプローチし、評価し、コミュニケーションを取るか、十分に配慮することが大切です。

　3つのステップに従い、ハンズオンのアシストとレッスンを行う準備をしましょう。

1．最初に、内面と外面に現れている美しさに注目しましょう。

　多くのヨガ講師は、生徒を観察した後、すぐに何かしらの判断をしようとする傾向があります。アーサナの種類や動き方に関わらず、それぞれの生徒は、おのおの内面と外面の美しさを持っています。それにも関わらず「何が間違っているか」だけに生徒を注目させてしまうことが多いのです。

　まず生徒の美しさを見つけ、それをあなた自身と生徒に知らせるのです。このことで、「あなたと一緒にエクササイズをしているのは、カメラの前でポーズをとるモデ

ルではなく、アーサナの練習をしているリアルな人間だ」という印象がより強くなることでしょう。前者は作られたパフォーマンスであり、後者は完全にリアルなものなのです。

2．次に、危険と思われることに気付いたら対処しましょう

　生徒のアーサナが危険だと感じた際は、口頭でのガイドに加え、アーサナの基本形やバリエーションに向かわせるようなデモンストレーションを行うことが理想です。それでも生徒たちは、ケガの原因になるような、またはどこか問題があるポーズをとろうとするでしょう。ですから、クラスでアーサナを移行しようとする時、まずは何が最も危険かという観点で、生徒たちがどのように動き、ポーズを取ろうとしているかを観察することが大切になるのです。もし危険を防ぐための誘導に従っていない生徒がいた場合、アジャストを行う前に、再度言葉をかけ、実際にデモして見せましょう。

3．表情や目、呼吸、そして全身のエネルギーから、安定と快適、そして心の状態を探りましょう

　生徒の表情や目、呼吸の状態を見れば、そのアーサナで何を感じているか、何が起きているのかがすぐにわかります。表情や目には緊張がすぐに現れます。目を見れば、生徒が練習のどこに焦点を当てているのかがわかります。また呼吸には、気力に満ちているか、ストレスや緊張を感じているかどうかが反映されます。

　その上で、アーサナをよりシンプルでやりやすい形へと導きましょう。それによって生徒は、落ち着きや今この瞬間に対する意識を取り戻し、今行っていることをより良く調整することがたやすくなります。

Qualities of Touch

タッチのクオリティ

「どのように」触れるかは、「いつ」「どこに」触れるか、と同じくらい重要です。
　タッチが指導に役立つツールになるかどうかは、タッチの仕方にかかっているのです。生徒がアーサナの実践を通して体験と理解を深めていくなかで、タッチの方法の違いは、講師と生徒の双方にとって、コミュニケーションの仕方の違いを生み出します。

タッチのなかには、他のものと比べて明らかに繊細で捉えにくいものがあります。タッチが繊細であればあるほど、生徒は講師とより協働してその経験を作り出すようになります。これまで見てきたように、アジャストというのは一方的に行われるものではなく、そのタッチの意図や生徒のコンディションを踏まえた上で、共にその動きやアシストを深め、練習をよりよくする協働作業なのです。

ここでは、生徒に「タッチ」という形でコミュニケーションを行う際の、最も適切と思われる基本的な方法について見ていくことにしましょう。

awakening or relaxing
目覚めさせる、またはリラックスさせるタッチ

目覚めさせるタッチでは、筋肉を活性化させ、身体を動かす方向を指し示すことができます。ターダ・アーサナ（山のポーズ）では軽く生徒の頭頂に触れ、頭をあなたの手に押し付けるように、口頭で生徒に指示します。エネルギーの流れが頭頂から通る感覚を促すのです。また、スプタ・パーダーングシュタ・アーサナA、Bでは、床につけた方の脚の踵を押すことで、その脚を通るのびやかなエネルギーの働きを促します。この2つの例のタッチを行う際、より強い圧をかけることで、その部分をより目覚めさせ、またリラックスを深めることができます。押す指の圧を強めることによって、生徒は、筋肉の収縮や弛緩の感覚をより深く感じられるようになるのです。

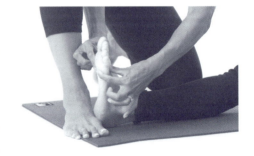

スプタ・パーダーングシュタ・アーサナA、B（仰向けで親指をつかむポーズA、B）で、足と脚を目覚めさせています

clarifying
明らかにするタッチ

このタイプのタッチによって講師は、生徒が然るべき筋肉を活性化しているのか、然るべきエネルギーの流れを作り出せているのか、あるいはどの程度までそれらができているのかを明らかにすることができます。例として、アド・ムカ・シュヴァーナ・アーサナを取り上げてみましょう。両脚を安定させるため、そして相反性神経支配を利用してハムストリングスをリラックスさせ、より深いストレッチを可能にするために、生徒の大腿四頭筋を活性化させる必要があります。この際に、生徒の大腿四頭筋に軽く圧力をかけながら、膝頭を持ち上げるように伝え、その反応を見てこれを確認するのです。ウールドヴァ・ダヌラ・アーサナ（上向きの弓のポーズ、または車輪のポーズ）では、ほぼ逆の意味でこの「明らかにするタッチ」を使うことができます。大殿筋が比較的リラックスしているかどうかを見て、仙腸骨関節まわりにプレッシャーがかかっていないことを確認します。

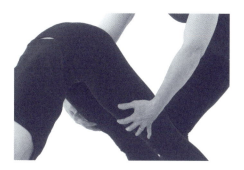

アド・ムカ・シュヴァーナ・アーサナ（下を向いた犬のポーズ）で、大腿四頭筋が働いていることをはっきりと感じさせています

stabilizing
安定させるタッチ

ヨガを指導する上で、講師は生徒の自立を助けることが務めですが、時には積極的に手助けすることでそのゴールに近づけることができるのも事実です。多くのアーサナには姿勢のバランスを安定させる難しさがあり、講師が変形ポーズやバリエーションを提案した時には、それがさらに難しくなります。そんな時には、講師は自分の身体をうまく使ったり、わずかに手伝ったりすることで、生徒の身体を安定させることもできます。

たとえば、アルダ・チャンドラ・アーサナ（半月のポーズ）やヴリクシャ・アーサナでは、安定させるために講師の腰を軽く生徒の腰に当てることで、生徒がバランスをとることを助けながら、手で他の指示を与えることができるようになります。

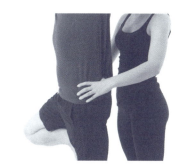

ヴリクシャ・アーサナ（立ち木のポーズ）で、生徒のバランスを安定させています

emphasizing
強調のタッチ

目覚めさせる、またはリラックスさせるタッチよりは、やや「示す」もしくは「指示的な」タッチが「強調のタッチ」です。このタッチは、ある動きを促すように、軽い表面的な指示を与えるものです。たとえばウッティタ・パルシュヴァ・コーナ・アーサナでは、胴体を伸ばしたり回転させるといった動きの指示に使います。このタッチでは、講師は生徒から伝わってくる感覚や反応を感じつつ、タッチの圧を強めたり弱めたりしていきます。このタッチの狙いは、生徒がアーサナの（あるいはアーサナから次のアーサナへ移行する際の）安定感と快適さ、そして動きの身体力学を理解しやすくすることと、姿勢やエネルギーの流れをよりよい状態にすることにあります。

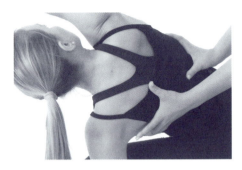

ウッティタ・パルシュヴァ・コーナ・アーサナ（体側を伸ばすポーズ）で、伸びと回転を強調します

moving
移動のタッチ

言葉とデモンストレーションでしっかりと生徒を誘導することができれば、講師が手助けすることなく、生徒がみずから姿勢を修正することができるようになるでしょう。ポーズを修正する際は、今行っているアーサナをいったんやめ、正しい動きへと注意を促しながらアプローチし直すことが、一般的にはよい指導法だと言えます。特に大きな変更を行う際には、基本的なアライメントから作り直すことが大切です。たとえば、ジャタラ・パリヴァルタナ・アーサナ（ワニのポーズ）を行う際、多くの生徒は下の方の腰をマットの真ん中あたりに移動しないため、わずかに背骨を反らせてしまい、本来つくり出すべきねじりの質が損なわれてしまうことがあります。この場合は、移動のタッチを使って生徒の腰を持ち上げ、中心に移動させています。

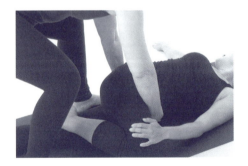

スプタ・パリヴァルタナ・アーサナ（仰向けでねじるポーズ）で、生徒の腰を中心に向けて動かします

grounding
グラウンディングのタッチ

アーサナをより深めていく際に、土台がおろそかになってしまい、余計な負荷を引き起こすことが多々あります。グラウンディングのタッチでは、身体の一部分を押し下げてアーサナの土台をしっかりさせることで、より安全にアーサナを深めることができるようになります。

たとえば、パシュチモッターナ・アーサナでは、多くの生徒が力任せに上体を前に倒そうとしますがこのやり方では坐骨の安定性が損なわれ、また腰椎間のスペースを損なうと同時に、椎間板に余計な圧力がかかり、周辺の靱帯にも負担がかかってしまいます。骨盤の背面（腸骨）をしっかり押し下げることで骨盤が床に向けて根差すので、生徒は背骨をしっかりと伸ばせるようになります。

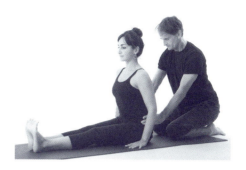

パシュチモッターナ・アーサナ（西に伸ばすポーズ、あるいは座位前屈のポーズ）で、生徒の坐骨を床に根付かせています

comforting
心地よいタッチ

心地よいタッチは生徒に思いやりを伝え、心のサポートを行うことができます。たとえばバーラ・アーサナを行っている生徒の背中にあなたの手を置くだけで、より深い安らぎと、ケアをしてもらっているという感覚を与えることができます。このタッチを行う時は、タッチから意図がしっかりと感じられることが大切で、セクシャルで不適切なトーンにならないように気を付けます。

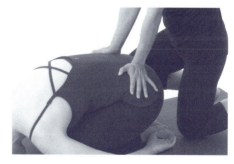

バーラ・アーサナ（子供のポーズ）で、心地よさを与えています

How Not to Touch
タッチで行ってはいけないこと

さまざまなタッチの仕方を知ることは大切ですが、不適切なタッチを知ることもまた、とても大切です。タッチの仕方を学ぶなかで、おのずとやってはいけないタッチの仕方やその手掛かりが得られますが、それでもどこまで行ってよいのかという情報があいまいだったり、重要視されていないことも多々あります。

そこで、ここではアジャストメントを行う際に、「やってはいけないタッチの仕方」をいくつかご紹介していくことにしましょう。

distally
遠位へのタッチ

Chapter2では安全なバイオメカニクス（生物力学）に従うことの重要性を紹介しましたが、このなかには、生徒の身体の中心に近い部分でアジャストを行うことが含まれています。

生徒の手や足を操作して腕や脚を動かすような指示は、単に不要であるだけでなく、関節に対しての過剰な動きや、関節のぶつかりといった危険を招くことになります。

身体の中心から遠い部分をつかむことは、過剰な力を加えることにつながります。たとえばウッティタ・トリコーナ・アーサナ（三角のポーズ）では、腕の位置を直すために上側の手をつかむと、関節の亜脱臼を引き起こす可能性があるのです。

プラサリータ・パードッターナ・アーサナC（開脚前屈のポーズC）で、生徒の両手を押し下げようとすると肩関節に過度の力が加わり、肘の過伸展を招いて過剰な柔軟性を強いることになります。ウールドヴァ・ムカ・シュヴァーナ・アーサナ（上を向いた犬のポーズ）やブージャンガ・アーサナ（コブラのポーズ）で生徒の肩を後ろに引くと、腰椎からは遠位にあたり、そのことが腰を痛める原因となりうるのです。

forcefully
力ずくのタッチ

アーサナ練習を行う際、アーサナやその前後のプロセスにおいて、安定性と快適さを育みながら、内側から湧き起こる呼吸を尊重し、その呼吸に同調し、導かれるよう

に練習を行うことが理想的です。そしてこういった理想的な状態は、力ずくのアジャストですべて損なわれてしまうことになります。それどころか、生徒が安全な可動域を越えて押されたり引っ張られたり、回転させられたりすることによって、ケガの原因にもなりうるのです。

　力が入ったアジャストは、たとえばマリーチ・アーサナC（賢者マリーチのポーズC）やアルダ・マッツェンドラ・アーサナ（半分の魚の王のポーズ）の脚を抱くバリエーション、ウッティタ・パルシュヴァ・コーナ・アーサナ（体側を伸ばすポーズ）で、生徒が身体のどこかを抱いたりつかんだりしようとする動作を、講師がサポートしようとするときによくみられます。

　これらのサポートを力ずくで試そうとすると、簡単に肩の関節唇を痛めたり、腰椎に沿った靱帯を痛めることになってしまいます。

meanderingly
あいまいなタッチ

　アジャストは明快な意図を持ち、そして具体的であるべきです。講師が迷っていたり、ぼんやりしているせいで手の動きがあいまいになると、生徒は戸惑い、練習への集中力がそがれてしまいます。このような、あいまいで迷いの多いアジャストになってしまう主な原因は、そのタッチが何を意図し、それを実現するにはどうすればよいかということに対して、講師が確信を持てていないことにあります。

　知っている事実だけを教え、熟知していないことを推測まじりで指導してはいけないのです。アジャストにおいても、その目的と方法を熟知するまでは、それを生徒に施してはいけません（これは、生徒とのすべてのコミュニケーションにおいて言えることです）。

Blindly
不用意なタッチ

　教える技術の一つに、今自分が行っていることに対して完全に意識的であるということがあります。アジャストを行う際は、クラスのほかの生徒の様子にも気を配りつつ、目の前の生徒に対して注意を払うことが大切です。あなたの手が生徒に触れることから始まり、そこからどのようなアジャストを行おうとも、その瞬間は完全に生徒とアジャストに意識を向け、自分が行っていることに対して、そして生徒がどのよう

に反応するかをしっかりと見て、感じることが大切です。不用意なアジャストを行ってしまったら、それはきっと生徒の助けにならないどころか、混乱させてしまうものになることでしょう。さらには、傷めやすい関節や内臓を圧迫したり、うっかり不適切なタッチを行うことにもつながります。

destabilizing
不安定なタッチ

　講師がベストだと感じて行ったアジャストが、生徒にとっては時として問題となるケースもあります。生徒を安定させるためにサポートを行ったにもかかわらず、見事に正反対の結果を引き起こしてしまうことがあるのです。

　パリヴリッタ・トリコーナ・アーサナ（三角ねじりのポーズ）で、生徒のバランスをサポートしながら、背骨を伸ばして回転させるアジャストを行う場合を例にとりましょう。

　講師は通常、無意識に生徒にバランスを自分に預けさせてアジャストを行うのですが、このため講師が生徒から離れると、生徒はバランスを崩して倒れてしまうことがあります。

　こういったケースでは、主に意識の向け方に問題があります。微妙なバランスを必要とするアーサナでは、バランスをサポートするために「必要最低限の接触または圧力」に留めるように意識しながら、ほかのアジャストを行うようにしましょう。そして生徒から離れる際には、ゆっくりとタッチをゆるめ、生徒のバランスにより注意を向けるようにすることが大切です。

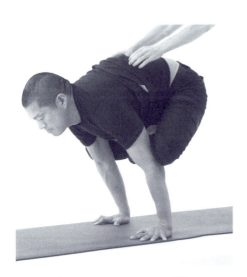

ウールドヴァ・クックータ・アーサナ（持ち上がった雄鶏のポーズ）のような微妙なバランスを必要とするアーサナでは、簡単に生徒の安定性を崩してしまうことがあります

inappropriately
不適切なタッチ

　この「不適切な」ということばは広く使われます。アライメントや安全な生体力学に対するしっかりとした理解が伴

わないタッチ、あるいは過度に感覚的あるいは性的で個人的な領域を越えてしまうようなタッチを指します。

どこに触れるかだけでなく、どのように触れるかをよく考えましょう。タッチの性質が不適切かどうかは、一人の講師として「練習中の生徒をサポートする」という目的に、そのタッチが反していないかどうかという指標で判断できます。

randomly
ランダムなタッチ

ランダムなタッチは「あいまいなタッチ」に似ていますが、もっと意図的で思いつきによるものです。何の論理も順序も伴わず、時としてそれは傲慢にも直観を装っただけの気まぐれなタッチであることが多いものです。

こういったタッチは、「あいまいなタッチ」同様、生徒を戸惑わせ集中力を失わせます。

アーサナの基礎をしっかりと理解し、その上で生徒に対して同調することで、アーサナを深める上で意味のあるアジャストを行うことができるようになるのです。

Self-Preservation and Teacher Positioning
自己の保護と講師としてのポジショニング

生徒をサポートをする際、講師が自分のグラウンディングや快適さを失うことがよくあります。講師が自分のグラウンディングを保ち、自身の安定性と快適さを意識することは、生徒をよりよく導きサポートするための基本です。

自分が安定かつ快適な姿勢を取り、安定と快適の感覚を保ち続けながらアジャストに入ることで、生徒を手助けしながらも、自分をケガから守ることができるのです。特に腰や手首、他にも緊張やケガをしやすい身体の部位を守ります。立って補助するときは膝を曲げるようにするとよいでしょう。

講師と生徒の体格差は、アジャストする際のポジションを決めるうえでの大切な要素になります。生徒の状態に合わせて、講師は立ったり膝をついたり座ったり、あるいはもっとも安定して簡単に動ける他の姿勢を取ることが必要になります。

それぞれのアジャストに応じた姿勢を決め込むのではなく、どのようなポジションを取れば自分自身をケアしながら生徒に積極的なアジャストができるか、いろいろと

工夫してみましょう。クラスの中で生徒にアジャストを行う際は、講師は手首を自然に伸ばした状態、あるいはシンプルなストレッチになるよう心掛け、手首を健全で快適な状態に保つように心がけましょう。

Five Basic Steps in Giving Hands-On Cues and Assistance
アジャストメントの5つの基本ステップ

　これまでに見てきたように、アジャストによるサポートは数多くある指導メソッドのうちの一つです。言葉で明確な指示を出し、そこに効果的なデモンストレーションを併せて行えば、生徒はタッチによる誘導を必要としないでしょう。
　最も効果的にヨガを指導するためには、まずゆっくりとしたスピードで誘導し、同時にゆっくりとしたスピードで動いてアーサナに入っていくことが大切です。生徒全員から最も見やすい場所で、生徒の姿勢に対してミラーとなるように姿勢を取り、一番大切な点を強調しながらポーズに入っていきましょう。
「やらないこと」をわざわざ言わず、「何をするべきか」を強調しましょう。「やらないこと」を言うことで、それを正確に聞き取れなかった生徒は、逆に混乱してしまうことになります。言葉での指示の順序については『Yoga Sequencing』第4章で述べたようにやってみましょう（訳注：日本未発刊）。つまり、生徒がアーサナに移行する際は、その生徒ができていることとできていないことを見極め、それに対してまず言葉で指示をします。あわててサポートをするのではなく、生徒がその指示を自分自身の身体で表現するためのチャンスを与えるのです。
　講師がデモンストレーションして見せるときは、生徒全員から最も見やすい場所で、鏡のように（左右を逆にして）ポーズを行いましょう。この際、何を「もっと」または「はっきりと」指導するか決めるために、生徒をよく観察しましょう。
　熟達した生徒の多くは、自分は講師の誘導とデモンストレーションどおりにポーズを行っていると感じているかもしれません。でも実際には、もっとも熟達した生徒でさえ、そこから程遠いことも多いということをよく理解しておくことが大切です。一方、経験が浅く熟達していない生徒や、アジャスト好きな生徒たちに対しては、誘導の序盤からアジャストを施すことで、より恩恵を受けたと感じさせられるかもしれま

せん。

あるいは、講師がデモンストレーションを終えてからマットを離れ、生徒を見渡せる場所に移動した後、生徒のポーズをよりよくするための誘導に移るというのもどうかと思われます。教えるときには指導に専念し、自分の練習はそれ以外の時間にすべきではないでしょうか。

アジャストを通して、生徒とベストな形で関わり合うには、言葉で動きを誘導しながら身体のその部位に軽く触れて圧を与え、呼吸しながらそのソフトな圧に従って動くよう指示し、その動きに合わせて圧の質を微調整し、そしてまたその圧に従って動いてもらうという相互関係が必要になります。

アーサナのなかでぎりぎりの状態（エッジ）にいる生徒に対してアジャストする際には、それがどのようなタッチであれ、吸う息のタイミングで限界から少し戻り、吐く息のタイミングでアーサナを深めるのが一般的です。

生徒に触れている部分のわずかな抵抗感に向かって呼吸するように伝えることで、よりアーサナの深まりを感じやすくなり、促した形へとアーサナを深めやすくなります。こういったアジャストの基本的な方法について、ここでは5つのステップに分け、例をまじえて詳しく解説していくことにしましょう。

Step 1: Stabilizing and Easing
ステップ1：安定性と快適さ

アジャストにおいて最も優先するべきことは、練習中の生徒を安定させ、快適な状態へと導くことです。

アジャストの第一ステップは、他のアーサナ指導と同じく、まずは言葉による誘導とデモンストレーションから始まります。そして、講師がアジャストが有効だと判断し、生徒がこれに同意した際には、まずはケガを引き起こしたり、持病を悪化させたりするようなリスクに対処することに注意を払いましょう。快適にポーズがとれない原因の多くは、アーサナの土台作りの問題からきています。ですから基本的なリスクへの対処が終わったら、適切に（またはさらに）アーサナが安定するように注意を向けることが必要になります。

生徒には、いったんそのアーサナをやめ、もう一度はじめからやり直すよう促すことになるかもしれません。プロップスの使用を促したり、クラスの他の生徒に行った誘導とは違う形で、アーサナの土台を作る修正法を行うことになるかもしれません。

安定したポーズの土台ができあがったら、グラウンディングのタッチを用いて生徒

の土台の安定感を強調しましょう。

　グラウンディングする動きが床にしっかりと向かっていないときは、自分自身を安定させるためのポイントを生徒に伝えましょう。たとえば、生徒がスプタ・パーダーングシュタ・アーサナA、B（仰向けで親指をつかむポーズA、B）で仰向けになっているときは、生徒の踵にあなたの足や手を置いて、あなたが触れているところを押し返すよう言葉で指示します。このとき、生徒が安定感と快適さを深められる、丁度よい加減の圧で押すことが大切です。

　安定のためのアジャストを続けながら、生徒の呼吸のリズムに同調して、根の感覚や快適さが深まっていく様子を、身体と言葉を通して強調していきます。こういった誘導を通して、吸う息とともに広がり、吐く息とともに解放と快適さが深まる感覚が得られることでしょう。

　呼吸の感覚そのものが、安定感と快適さそのものであることを意識させながら、呼吸の質とボディマインドの質との密接なつながりを感じられるように促すのです。

Step 2: Elongating the Spine
ステップ2：背骨を伸ばす

　安定と快適の次にフォーカスしたいのが、安定したアーサナの土台からすらりと伸びた背骨です。とりわけ背骨全体を上に向けて伸ばすように、背骨にスペースをつくることが焦点となります。このとき、根（下方に向けて安定する力）と伸び（上方に向けて伸びる力）のつながりが大切になります。

　アーサナの土台を意識し続けながら、再び生徒の呼吸の流れに沿って、身体と言葉を使って背骨の伸びを促していきます。吸う息で安定した土台から背骨に沿って広がりと伸びを促し、吐く息でその広がりを保ったまま、解放感と心地よさへの意識を促すのです。

　例えば、生徒の頭頂に軽く触れて、その触れている点に向かって背骨を伸ばすように誘導するのです。

　サーランバ・シールシャ・アーサナ（頭立ちのポーズ）のようなアーサナでは、このような接触ポイントを足に作り、背骨と全身の伸びを促します。

　このような際立たせるタイプのタッチは、多くの生徒にとって安定感と快適さを損なうことなく、背骨の伸びを保ち続けることを助けることができます。こういったアシストの際には、講師は生徒に対して胸の奥が満たされるような呼吸を促すにはうってつけで、さらなる広がりを感じ、ヨガ本来の目的へと生徒を向かわせる大きな足掛

かりとなります。

Step 3: Rotating, Flexing, and Extending the Spine
ステップ 3：背骨の旋回、屈曲、伸展

　背骨を旋回、屈曲、伸展させるためには、まず背骨を伸ばすことが大前提になります。多くの生徒は、気持ちよく十分に背骨を伸ばす前に、身体をねじったり前屈したり後屈したりしがちですが、このようにしてしまうと、内側からアーサナが深まらなくなり、可動域が制限されやすく、また緊張を引き起こしやすくなります。まずアーサナの土台を作り、次に吸う息と共に背骨の伸びを誘導し、背骨にスペースを作ります。そのスペースを保ったまま、吐く息でゆっくりと背骨を旋回、あるいは屈曲や伸展をはじめていきます。

　この一連の流れの中で、グラウンディングのタッチ、強調のタッチ、そして軽い移動のタッチなど、いくつかの異なるタッチを使って生徒をサポートすることになります。

　このときも、生徒の呼吸パターンに同調しながら行うことが大切です。吸う息では旋回や屈曲、伸展から少し遠ざけるようにしながら、下向きの根と上向きの伸びを助け、吐く息では旋回、前屈、伸展をさらに深めていくサポートを行います。

　同時に、相互に圧をかけ合うことも大切です。つまり、あなたがアジャストで触れている部分に対して呼吸するように促すことで、生徒は今どう動かされようとしているのかを、よりはっきりと感じ取ることができるようになるのです。

Step 4: Refining the Asana
ステップ 4：アーサナを洗練させる

　最初の 3 つのステップでは、アーサナの基本的な要素を確立しました。この基本的な姿勢から、さらに生徒がアーサナを洗練させ、ダイナミックな経験のまっただ中にいながらも、心の静寂が育められるように、生徒たちをサポートしていくことになります。アーサナを洗練させるといっても、より複雑で難しいものにしていくわけではなく、むしろよりシンプルなものにしていくことになります。それぞれのアーサナにおいて、下向きに根差したり、上向きに伸びたり、その他どんなエネルギーの流れであったとしても、その基本に立ち返っていくのです。そのためには、生徒に対してもう一度呼吸を意識するよう促し、その安定感やバランスの取れた流れを取り戻すよう

に促すことが大切です。また、一点を凝視しながらも視線をやわらかくすることを促したり、その大切さが感じられるくらいに、アーサナがより繊細なレベルで自然なものになるように促していくことが大切になります。ヨガとは、アビヤーサ（修練）とヴァイラーギャ（離欲）を根気強く練習することだということを思い出しましょう。

そうやって私たちは、アーサナを深めていく上での源泉ともいえるポイントに向けて、アジャストをより洗練させていくことになります。この段階では、明らかにするタッチや強調のタッチがより効果的になります。

呼吸と動き、呼吸と感覚、呼吸とボディマインドの意識をつなげることに対して、常に生徒が戻り続けられるように促しましょう。

Step 5: Deepening the Asana
ステップ5：アーサナを深める

安定かつ快適な呼吸によって際立ち、より洗練されたアーサナの本質、そしてその性質を損なうことなく、さらにアーサナを深めていくことが、この最終ステップに必要とされるものです。「アーサナを深める」とは、それまで行ってきた探求や洗練を続けながら、単純により長くそのアーサナがキープできるようにする、ということなのかも知れません。

あるいは、新しい要素を含んだバリエーションの中で、同じ探求を深めていくということなのかも知れません。逆に、最初の4つのステップをきちんと踏まえてアーサナを深める前に、他のバリエーションを試みることは意味がありません。

すぐに次のアーサナに興味を持ってチャレンジしようとしたり、それらを急いで習得しようとすることは、むしろアーサナの完全性を損なったり、呼吸とボディマインドを意識してつなげるというヨガのプロセスを混乱させる可能性があり、何かを生み出すどころか、ケガの可能性が高くなってしまうのです。

ステップ1から4までを着実に深めている生徒には、より深いアジャストを行い、一方、緊張して後退、減速し、練習の過程で留まっている生徒には、何が大切なのかを伝えてあげましょう。どれだけ「遠くに」行くかではなく、「どのように」行くのかが大切なのです。

Yoga Adjustment Positioning and Techniques
ヨガ・アジャストメントのポジションとテクニック

　これまで紹介してきたタッチの性質は、クラスを行う際に役立つ感性を私たちに与えてくれるものでした。ここでは、その具体的なテクニックを一つずつ見ていくことにしましょう。これらのテクニックは、いかようにもアレンジすることができるもので、自分が何を大切にしているのか、あるいは生徒との身長差や講師の手の大きさ、体格差、体調によって変化していくものです。

　どのようなポジションで、どんなアジャストをするかには、無数のバリエーションや組み合わせがあります。ここで紹介する方法以外の、身体の他の部位を工夫して行う方法もたくさんあり、それらについてはPart2で随時紹介することにします。

　実際のクラスには、様々な個性を持った生徒が参加するので、彼らを導く上でより最適な方法を見つけるために、これらすべての方法を総動員することになります。

Physical Stances
基本のスタンス

　アシストする際のスタンス（アシスト時の姿勢）は、講師がよい状態を保ち、ベストなアシストを行う上でとても大切です。基本的なスタンスは「立つ」「膝をつく」「座る」の3つで、アシストの種類やその時必要とされているもの、講師と生徒の体格差などによってさまざまなバリエーションが生まれます。それぞれのスタンスについて、例をあげて見ていきましょう。

Mountain Stance
マウンテンスタンス（山のスタンス）

ターダ・アーサナ（山のポーズ）のように、両脚をまっすぐに伸ばして立つスタンス。講師と生徒との身長差にもよりますが、基本的には両脚を伸ばし、足は腰幅に開いてしっかり安定する位置に微調整します。

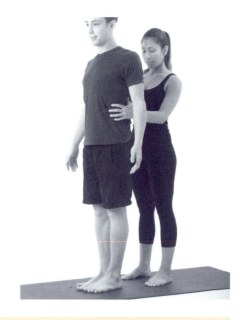

Horse Stance
ホーススタンス（馬のスタンス）

足を60〜90センチほど開き、膝を曲げて安定してサポートできる体制をとります。腕や手で押す際に、腰まわりをリラックスさせながらテコの力をうまく利用してアシストを行うようにします。

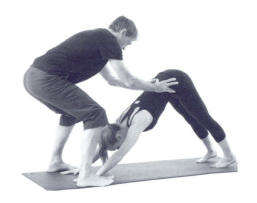

Hip Stance
ヒップスタンス（腰のスタンス）

　自分の腰（訳注：骨盤の外側）で、生徒の腰や背中、肩を支え、基本姿勢やバランスを安定させることで、他の部位の微調整（背骨の伸び、胴体や腕の回転など）を促します。

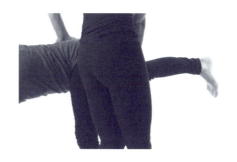

One Knee Down Stance
ワンニーダウンスタンス（片膝をつくスタンス）

　片膝を床につける姿勢。生徒との身長差にもよりますが、立位のアーサナをとる生徒に対して、自分の身長の半分ほどの高さでサポートする時に最適です。このスタンスは、多くのポーズに対して有効ですが、特に立位のポーズ、例えばヴィーラバドラ・アーサナⅡ(英雄のポーズⅡ)では、床につけていない方の腰を使って生徒に寄り添い、股関節周辺を安定させることができます。

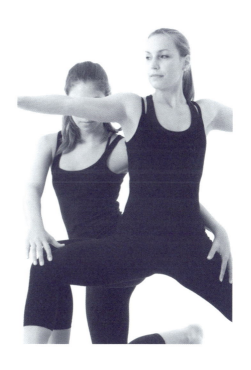

Knees Down Stance
ニーダウンスタンス（両膝をつくスタンス）

　両膝を床につき、足先を後ろに伸ばすか、爪先を立てるかします。安定性が高く、生徒をしっかり支えることができるスタンスです。サポートする部分が床から60センチ程度にあるような、座位のポーズなどで使われます。

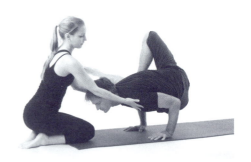

Low Chair Stance
ローチェアスタンス（低い椅子のスタンス）

　『ハタヨガ・プラディーピカー』に記されているウットゥカータ・アーサナ（腰掛けのポーズ）の基本形に似ていて、そのバリエーションとも言えるスタンス。

　つま先立ちになり、膝と手を使って生徒をサポートします。このスタンスは通常、バッダ・コーナ・アーサナ（合蹠のポーズ）やマーラ・アーサナ（花輪のポーズ）などで、腰方形筋の上を膝で支えるときに使います。生徒の姿勢や柔軟性にもよりますが、腰より少し上のあたりまで膝で支えることができ（背骨には膝を当てないこと）、それによって生徒の背骨をはさむようにすねを使って力をかけることができます（最初は腰方形筋上ですが、さらに上方の背骨の両側に移動していくこともあります）。

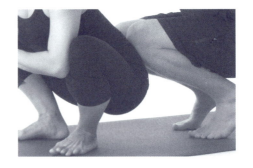

Simply Sitting Stance
シンプリーシッティングスタンス（床に座るスタンス）

生徒が座位や仰向けのポーズをするときにサポートしやすい、シンプルな座りのスタンス。大きな力を必要とせず、動きを軽く促す際に最適なスタンスです。

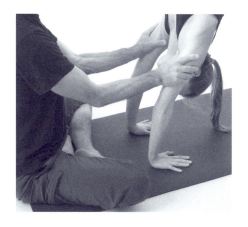

Noose Stance
ヌーススタンス（締めなわのスタンス）

バラドヴァージャ・アーサナA（賢者バラドヴァージャのポーズA、または単純な引き結びのポーズ）のように正座を崩し、踵の横にお尻を落とします。その点以外では、ヴィラ・アーサナ（英雄坐）とよく似た形のスタンスです。生徒が非対称なポーズをとっている場合は後方から支えるのが最適なので、そのような時に生徒の横でアシストをするのに便利です。

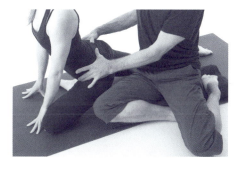

Wide Leg Stance
ワイドレッグスタンス(脚を開くスタンス)

背中を起こしたウパヴィシュタ・コーナ・アーサナ(足を開く前屈のポーズ)のような形でアシストを行うスタンス。指導者の脚の重さを利用して生徒の脚をしっかり地面につけ、手を使って他の動きを促すという使い方ができます。

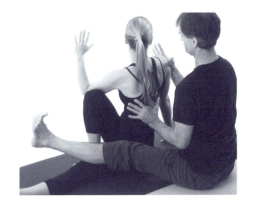

Hand Positions and Movements
手のポジションと動き

Hip Handles
ヒップハンドル（骨盤の操作）

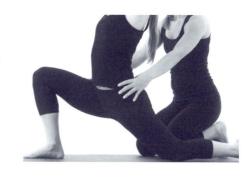

生徒の骨盤後方に手を置き、親指を仙骨に向け、他の指で上後腸骨棘の外側を囲むようにします。ほぼすべての座位のアーサナにおいて、坐骨を下に向け押しつけて安定させたり、骨盤を前傾させたりする動きを促すことができます。

Open Palms
オープンパーム（手のひらを開く）

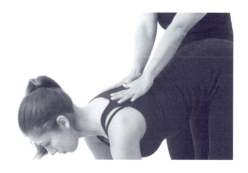

動きの方向性を示す際にもっともよく使われる手のポジション。指を開いて完全に伸ばし、手の平全体を大きく開くことで、手のひらはもちろん、伸びた指にも意識が向かい、生徒にエネルギーの流れを伝えます。このオープンパームは、ツイスト系のポーズのアシストに理想的な手の状態ですが、その他の様々なポーズにも応用できます。

Clasping Rotation
クラスピングローテーション（握って回転させる）

　腕や太ももの付け根に近いところで使われる手のポジションで、腕や脚の回転を強調したり、安定させたり、実際に動かしたりします。ただし、強く腕を回転させる場合は胴体から肩甲帯にかけて、脚を回転させる場合は骨盤まわりを安定させるよう指示することが大切です。

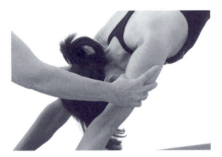
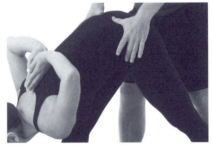

Finger Spread
フィンガースプレッド（指を広げる）

　指先を互いに近づけた状態から外に向けて広げることで、その周辺にスペースを生み出す手のポジション。例えばこのアシストを使って胸郭の下縁を骨盤の上部から引き離すように伸ばすことで、腰椎のスペースを広げることができます。実例はChapter4のウットゥカータ・アーサナ（腰掛けのポーズ）の項を参照。

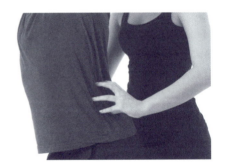

Finger Draw
フィンガードロー（指先で引く）

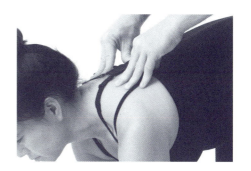

　フィンガースプレッドとは正反対の動作を行う手のポジション。フィンガードローでは、最初に指を広げた状態から始め、親指の方向に指を引き寄せていきます。指が遠ざかっていくあたりにより広いスペースをつくるよう促していくのです。このアシストは、肩甲骨が上がって首周りが縮みがちなポーズに対して有効です。親指は肩甲骨のできるだけ下部に置き、残りの指先は肩甲骨の上縁部にまたがってフィンガードローをすると、首周りを効果的に伸ばすことができます。

Opposite Rotation
オポジットローテーション（逆回転）

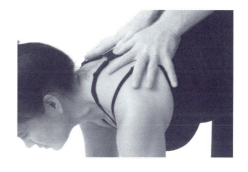

　一つの関節をまたいで、正反対の動きを同時に促すための手のポジション。ウパヴィシュタ・コーナ・アーサナ（足を開く前屈のポーズ）やバッダ・コーナ・アーサナ（合蹠のポーズ）などで腕や脚をアシストする際、主に胴体やそれに近い部分を安定させたり、動きを促したりすることに使われます。身体の中心部や軸のアライメントやエネルギーの流れを損なうことなく、回転を強く意識させることができます。

　また、オポジットローテーションは、胸椎をさらに広げることにも役に立ちます。多くの前屈ポーズで、オポジットローテーションを使い、胸骨を前方に、同時に肩甲骨を肋骨背面に向けて下に向かわせるように操作することで、より広く胸を開くことができます（このアシストの実例はChapter4のアルダ・ウッターナ・アーサナ（半分起きた立位前屈のポーズ）を参照）。

Finger Flicks
フィンガーフリック（指ではじく）

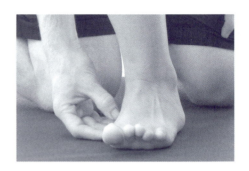

　ある種のエネルギー的な変化を効果的に促すテクニックで、それらを強調したり、刺激したりする働きを持っています。フィンガースプレッドに似ていますが、フィンガーフリックは軽くたたくことでより活性化を促します。例えば、土踏まずの内側に対してフィンガーフリックを行うことで、パーダバンダを呼び起こす効果があります。

Crossed Wrists
クロスリスト（交差した手首）

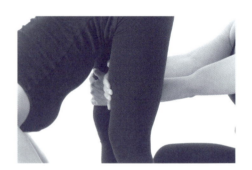

　太ももの内旋をより強く意識、促進させることができる手のポジション。最もよく使われるのはアド・ムカ・シュヴァーナ・アーサナ（下を向いた犬のポーズ）をとっているときで、交差した手首で後ろから太ももをしっかり持ち、後ろに引くことで大腿骨を内旋させ、背骨の伸びを促すことができます。

Light Hands
ライトハンド（軽いタッチ）

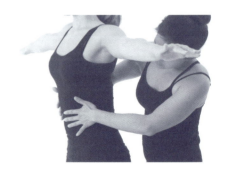

　とても軽やかな力で直感的に行うさまざまなタッチのこと。たとえばターダ・アーサナ（山のポーズ）の場合では、浮遊肋をわずかに引き締めるような手の動きを指します。

Departing a Student
生徒から離れる

　生徒から離れるときは、生徒に近づく時と同じくらいの注意を必要とします。アジャストを行った後に生徒から離れるときは、ゆっくりと手を離していくことで、これから手を離そうとしている感じが生徒に伝わるようにすることが大切です。そうすることで、生徒の安定感だけではなく、講師自身の安定感と心地よさを保つことができ、生徒が自律性をもって自分の練習にゆっくりと戻っていくことが可能になります。

　これはバランスをとるアーサナや、身体的、エネルギー的に力強いアーサナにおいて特に重要になります。力の状態が急激に変わることで、予期しない動きを引き起こすことがあるからです。

　講師が「いつ」「どのように」離れるかは、いくつかの要素を総合的に判断して行う必要があります。行っているアーサナの性質、そのままアーサナを続けるのか、アシストと共にアーサナを終えるのか、アシストしていた時間、手を離そうとするときに伝わってくる生徒の状態、そして講師自身の状態などの要素です。

　そのなかでまず大切になるのが、「生徒が講師のサポートにどれくらい頼っているかを見極める」ことです。頼る度合いが高いほど、離れるときはよりゆっくりと手を離し、言葉でコミュニケーションをとりながら、今起こっていることとこれから起ころうとしていることについて、共通の認識を作ることが大切です。生徒が少なからず講師のサポートに頼っているならば、それがどんなサポートであったとしても、この点が大切になります。

　以下に挙げる2つの異なる例は、頼ることと放すことの性質を明快にしてくれます。

・パリヴリッタ・トリコーナ・アーサナ（三角ねじりのポーズ）でバランスをとることは難しく、そのバランスに影響を与えずにサポートすることはほぼ不可能といってよいでしょう。

　ですから、この場合に手を離しはじめるときに大切なのは、生徒自身が自らのバランスを取り戻していくプロセスで、生徒の安定性を感じながら、必要に応じて軽く触れるようにしながら自立させていくことです。

・シャラバ・アーサナ A（バッタのポーズ A）のように、筋肉を収縮させて後屈するようなポーズにおいて、生徒が自力で動かせる範囲を超えてサポートしていた場合、講師が急にサポートを離してしまうと、生徒自身が筋肉をコントロールできるポイントまで急激に戻ってしまうことになります。この場合、脊柱起立筋に対して伸張反射を引き起こし、筋肉を傷めてしまうことにもなりかねません。

　生徒が自分自身でコントロールできる範囲を超えてサポートする場合は、まず、自身のコントロールの範囲内にゆっくりと戻してあげてから、ゆっくりとサポートを解くよう常に心がける必要があります。

　一つのアーサナから次のアーサナへ移行する間もサポートを続ける場合は、動きが安全で楽に行なえるようにエネルギーの流れをはっきりと示し、移行の動きをサポートすることが大切です。ここでは 3 種類の異なるアーサナを例にあげて、移行する際のサポートの必要性を見ていくことにしましょう。

Utthita Trikonasana
ウッティタ・トリコーナ・アーサナ（三角のポーズ）

　元の直立姿勢に戻る際、腰を支える筋肉がしっかり働いている必要があります。後方の股関節から足にかけて、はっきりとしたエネルギーの流れを示してあげることで、起き上がってくる際の、腰あたりの負担を軽減することができます。

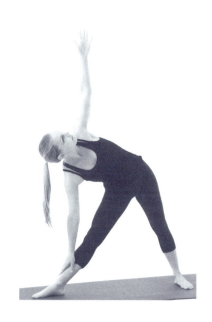

天井に近い側の骨盤側面に手を当て、生徒が起き上がる際に、股関節から踵に対してグラウンディングの感覚が際立つように促してあげるのです。

Paschimottanasana and most other seated forward folds
パシュチモッターナ・アーサナ（西に伸ばすポーズ、あるいは座位前屈のポーズ）と多くの前屈ポーズ

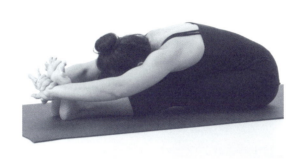

　ウッティタ・トリコーナ・アーサナの例と似ていますが、前屈や体側が伸ばされた姿勢から、腰を痛めずに起き上がることを助けます。Chapter9のパシュチモッターナ・アーサナのページに習って、骨盤に対してグラウンディングの質をサポートするように手を当てます。
　生徒がゆっくり息を吸いながら上体を起こす際、その最初のタイミングで、坐骨をしっかり床に対して安定させながら骨盤を後傾させ、骨盤にグラウンディングの感覚を育むようにします。

Adho Mukha Vrksasana
アド・ムカ・ヴリクシャ・アーサナ（下を向いた木のポーズまたはハンドスタンド）

　倒立をサポートする場合は、生徒が足を下すタイミングでもサポートしてあげましょう。このサポートは二段階に分けられます。足を床につけるまでのプロセスを助けること。そして身体を起す前に、少なくとも数呼吸の間、立ったまま前屈した状態を促し、起立性低血圧（めまいや失神）を防ぐことの２つです。

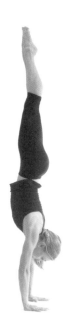

　多くのサポートはわずか数秒の間に行われますが（特に明確に覚醒させる指示など）、時間をかけてサポートすべきものもあります。長く生徒をアシストしていた場合は、それだけゆっくりとそのサポートを解いていく必要があります。

　クラス全体のニーズにもよりますが、基本的に長い時間アジャストする際には、その理由（目的）をはっきりと説明する必要があります。そのことで、生徒自身の経験の質を高め、生徒は（そして講師自身も）次に同じアーサナを行う際の手がかりを得ることができるようになります。

　最後に、生徒と講師自身の全体的な状態を把握した上で、どうやって生徒から離れるかを決めることが大切です。そして、どうすれば最も快適にそのアーサナから出ることができるか、できるだけ生徒に伝えてあげることにしましょう。

　アーサナの移行中にサポートを行うならば、講師自身の状態も考慮に入れてサポートすることで、適切かつ最適に、講師と生徒、お互いにとって快適なサポートを与えることができるのです。

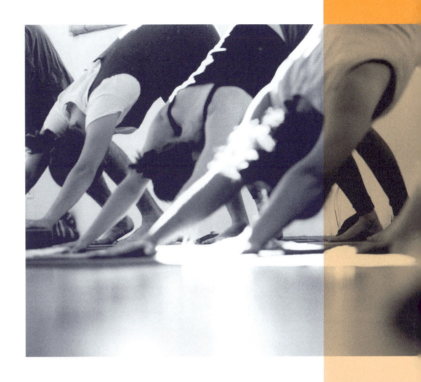

Part 2

ヨガ・アジャストメントの適用

CHAPTER 4

Standing Asanas

立位のアーサナ

　立位のアーサナは、あらゆるアーサナの練習において不可欠な、力強くグラウンディングする身体の土台を培います。生徒は自分の足で立つことで揺るぎない土台をつくり、そこで生じた「支え」の感覚が、脚、骨盤、脊柱、腕、そして頭へと伝わっていく感覚を体験します。また、足のパーダバンダが機能しはじめると、しっかりした強い土台が、実はしなやかなものであったことにも気付くことでしょう。

　立位のアーサナで、スティラ（安定）とスカム（快適）を調和させると、サマスティティ（均一な立位）を感じとることができるようになります。すると、姿勢と意識が穏やかなものになり、同時に身体と呼吸、心、精神のつながりを感じられるようになります。

　生徒は心の静寂を深めながら、自分の中にある「軽やかさ」が、いかに「グラウンディング」によってもたらされているものかという（具現化された）意識を育んでいきます。そしてその意識によって、ヨガの練習中や日常生活の中で、より快適で、喜びをもって身体を動かすことができるようになります。

　立位のアーサナは、次のように３つに分類されます。

（1）大腿骨が外旋しているアーサナ
（2）大腿骨が中立位か内旋しているアーサナ
（3）立位のバランスアーサナ

　立位で大腿骨が外旋しているアーサナは、一般的に脚の付け根の内側と内ももをストレッチしながら、外旋筋と外転筋を強化します。大腿骨が内旋している立位のアーサナは通常、外旋筋と外転筋をストレッチしながら、内旋筋と内転筋を強化します（自

然な股関節の回旋は、動きや効果が内旋に近いですが、回旋させる努力はわずかです)。立位のバランスアーサナは、立っている脚全体と骨盤帯を強化し、落下に対する本能的な恐怖と向き合う中で、より安定感のある状態へと私たちを導いてくれます。

　つまり立位のポーズで私たちは、足が脚や骨盤、背骨、胸の中心、頭、両腕とどのようにつながっているか、アーサナ練習の全体像を学ぶことになります。さらにはそれを突き詰めると、身体と呼吸、そして具現化された意識との統合を学ぶことになるのです。

　練習の序盤に行うような身体を刺激して温めるポーズ、例えば猫と犬の傾き（訳注：骨盤の後傾と前傾のこと）や太陽礼拝のポーズ、カパラバティ呼吸法などの後には、立位のアーサナがとても適しています。安全に行うことができ、より複雑なポーズの準備として全身を温め、開いていく役割を果たします。また立位のポーズは、練習の序盤でしっかりと集中し、身体を目覚めさせる刺激、そして助けとなります。

An Awakened Foundation
土台を目覚めさせる

　私たちの脚は、大腿骨の頂点から足にかけてエネルギーのラインが走っていて、これが「リバウンド効果」（跳ね返る効果）を引き起こします。上昇するエレベーターの中では体重がいつもより重く感じ、下降していくエレベーターでは逆に軽く感じられることを思い出してみましょう。

　エレベーターが上昇をするとき、エレベーターの床が足底を押し上げる圧力で、いつもより身体が重く感じられるだけでなく、両脚の筋肉が普段よりも強く引き締まります。これと同じように、大腿骨の頂点から足底にかけて根を張るように意識すると、ふくらはぎと太ももの筋肉が引き締まってきます。

　これによって、パーダバンダが土踏まずから引き上げる力が生じる（おもに後脛骨筋と長腓骨筋が活性化することで、乗馬をするときに足を掛ける「あぶみ」に似た効果が生じる）だけでなく、関節にスペースが生まれ、よりしっかりとしなやかに地面に根付く感覚が生じます。同時に、長く、軽く、より統合されている感覚が、足底から身体の上体に向かって走っていきます。

　パーダバンダをさらに育むために、以下のように生徒を導いていきましょう。

●生徒たちに、マットの前に足をそろえて立つよう誘導します。

●自分の足を見下ろし、つま先を持ち上げて、足の指を広げるよう誘導しましょう。

●つま先を持ち上げたまま、母指球の内側の部分（足の親指と人指し指の間にあるスペースからわずかに内部に入ったところ）を感じ、そこをさらにしっかりと床に押し付けるように伝えます。

●次に、母指球の内側をしっかりと床に押し付けたまま、つま先をおろしたり持ち上げたりを繰り返し、この動きが、どのようにして内側の縦アーチ（土踏まず）と足首を目覚めさせ、持ち上げる刺激になっているかに意識を向けさせます。

●そのまま、足底の内側アーチと足首を持ち上げた状態をキープさせながら、この動作で両足の中央がピラミッドのように持ち上がる感覚が生まれ、パーダバンダをつくり出すことを生徒たちに体験させましょう。そして、足が活性化したこの状態を保ちながら、つま先をゆるめて柔らかく床におろし、床の上で広げた状態を保ちます。なかなか難しいテクニックですが、練習を重ねることでどんどん自然に、そして簡単にできるようになっていきます。

●すべての立位のアーサナでは、パーダバンダを保つよう促しましょう。

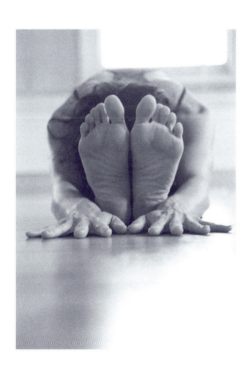

Tadasana
(Mountain Pose)

ターダ・アーサナ
（山のポーズ）

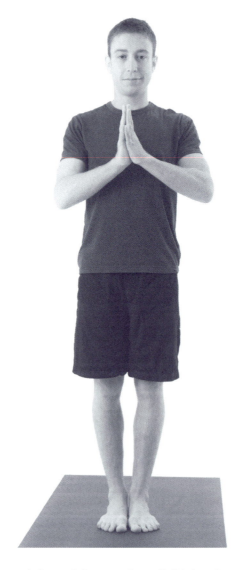

　ターダ・アーサナは、あらゆる立位のアーサナの基礎となるものです。他のすべての立位のアーサナと同様、生徒にターダ・アーサナをしっかり教えるようにしましょう。
　まずパーダバンダの誘導を行いましょう。両足の前後、内側、外側まんべんなく均等に重

心をかけてバランスをとる重要性を伝えます。このパーダバンダとともに、大腿四頭筋を引き締めるよう指示します。このとき、大腿骨を後方へ引きながらわずかに内旋させ、骨盤（左右の坐骨の間）を広げながら、「大腿骨を内側に旋回させることで、骨盤がニュートラルになることを感じやすくなります」と強調しておきましょう。

　ここで注意したいのは、多くの生徒が骨盤を前傾しがちであるということです（訳注：特に欧米人の場合）。骨盤が前傾すると腰が圧迫され、椎間板に問題を起こすことがあります。股関節屈筋や股関節伸筋、腹部のコアを、開いたり鍛えたりする練習は、骨盤を安定させながらニュートラルにする助けとなります。こういった練習を通して、生徒がパーダバンダとムーラバンダ（骨盤底の根の引き締め）のつながりを感じ、アーサナ練習の中で、力まなくてもムーラバンダを楽に保てるように導いていきましょう。

　骨盤をニュートラルにすることで、極端な筋のアンバランスや脊柱側弯症、後弯症などがない限り、たいていの生徒は脊柱の本来のカーブ（ニュートラルな伸展）を取り戻します。

　そして生徒には、息を吐ききったときに、自然に起こる軽い腹部の引き締めは、腰椎を安定させながら伸ばす助けとなることを強調しましょう。腹部は柔軟かつ安定していなくてはなりません。また、肋骨下部を持ち上げて骨盤上部から引き離し、背骨をしっかり伸ばすよう伝えながら、浮遊肋（第11・12肋骨）は自然に柔らかく身体の奥に沈んでいく様子を感じます。

　次に、胸骨を持ち上げて内側から広げるよう誘導します。肩甲骨は軽く引き下げて肋骨背面に向けて沈め、肩を安定させると同時に首をリラックスさせ、ハートセンター（胸のチャクラ）の広がりをさらに強めます。そして鎖骨を広げるために、まず肩を耳に近づけ、次に肩を後ろに引いてから下げるよう誘導しましょう。このとき胸椎の中部から下部にかけてのアライメントを崩さないように注意しましょう。

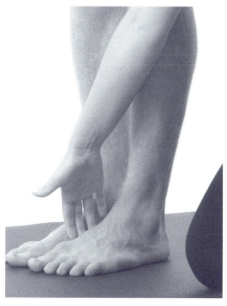

ライトハンドを使って両足のアライメントを整えながら、フィンガーフリックで、パーダバンダを喚起します。こうすることで、能動的なグラウンディングと均等な立位が完成します（サマスティティ）。

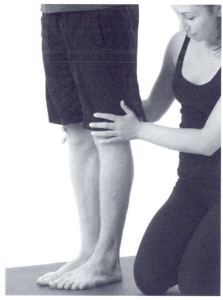

脚のポジショニングのためには、ライトハンドを使って、膝を足の中心線に向かってまっすぐに整えます。

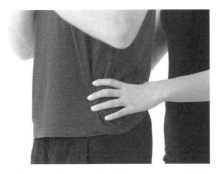

ヒップハンドルとクラスピングローテーションを使って、背骨に対して骨盤をニュートラルな位置に整えます。

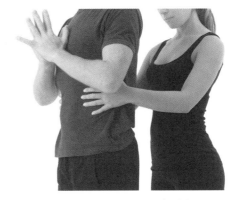

ライトハンドを使って、背骨のカーブを本来のニュートラルな位置に整えます。その際、生徒が姿勢を崩したり、胸を張りすぎたりしないように注意しましょう。

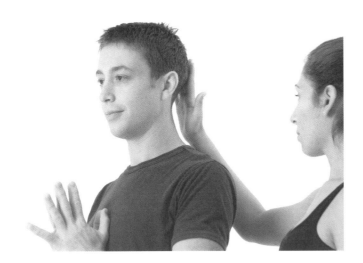

首と頭の位置をさらに丁寧に調整するため、「耳と肩が一直前上にあるように感じてください」と生徒に伝えます。それから顎を下にわずかに引き、のどを通ってエネルギーが引き上がるように首の後ろを伸ばし、頭全体を持ち上げるよう促します。そして最後に、頭頂部が空に向かって開いているようなイメージへと導きます。

Utkatasana
(Chair Pose)

ウットゥカータ・アーサナ
(腰掛けのポーズ)

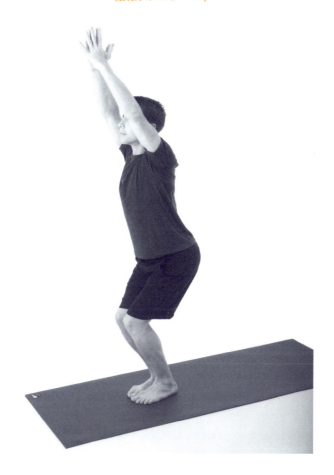

　ウットゥカータ・アーサナを指導する際、まずは生徒に「自分の鼠径部に手を置いて、踵の方向に大腿骨頭を押しましょう」と指示します。次に、骨盤を前後に動かして、背骨が自然に骨盤から伸びていくように感じられる位置を探します。この骨盤のニュートラルなポジションを維持しながら両腕を体側におろし、手のひらを力強く外に回して、胸の広がりを感じます。このとき、肩甲骨を肋骨の後方に引き下げて、寄せるようにします。
　そして、息を吸いながら、腕を外側から頭上に上げるように誘導します。胸と腕を上げながら、肩甲骨を下げるように促しましょう。両腕は肩幅に開いてもよいでしょう。視線はわずかに落とすか、首を楽にして、水平方向を見るようにします。生徒がもし腕をまっすぐに

伸ばすことができるようなら、両方の手のひらを合わせて親指を見上げるように促しましょう。

　ターダ・アーサナ（山のポーズ）からウットゥカータ・アーサナへ、そしてまたターダ・アーサナへと何度か繰り返し行ってみます。このとき、呼吸と動きのつながり、パーダバンダとムーラバンダのつながり、そして下向きに根差す力と、背骨と腕が上に伸びる感覚とのつながりを強く意識させます。

　そして太陽礼拝Bの標準的な流れに従って、ウットゥカータ・アーサナから、息を吐きながら脚を伸ばし、前方下に向かってスワンダイブのように両腕を伸ばしながらウッターナ・アーサナ（立位前屈のポーズ）に移行します。ウッターナ・アーサナからは、太陽礼拝Aに従ってアド・ムカ・シュヴァーナ・アーサナ（下を向いた犬のポーズ）まで同じ順序で行いましょう。

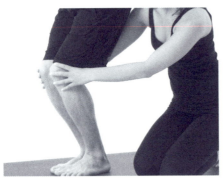

両足をそろえている場合は、ライトハンドを使って膝を互いに押つけるようにします。両足が離れている場合は、ライトハンドを使って足の中心線上にまっすぐ足を向かわせるよう調整しましょう。

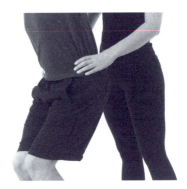

ヒップハンドルとクラスピングローテーションを使って、生徒の骨盤を前後させ、腰椎に対してニュートラルなアライメントになるように調整します。

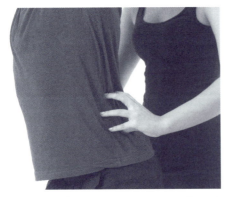

フィンガースプレッドを使って、肋骨を股関節から遠ざけて持ち上げることで、腰にかかる圧力を減らします。

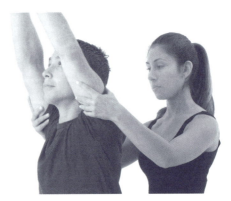

上腕部はクラスピングローテーションを使って、肩の位置で腕の外旋、屈曲、そして内転を促します。

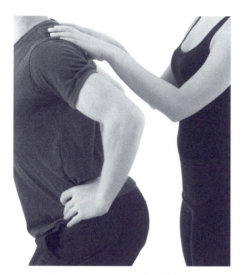

ウットゥカータ・アーサナを最初に練習するときは、腰に手を当てて骨盤がニュートラルな状態になることに意識を集中させます。背骨を引き上げて伸ばし、肩甲骨を肋骨背面に向けて押し下げ、胸を広げます。

Variation
バリエーション

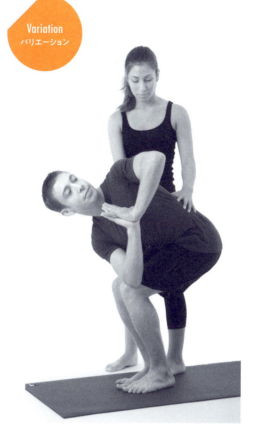

ウットゥカータ・アーサナのポーズのバリエーションとして、パリヴリッタ・ウットゥカータ・アーサナ（腰掛けねじりのポーズ）を、デモを見せながら口頭で誘導してみましょう。

まず左手を左の腰に当て、右腕を空に向かって長く伸ばして右の体側を伸ばします。次に、右肘を左の膝に引き寄せてから、手を合わせてねじりを促します。股関節が水平になるよう両膝は同じ高さにそろえ、腰にかかる負担を減らします。

合掌することで手首が痛むようなら、片手あるいは両手をこぶしにするか、指先を押し付け合うようにします。

繰り返し練習するうちに、少しずつ肩が膝の内側に入るようになると、片手を床に下げて、もう一方の腕を上に伸ばしたり、両脚の背後で手を組んだりできるようになります。

Ardha Uttanasana
(Half Standing Forward Bend Pose)

アルダ・ウッターナ・アーサナ
（半分起きた立位前屈のポーズ）

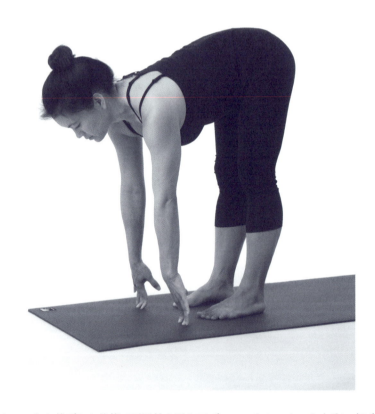

　背骨をしっかりと伸ばした状態で肩甲骨を引き下げ、ハートセンターを十分に広げ、胸骨は水平線に向けて前に突き出します。必要があれば、膝を曲げるバリエーションを実演して見せましょう。このとき、指先を床につけたまま手のひらを十分に持ち上げるか、すねを持つように促します。これらのバリエーションを行うことで、背骨を伸ばしやすくなります。
　ハムストリングスや股関節の柔軟性をさらに高めたい生徒には、足をしっかり踏みしめて、脚を固くして安定した土台をつくり、そこから背骨を伸ばしていくように誘導します。

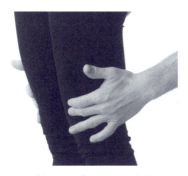

ターダ・アーサナ（山のポーズ）、あるいは完全なウッターナ・アーサナ（立位前屈のポーズ）から始めて、アルダ・ウッターナ・アーサナに移るときは、膝の上あたりに対してライトハンドを使って、大腿四頭筋の働きを活性化させるようにします。

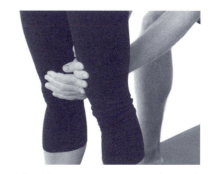

太もも中部に対してクロスリストを使い、太ももを内旋させます。

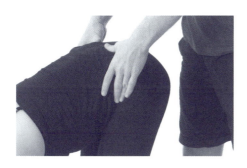

クラスピングローテーションで骨盤の前傾を促します。この前傾が、前屈のエッセンスとなります。腰やハムストリングスを繊細に感じるように指示しましょう。

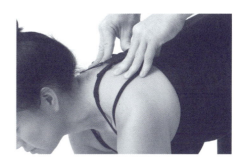

もし肩が首に向かって縮こまっていたら、軽くフィンガードローで肩甲骨を肋骨背面に向けて引き下げます。

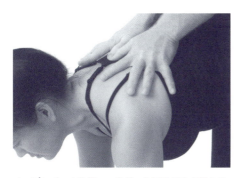

オープンパームを使い、広がった肩甲骨を内転させ、同時にオポジットローテーションを使い、親指で肩甲骨の内側を引き下げながら、他の指（特に薬指と小指で肋骨の外側を前に押し出すこと）で胸を前方に開くように促します。

Modification
軽減のポーズ

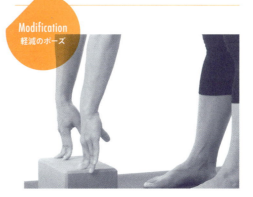

背中を丸めないと上体を半分まで起こすことができない場合は、両手をおろす位置の下にブロックを置き、膝も曲げるように伝えて、腰とハムストリングスに負担がかからないようアドバイスします。

Uttanasana
(Standing Forward Bend Pose)

ウッターナ・アーサナ
（立位前屈のポーズ）

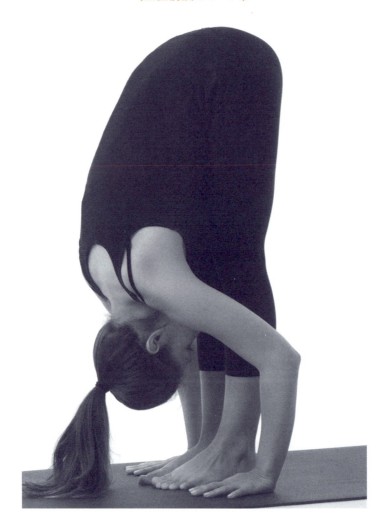

　常に、ハムストリングスと腰に負担をかけ過ぎないように、膝を曲げてもよいという選択肢を提示しておきます。ハムストリングスや腰が楽な生徒には、前屈するときにさらに足を活性化させ、両脚をまっすぐに保ち、膝を引き上げて背中を伸ばし、肩甲骨を後ろに引き下げ、そしてハートセンターを開くように伝えましょう。多くの生徒は、バランスを崩して前に倒れないよう、前屈するときに腰を後ろに移動させがちになります。

両脚を垂直に保ちつつ、母指球の上に体重を乗せながら前傾し、踵はしっかりと地面を踏みしめたまま、徐々に前傾していくように促しましょう。

腕と肩のオプション その1

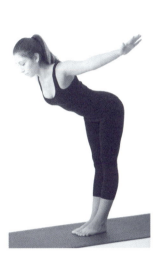

「スワンダイブ」は、腰とハムストリングスに一番やさしい前屈方法で、胸の広がりを保ち、肩帯を広げやすくします。ただし、肩が不安定な生徒には禁忌です。

腕と肩のオプション その2

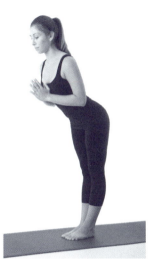

前屈するときに、合掌が身体の中心を通るように、つまりオンジョリー・ムドラ（合掌のムドラ印）の形にすることで、ハートセンターへの意識をはぐくむことができます。腰とハムストリングスには比較的やさしいポーズですが、胸は崩れやすくなります。

腕と肩のオプション その3

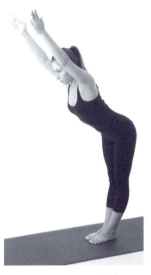

両腕を頭上でしっかり伸ばしながら前屈するオプションでは、腰、脚、体幹のかなりの強さが必要です。これらの部位の強さが足りないと、この方法では腰とハムストリングスに負担をかけ過ぎてしまいます。

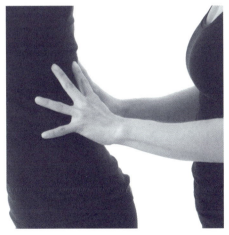

フィンガースプレッドを使って腰から肋骨を離すように持ち上げます。

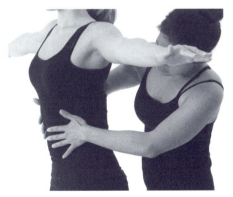

ライトハンドを使って突き出た浮遊肋を引き戻します。

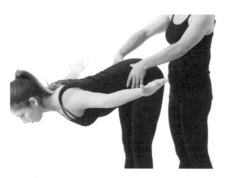

手をブロックや床、あるいは壁につく前に、ヒップハンドルとクラスピングローテーションを使って、骨盤の前傾が楽にできるよう促しましょう。この骨盤の回転が、前屈の動きのエッセンスとなります。

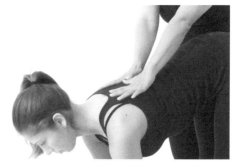

上体を半分起こした姿勢で、背骨を長く伸ばしながら胸骨を前に突き出すように促します。このとき、オポジットローテーションを使って、肩甲骨を下に引いて胸骨をお腹から離し、それからさらに前屈を深めていくよう促しましょう。

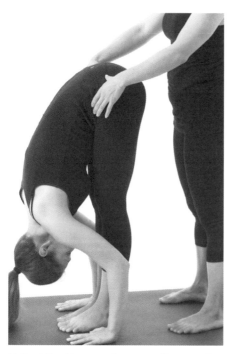

仙骨の上端に対してオープンパームを使い、股関節が足首の真上にくるように、アライメントを調節します。

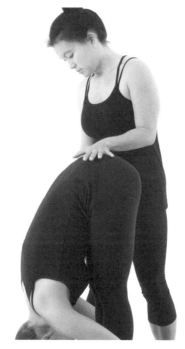

前屈している生徒が、息を吸いながら上体を起こすときに、ヒップハンドルとクラスピングローテーションを使って両脚をしっかり地面につけ、骨盤を後方に回転させます。このことで、腰にかかる負担を和らげます。

Modification
軽減のポーズ

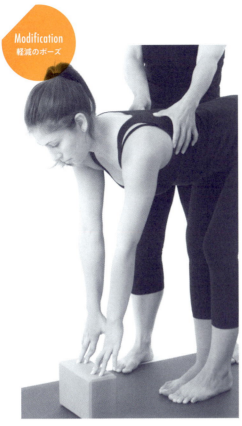

背中を丸めないと上体を半分まで起こすことができない場合は、両手をおろす位置の下にブロックを置き、膝も曲げるように伝えて、腰とハムストリングスに負担がかからないようアドバイスします。

Padangusthasana
(Big Toe Pose)

パーダングシュタ・アーサナ
(足の親指をつかむポーズ)

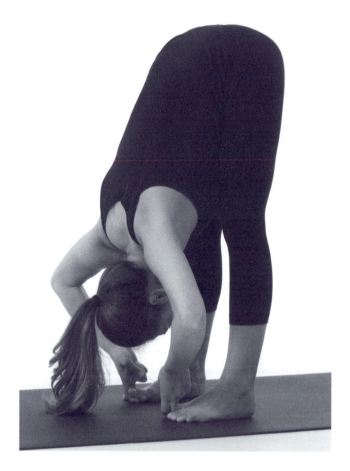

　まず両足にパーダバンダを作り、前屈してウッターナ・アーサナ（立位前屈のポーズ）になってから、足の親指をつかんで上に引き上げます。このとき、アルダ・ウッターナ・アーサナ（半分起きた立位前屈のポーズ）と同じように胸を開くようにしましょう。次に、前屈して両肘を互いに引き離すように広げ、肩甲骨をすくめるようにしながら引き下げます。はじめは、ウッターナ・アーサナと同じようにポーズを始めましょう。

　脚の中を通して何かを下向きに放射するようにして、足をしっかりと踏みしめ、脚を活性化します。大腿骨を内旋させ、恥骨を後方上に、胸骨を床に向かって突き出します。

　踵で床をしっかり踏みしめながら、体重を前方にかけるように促し、脚の使い方と、そこから生じる強さをベースにして、背骨をしっかりと伸ばしていきましょう。

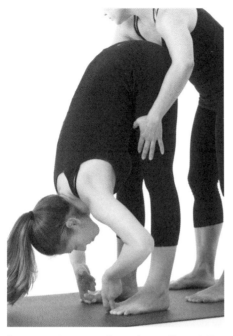

軽いフィンガードローを使って膝の上に触れ、大腿四頭筋の引き締めを明らかにして目覚めさせます。

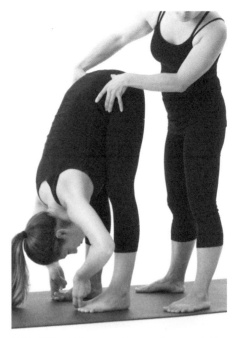

骨盤の前傾が最大になるようにヒップハンドルを使って、骨盤が足の真上の中央に来るように指示します(坐骨が踵の真上にきます)。

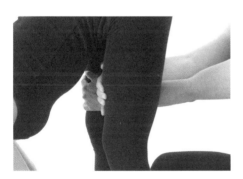

クロスリストを使って太ももを内旋させます。

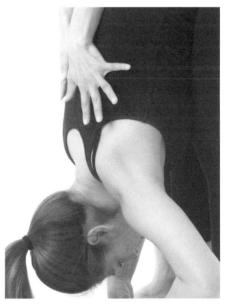

オープンパームを使い、広がった肩甲骨を内転させ、同時にオポジットローテーションを使い、親指で肩甲骨の内側を引き下げながら、他の指(特に薬指と小指で肋骨の外側を前に押し出すこと)で胸を前方に開くように促します。

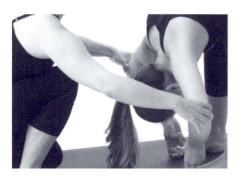

ライトハンドを使って、両肘を互いに引き離すように広げ、手首と肩が一直線になるようにします。

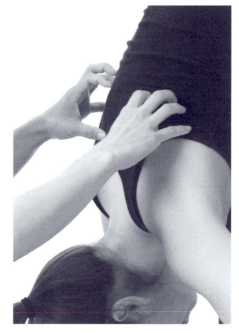

もし生徒の肩がすくんでいて、首と近くなっているときは、軽いフィンガードローで肩甲骨を肋骨に向かって引き下げるようにします。

Modification
軽減のポーズ

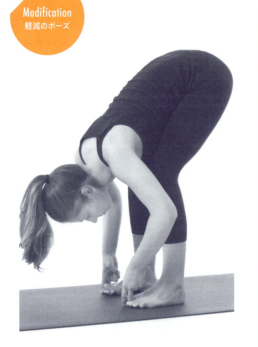

膝を伸ばしたままでは足の親指を握ることができない場合は、膝を曲げてもよいでしょう。

Variation
バリエーション

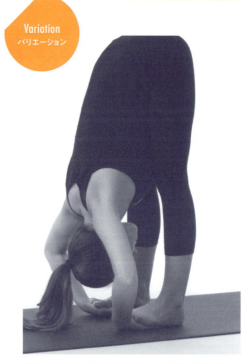

手首のセラピーとして、あるいはより深い前屈を行いたい場合は、パーダ・ハスタ・アーサナ（手を足につけるポーズ）を勧めましょう。

Malasana

(Garland Pose)

マーラ・アーサナ
(花輪のポーズ)

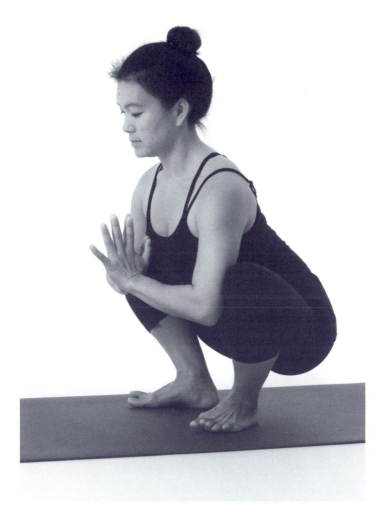

　ターダ・アーサナ（山のポーズ）の姿勢から、腰幅より少し広めに両足を広げ、ゆっくり膝を曲げて完全にしゃがむ姿勢になります。まずは口頭とデモンストレーションで誘導しましょう。もし必要なら壁や椅子、ブロックを使ってもよいです。

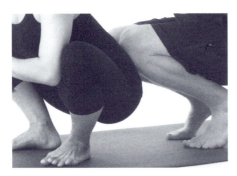

ローチェアスタンスで、生徒の骨盤の上縁に自分の膝をつけ、生徒が両足で安定して楽にしゃがめるように支えます。

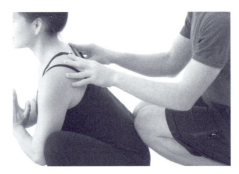

ライトハンドを使って生徒の肩をおろしながら、胸骨を持ち上げるよう言葉で促しましょう。

Modification 軽減のポーズ

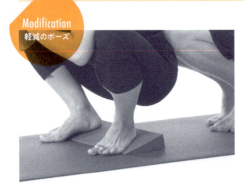

生徒が踵を地面におろせない場合は、踵の下に丸めたマットやウェッジ（くさび形の支え）を置いてみましょう。

Modification 軽減のポーズ

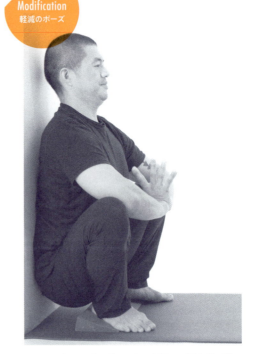

マット、ウェッジ、ブロックでも難しい場合は、壁に背をつけた状態で練習をしてもらうとよいです。

Modification 軽減のポーズ

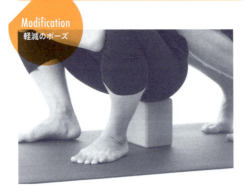

丸めたマットやウェッジでは高さが足りない場合、ブロック（1つでも複数でもよい）を坐骨の下に置くことを提案してみましょう。

Prasarita Padottanasana A
(Spread-Leg Forward Fold Pose A)

プラサリータ・パードッターナ・アーサナA
（開脚前屈のポーズA）

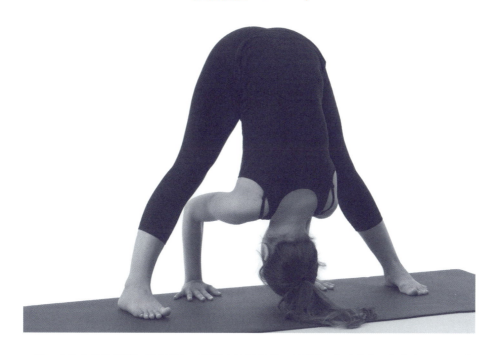

　脚一本分の長さ程度に足を開き、両足の外側を互いに平行になるようにします。ハムストリングスと腰が楽になるよう、膝を曲げてもOKです。手首を後ろに引いて肘の真下あたりに来るように置き、手で床を前に向けてわずかに押す力を入れて背骨を伸ばし、肩甲骨を肋骨背面に向けて引き下げましょう。

　両脚はまっすぐ伸びていて強く、大腿骨をわずかに内旋させて骨盤を前傾しやすくします。また、恥骨を後方に引き上げ、おへそと胸骨を床に向けてストレッチします。足の母指球に体重を移動させながら踵の前部でしっかり床を踏みしめ、腰が踵の真上にくるようにして、首はリラックスさせましょう。

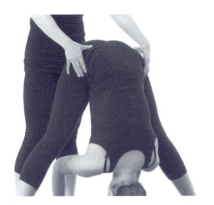

ヒップハンドルとクラスピングローテーションを使って、前屈の際に最も大切となる骨盤を前傾させる動きが、最も快適に行えるように促しましょう。その後、胴体を前屈させ、頭を床に向けて近づけていきます。

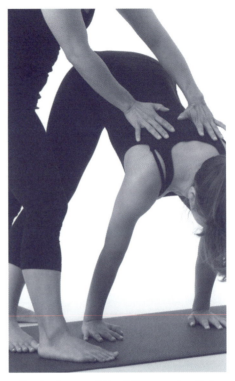

上体を半分起こした姿勢で背骨をしっかりと伸ばし、胸骨を前に突き出すように口頭で促しましょう。オープンパームを使い、広がった肩甲骨を内転させ、同時にオポジットローテーションを使い、親指で肩甲骨の内側を引き下げながら、他の指（特に薬指と小指で肋骨の外側を前に押し出すこと）で胸を前方に開くように促します。前屈を完全に深める前に行うようにしましょう。

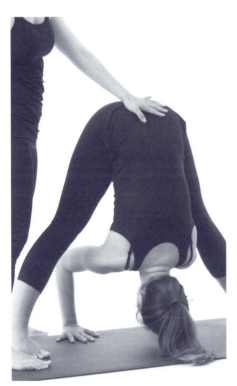

仙骨の先端に対してオープンパームを使い、股関節が踵の真上に来るようにアライメントを整えます。

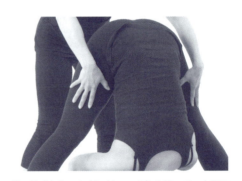

指のライトタッチ（ライトハンド）を使って、大腿四頭筋の収縮を明らかにしつつ、その収縮を促します。

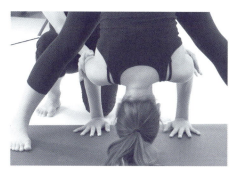

オープンパームの手の形で、指のライトタッチを使い、肘と肩のアライメントを整えます。

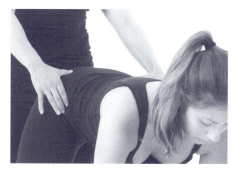

前屈姿勢から息を吸って立位に戻る際、クラスピングローテーションとヒップハンドルを同時に使って、脚をグラウンディングさせながら骨盤を後傾させます。これによって腰にかかる負担を軽減することができます。

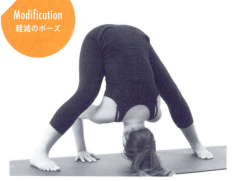

Modification
軽減のポーズ

ハムストリングスと腰が楽になるよう、膝を少し曲げたままにします。

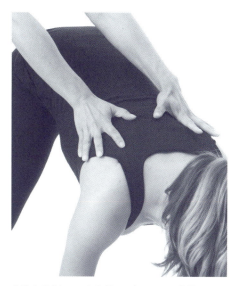

上体を半分起こした姿勢から起き上がる準備として、生徒に背骨を伸ばして胸骨を前に突き出すように伝えます。講師はオープンパームを使い、広がった肩甲骨を内転させ、同時にオポジットローテーションを使い、親指で肩甲骨の内側を引き下げながら、他の指（特に薬指と小指で肋骨の外側を前に押し出すこと）で胸を前方に開くように促します。

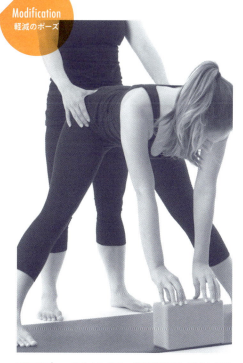

Modification
軽減のポーズ

両手をブロックの上に置き、胸骨を前方に引き上げます。背骨を丸めないようにしながら骨盤を前傾させていくことで、腰への負担を軽減することができます。

Prasarita Padottanasana C
(Spread-Leg Forward Fold Pose C)

プラサリータ・パードッターナ・アーサナC
(開脚前屈のポーズC)

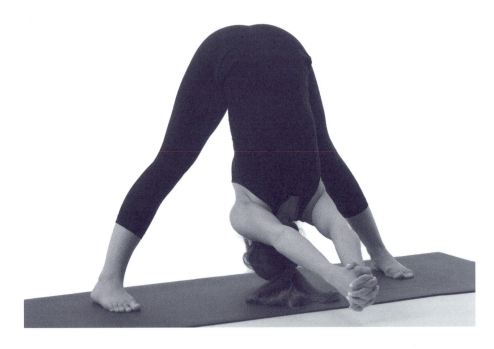

　脚一本分の長さ程度に足を開き、両足の外側を互いに平行になるようにします。ハムストリングスと腰が楽になるよう、膝は曲げてもOKです。肩甲骨を肋骨の背面に向けて根付かせながら、頭の方に腕を伸ばして胸を広げます。もし肩がきつければ、両手でストラップを持つとよいでしょう。
　両脚はまっすぐ伸びていて強く、大腿骨をわずかに内旋させて骨盤を前傾しやすくします。また、恥骨を後方に引き上げ、おへそと胸骨を床に向けてストレッチします。足の母指球に体重を移動させながら踵の前部でしっかり床を踏みしめ、腰が踵の真上にくるようにして、首はリラックスさせましょう。

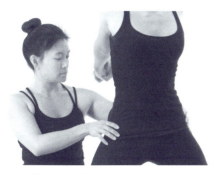

ヒップハンドルを使って骨盤をニュートラルな位置に調整しながら、口頭で背骨の自然な伸びを促します。生徒が後ろで手を組むとき、浮遊肋が突き出ないようにします。

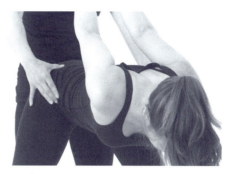

ヒップハンドルとクラスピングローテーションを使って、前屈の際に最も大切となる骨盤を前傾させる動きが、最も快適に行なえるように促しましょう。その後、胴体を前屈させ、頭を床に向けて近づけていきます。

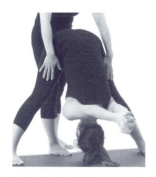

指のライトタッチ（ライトハンド）を使って、大腿四頭筋の収縮を明らかにしつつ、その収縮を促します。

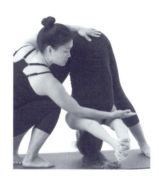

仙骨の先端に対してオープンパームを使い、そこを安定させるとともに、もう一方の前腕と手を、生徒の上腕部に乗せて肩の伸長をさらに促します（片側の膝で生徒の脚を後ろから支えることで、さらに安定させることもできます）。

Modification
軽減のポーズ

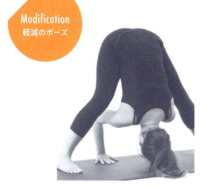

ハムストリングスと腰がより楽になるよう、膝を少し曲げたままにします。

Modification
軽減のポーズ

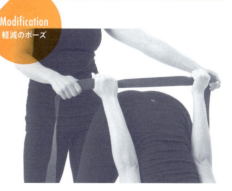

生徒が背後で両手を組むことが難しかったり、腕を背中から少しも遠ざけられないようなら、ストラップを使って肩幅程度かもう少し広めに握らせてもよいです。

Anjaneyasana
(Low Lunge Pose)

アンジャネーヤ・アーサナ
(ローランジのポーズ)

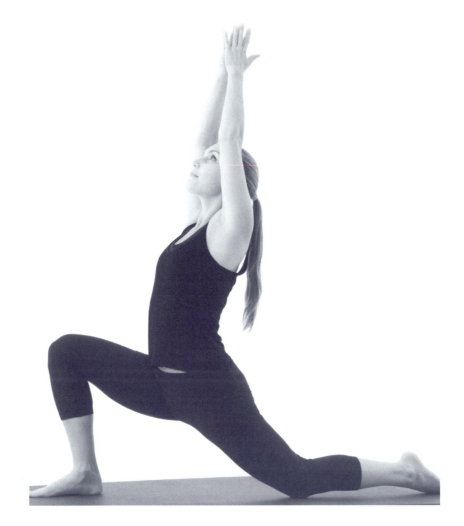

　片足を後ろに引いて膝を床につけるアンジャネーヤ・アーサナでは、背骨の長さとハートセンターの広がりをキープすることを強調しましょう。膝を床につけたときの圧迫感が気になる場合、膝の下に何かを敷いてもOKです。このアーサナに含まれるさまざまな動きを分解・統合するために、生徒に次のような誘導を行ってみましょう。
　前の脚をある程度まっすぐな状態にし、手を腰に置き、骨盤をわずかに後傾させながら、ニュートラルなポジションになるように調整します。

ゆっくりと前の膝を曲げていき、ランジ（訳注：片足の踏み込み）と股関節屈筋のストレッチを深めながら、骨盤のニュートラルな位置をできるだけキープします。ランジの最も深い位置まで、姿勢を深めたり戻したりしながら、股関節とその周辺をゆるめ、少しずつストレッチを深めていきます。完全にランジの姿勢に入ったら、両腕を体側におろし、手のひらを外側に向けて腕を外旋させ、左右に開いてから頭上に持っていきます。

　バンザイの状態でしばらく視線を下に向け、骨盤をニュートラルな位置に保ちながら、肋骨前面の下の方をわずかに柔らかく身体の内側へ沈めます。そのまま肋骨下部を突き出さないようにしながら、さらに両腕を遠く後ろに伸ばすように伝えましょう。

　両腕は肩幅程度に開き、頭は水平に保っておきます。肘をまっすぐに保つことができる生徒には、体側や胸、背中、腕や手の指を持ち上げたまま、頭上で合掌するように勧めます。このとき、もし首に負担がかからないなら、手の親指を見つめるように促しましょう。

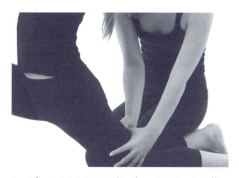

ヒップハンドルかクラスピングローテーションを使って、後脚の太ももを内旋させます。このとき、後脚をまっすぐ後ろに向けて伸ばし、床を押すように伝えましょう。膝を床につけたときの圧迫感が気になる場合は、膝の下に何かを敷いても結構です。

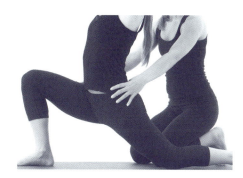

ヒップハンドルを使って、骨盤の位置をニュートラルにします。たいていの生徒は骨盤が前傾しているので、とりわけランジの姿勢を深めるに従って、潜在的に腰の椎間板に圧力がかかっていくことに注意しましょう。

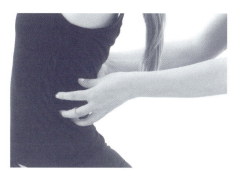

フィンガースプレッドを使って、腰と体側の伸びを促しましょう。

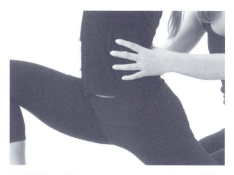

肋骨側面の下部に対してライトハンドを使い、背骨のニュートラルな伸展を促します（反り過ぎる傾向があるので、これに逆らうようにします）。

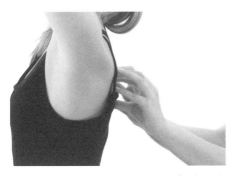

フィンガードローを使って、肩甲骨を下げる動きを促します。

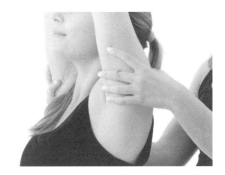

クラスピングローテーションを使って、両腕の外旋と屈曲を助けます。

Ashta Chandrasana
(Crescent Pose or High Lunge Pose)

アシュタ・チャンドラ・アーサナ
（三日月のポーズまたはハイランジのポーズ）

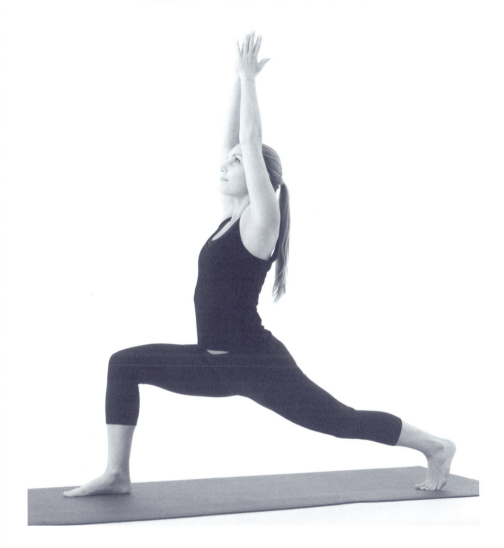

　ターダ・アーサナ（山のポーズ）から左足を後ろに 120cm 程度引いて立ちます。あるいは、アド・ムカ・シュヴァーナ・アーサナ（下を向いた犬のポーズ）の姿勢で右足が右手の横に来るように前に出し、前脚を伸ばしながら床に押し付け、両手を腰に向かって引き寄せて上体を起こしてきます。

　持ち上げた踵を後ろに強く蹴り出しながら、手を使って骨盤を水平にするように伝えます。

骨盤を水平に保った状態で、後ろ脚を強く伸ばしたまま、前脚の膝を垂直に曲げて踵の真上に膝が来るように（踵を越えてはいけない）アライメントを整えます。前の膝を伸ばしたり曲げたりすることで、股関節屈筋群を簡単に解放することができます。

次に両腕を体側におろし、手のひらを外側に向けるようにして腕を外旋させ、そのまま両腕を左右から頭上に上げていきます。腕は肩幅程度に開き、もし肘を完全に伸ばすことができるなら合掌して、前方または親指の先を見るように伝えます。

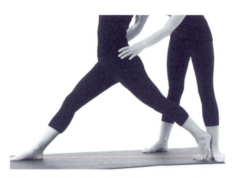

講師の足を生徒の踵の後ろに置き、手をヒップハンドルの形にします。生徒に後ろ側の踵で講師の足を押しながら、前の膝をゆっくり曲げるように伝え、同時にヒップハンドルを使って生徒の骨盤が前傾するのを防ぎます。

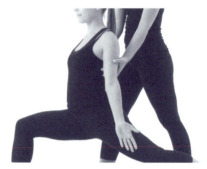

生徒に両腕を脇に垂らすように伝え、生徒の上腕にクラスピングローテーションを使って外旋を促し、腕を伸ばして頭上に上げるように言葉で誘導します。

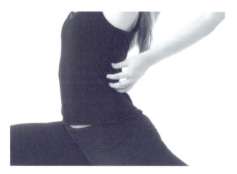

フィンガースプレッドを使って、肋骨の下縁部を引き上げます。股関節の上縁部から引き離すようにして、腰周辺にさらなるスペースを作ります。

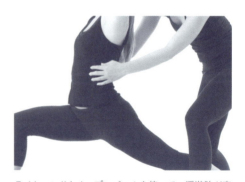

ライトハンドとオープンパームを使って、浮遊肋が突き出ないようにします。これによって背骨のアーチを最小にして、背中がしっかり伸びるようにします。

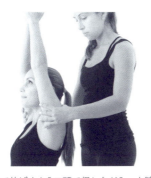

両腕を頭上で伸ばすよう口頭で促しながら、上腕に対してクラスピングローテーションを使い、上腕を肩関節にしっかり納めて安定させます。

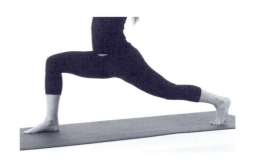

生徒の前の膝が踵より前に出る場合（足の上や足を越えて前方に突き出ている場合）、後ろの足を少しずつ後方に動かして、前の膝が踵の真上に来るようなアライメントに整えるよう言葉で誘導します。

Modification
軽減のポーズ

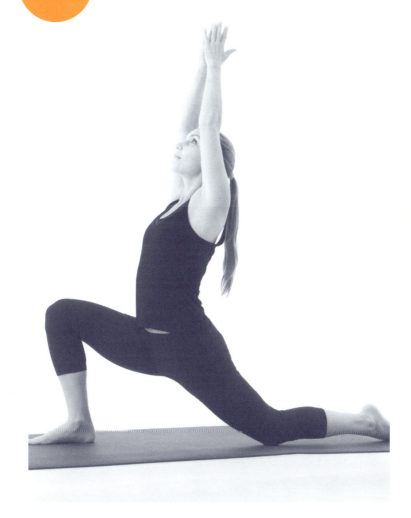

アシュタ・チャンドラ・アーサナがきつかったり、前の膝に過剰な負担がかかる場合は、かわりにアンジャネーヤ・アーサナ（ローランジのポーズ）を練習させます。

Utthita Trikonasana
(Extended Triangle Pose)

ウッティタ・トリコーナ・アーサナ
(三角のポーズ)

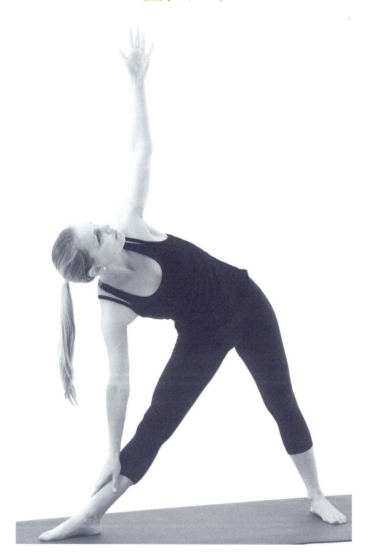

　脚一本分の長さ程度に足を開いて立ち、右足先を外側に直角に向け、左足先を少しだけ内側に向けます。股関節を左側にずらし、右の坐骨を左側に向けて突き出しながら、背骨と腕を右にめいっぱい伸ばします。そのまま下の手を右脚の下腿、または足首に置きます。首を楽にするために、視線を下に向けても構いません。わずかにねじりを加えながら背骨を伸ば

しやすくするために、はじめは手をすねの上の方に持ってくるよう勧めましょう。

両脚はまっすぐ力強く保ち、膝が過伸展しないように注意しながら、前脚の膝頭を引き上げて前方に向けます。背骨の側屈は最小限になるようにしましょう。上体は壁に向かって回し、脚の真上に来るようにします。首を伸ばし、ハートセンターから両腕、そして指先へと広がっていくように伸ばします。

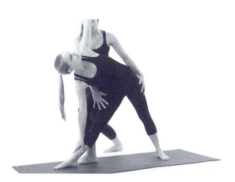

ヒップスタンスで生徒の横に立ち、自分の腰を使って、生徒の前脚の股関節を、後ろ足に向けて押すように促します。同時にオープンパームを使って、後脚は後ろに（股関節を開く感じで）、前の膝はまっすぐ前に向かわせるよう伝えます。

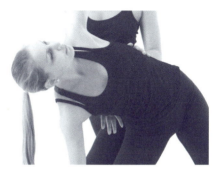

ヒップスタンスで生徒の横に立ち、オポジットローテーションを使って、下側の肋骨を前と下に、上側の肋骨を後方と下に向かわせるよう（訳注：下の体側が縮み、猫背になるのを解消するよう）にして、上体の伸びと回転を促します。

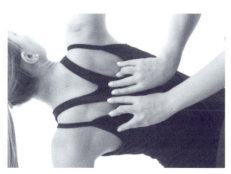

フィンガードローを使って、肩甲骨を肋骨背面に向けて引き下げます。同時に、胸骨から指先まで広がるように口頭で促しましょう。

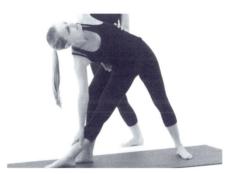

もし生徒が前かがみになっていたり、背骨の中ほどから弯曲してしまっていたら、足首に置いている手を、すねよりももっと上に引き上げるように伝えます。椅子やブロックの補助を使ってもよいです。

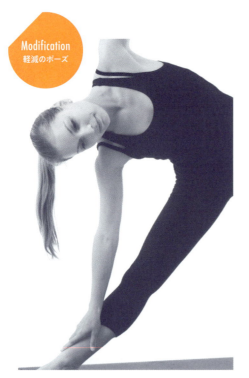

Modification
軽減のポーズ

頭を上げたままにすると首がつらい場合は、首をゆるめて頭を楽にして、視線を下に向けるように伝えます。

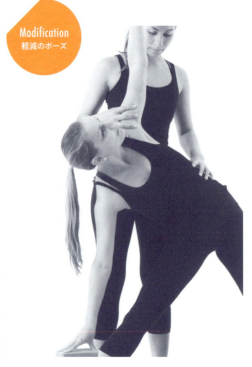

Modification
軽減のポーズ

もし生徒が前かがみになっていたり、背骨の中ほどから弯曲してしまっていたら、足首に置いている手を、すねよりももっと上に引き上げるように伝え、さらに椅子やブロックの補助を使ってもよいです。それでも難しい場合は、生徒の後ろに立ち、自分のほうに向かって生徒の背中を引き寄せることで、背中が前側の脚の真上にきてアライメントが整うよう促します。

Utthita Parsvakonasana
(Extended Side Angle Pose)

ウッティタ・パルシュヴァ・コーナ・アーサナ
（体側を伸ばすポーズ）

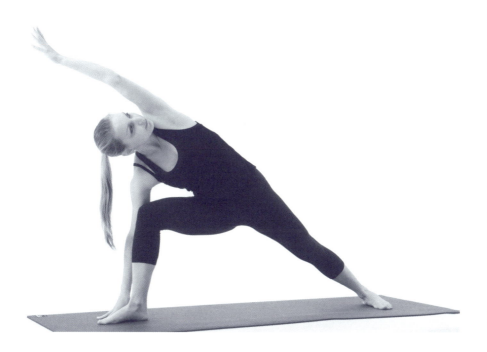

　ヴィーラバドラ・アーサナⅡ（英雄のポーズⅡ）から、両足を地面に根付かせたまま、片肘を膝の上に置き、逆側のわき腹を伸ばします。肩甲骨を引き下げ、上体を回旋して開き、下の腕を脚の後ろ側におろします。手のひらを返して腕の外旋を感じた後、腕を頭の上に引きあげます。下の方の手先を寝かして手のひらを床につけたり、あるいはブロックの上についたり、足の外側にある手を内側にしたり、いろいろと模索しながらポーズを深めていきましょう。

　背骨の側屈を最小限に保ちながら、穏やかに上体を上に向けて開いていきましょう。そして、地面についた後ろの足から、伸ばした手の指先まで、力強いエネルギーの流れを保ちます。肘や肩は等尺性を保ちながら膝に押し付け、膝の配置を保ちながらテコの原理で上体を回転します。上の方の指先を見るか、首を楽にして正面を見るか、あるいは床を見るようにします。

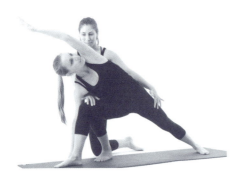

ワンニーダウンスタンスで、自分と生徒の股関節の外側部分を合わせ、生徒の前方の股関節の位置を安定させます。同時に、生徒の前膝と後ろの太ももに対してオープンパームを使い、前の膝の配置を整えながら、骨盤前面からの開脚を促します。

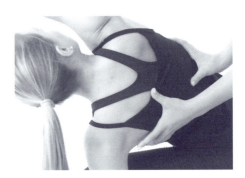

生徒の横に立ってオープンパームとオポジットローテーションを使い、下側の肋骨を前と下に、上側の肋骨を後方と下に向かわせるようにして、上体の伸びと回転を促します。

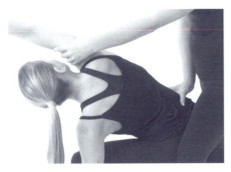

クラスピングローテーションを使って、上の腕を外旋させます。

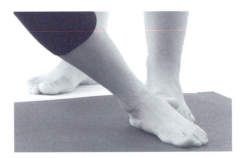

生徒の後ろ側の踵の外側をつま先で踏みしめ、能動的なグラウンディングを促します。同時に少し身体を前傾させて、オープンパームとオポジットローテーションを使い、下側の肋骨を前に下に、上側の肋骨を後方に下に向かわせるようにして、上体の伸びと回転を促します。

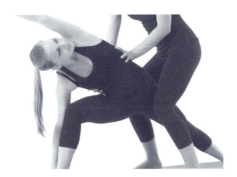

マウンテンスタンスで少し足幅を広く取り、生徒の後ろ脚の太ももと前側の股関節を、自分の膝で均等の力で挟み込み、アライメントとエネルギーの流れを調整します。同時に手を使って、先述の上体と腕のアシストを行いましょう。

Modification
軽減のポーズ

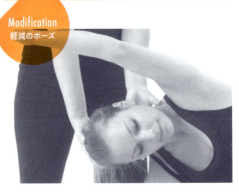

頭を上げたままにすると首がつらい場合は、首をリラックスさせ頭を垂らし、視線を下に向けるとよいです。

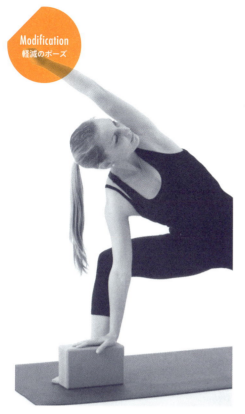

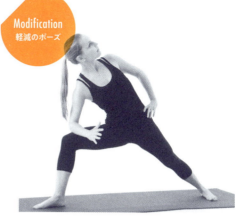

このような基本的な軽減のポーズを使っても、生徒が腕を頭上に上げることができない場合は、上の手を股関節の上に置き、背骨の伸びと身体をねじって開くことに集中するよう勧めましょう。

もし背骨を完全に伸ばして、上体をまっすぐに起こす（壁に対して並行にする）ことができない場合、前足の内側にブロックを置いてそこに手をつくか、肘を前の膝の上に乗せるとよいです。

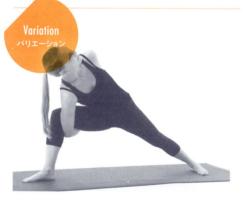

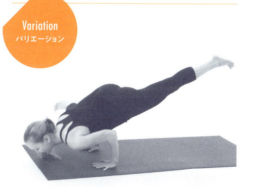

下の方の腕を脚に下に回し、上の方の腕を背中の後ろで引いて下の手首をつかみ、その上の腕をまっすぐ伸ばそうとすることで、前の股関節を押す力によってテコの力が生まれ、上体のねじりが深めやすくなります。

腕を巻き付けて手首をつかむことができたら、エーカ・パーダ・カウンディヌヤ・アーサナA（一本足の賢者カウンディヌヤのポーズA）とアシュタヴァクラ・アーサナ（八曲がりのポーズ）を経て、チャトランガ・ダンダ・アーサナ（四肢で支える杖のポーズ）に移行してみましょう。

Ardha Chandrasana
(Half Moon Pose)

アルダ・チャンドラ・アーサナ
(半月のポーズ)

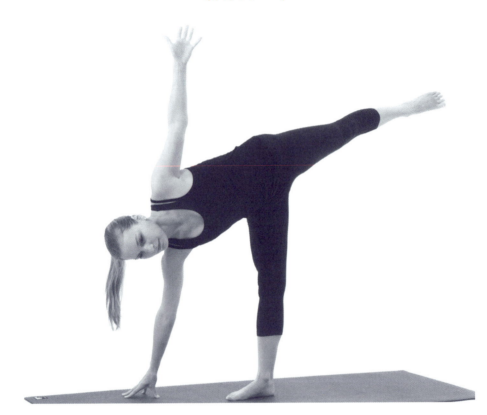

　ウッティタ・トリコーナ・アーサナ（三角のポーズ）から前の膝を曲げ、手先を前の足から30cmほど離れたところの床かブロックの上に置きます。そのまま、後ろの足を前足に近づけていき、完全に前の手足に体重が乗ったら、後ろ脚の股関節を完全に開いたまま、ゆっくりと前の脚を伸ばしていきます。

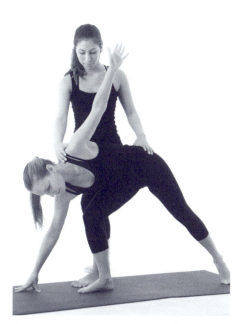

ウッティタ・トリコーナ・アーサナから移行するとき、講師はヒップスタンスで立ち、生徒の肩に対してオープンパームを使い、安定かつ快適に片足に体重をシフトできるように、生徒の動きに合わせながらサポートをします。このとき、足先が内側を向かないように口頭で注意を促します。

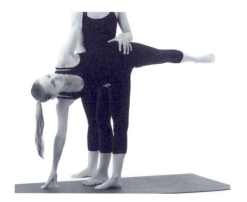

ヒップスタンスを保ち（あるいはその構えになって）、生徒のバランスを支えながら、オープンパームを使って骨盤が回転して開くように促します。

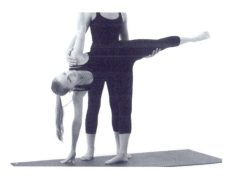

オープンパームを使って、持ち上げた脚を股関節から後ろにまっすぐ伸ばすように促し、上の肩を後ろに引いて、生徒の後ろに壁があるようなアライメントをソフトに促します。

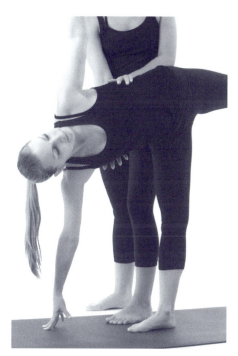

オポジットローテーションを使って、下側の肋骨を前と下に、上側の肋骨を後方と下（腰の方）に向かわせるようにして、上体の伸びと回転を促します。

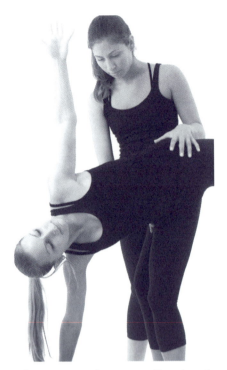

ヒップスタンスを保ち（あるいはその構えになって）、生徒がウッティタ・トリコーナ・アーサナに戻る時のバランスを支えます。

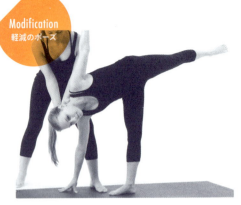

頭を上げたままにすると首がつらい場合は、首をゆるめて頭を楽にして、視線を下に向けるように伝えます。

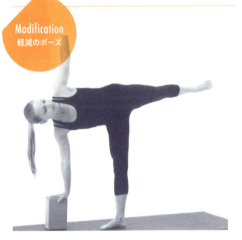

もし上体が完全に壁に向き合うように起こせない場合は、ブロックに指先を置きましょう。

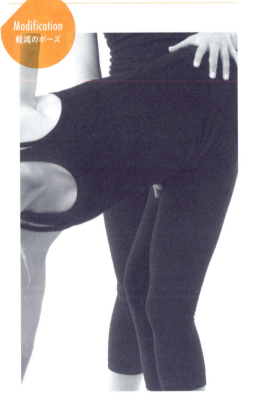

生徒の膝が震えるなら、膝をまっすぐに伸ばそうとせず、一度アーサナから出るか膝を曲げるようにします。

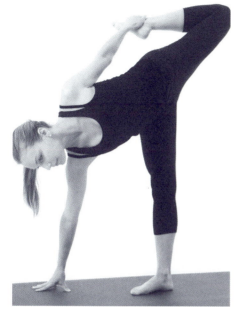

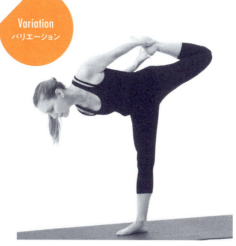

Variation バリエーション

Variation バリエーション

快適で安定したバランスが取れるようなら、下の手を床から離して両手で足首をつかみます。

このアーサナの基本の形で股関節が完全に開き安定しているなら、上げた脚の膝を曲げて足を背中に持っていき上の手で握ってみよう。もし可能なら、その手をベーカ・アーサナ（カエルのポーズ）の手の形にして、足を股関節の外側に向けて押しつけてみましょう。

Parsvottanasana
(Intense Extended Side Stretch Pose)

パールシュヴォッターナ・アーサナ
（わき腹を強く伸ばすポーズ）

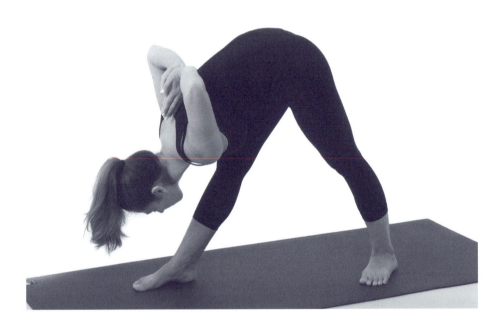

　両足を大きく広げてプラサリータ（開脚）のスタンスになり、そこから少しだけ足幅を狭めます。両手を腰に置き、右足先を外側に直角に向けます。左足はいったん持ち上げてもう一度床につけ、右足に対してほぼ並行になるようにします。このとき、骨盤がマットの正面にまっすぐ向かうようにして、左脚の鼠径部にはストレッチを感じるようにします。

　両手は背中で合掌させるか、手首か肘をつかみ、両脚をまっすぐに伸ばして力強く保ちます。右脚は股関節を後ろに引きながら、付け根から右足裏にかけてしっかり踏みしめ、また左脚は太ももを内旋させながら、踵までしっかり強く踏みしめることで、左右の股関節を水平に保ちます。

　脚から足にかけて地面に根付かせるようにしながら、背骨を引き上げ、ハートセンターを開きます。さらにゆっくりと骨盤を前傾させながら恥骨を後ろに引き上げ、おへそを太ももに向けて、胸骨をつま先に向けて伸ばしていきます。

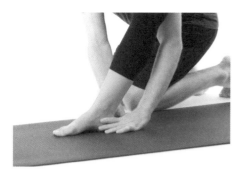

前の足先をまっすぐ正面に向けるよう口頭で誘導し、後ろ側の足の踵と一直線上に配置します。このとき、後ろ足をもう少しだけ外側に広げることで、骨盤を正面に向けるアライメントを取りやすく、また左右のバランスを保ちやすくすることができます。

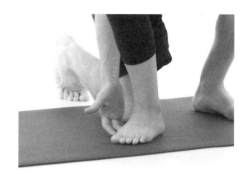

後ろ側の足のパーダバンダを強調することで、足を水平に保ちやすくなり、地面に根付かせることでバランスが取りやすくなって、後脚の内旋が行いやすくなります。

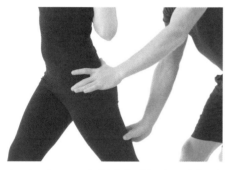

オープンパームにした手を生徒の腰の上に、もう一方の手を内ももに置き、脚を内旋させることで股関節を前に動かし、骨盤のアライメントをサポートします。

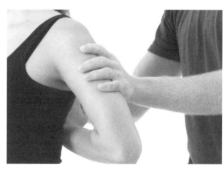

生徒の腕を直角に外転させるとき、腕の肩に近い部分にクラスピングローテーションを使って腕の内旋を促すことで、腕を背中に回して合掌する動きを助けることができます。その上で、口頭（またはごく弱いオープンパーム）で、肘を後ろに引くように促します。

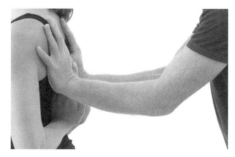

吸う息ごとに少しずつ胸を引き上げるよう口頭で誘導しながら、オープンパームを使い、広がった肩甲骨を内転させ、同時にオポジットローテーションを使い、親指で肩甲骨の内側を引き下げながら、他の指（特に薬指と小指で肋骨の外側を前に押し出すこと）で胸を前方に開くように促します。

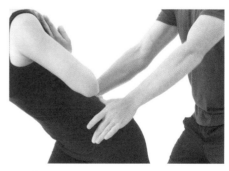

ヒップハンドルとクラスピングローテーションを使って、前屈の際に最も大切となる骨盤を前傾させる動きが、最も快適に行なえるように促しましょう。その後、胴体を前屈させ、頭をつま先に向けて近づけていきます。

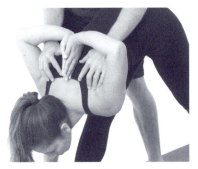

吐く息ごとに、胸骨をお腹から離すように口頭で促しながら、背中にフィンガードローを使って前屈の深まりを手伝っていきます。

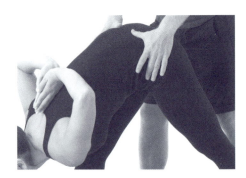

前屈姿勢から息を吸って立位に戻る際、クラスピングローテーションとヒップハンドルを同時に使って、脚をグラウンディングさせながら骨盤を後傾させます。これによって腰にかかる負担を軽減することができます。

Modification 軽減のポーズ

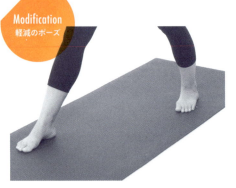

後ろ側の足の角度を基本の60度より浅くして内側に向けるか、両足の左右幅を少し広めにすることで、脚、股関節、骨盤のアライメントを整えやすくなります。

Modification 軽減のポーズ

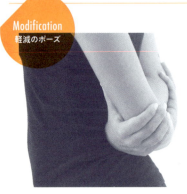

背中で合掌することが難しければ、肘をつかんでもOKです。

Modification 軽減のポーズ

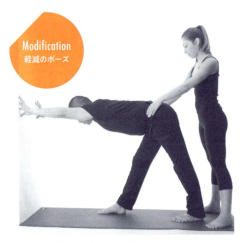

手を壁や椅子、ブロックに置いて練習すると、ハムストリングスや腰を傷めずに足、脚、骨盤の動きを探求しやすくなります。

Variation バリエーション

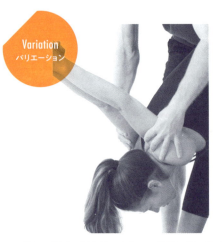

背中で両手の指を組み合わせ、背骨を崩さずに腕を頭上に上げるバリエーションもあります。

Parivrtta Trikonasana
(Revolved Triangle Pose

パリヴリッタ・トリコーナ・アーサナ
（三角ねじりのポーズ）

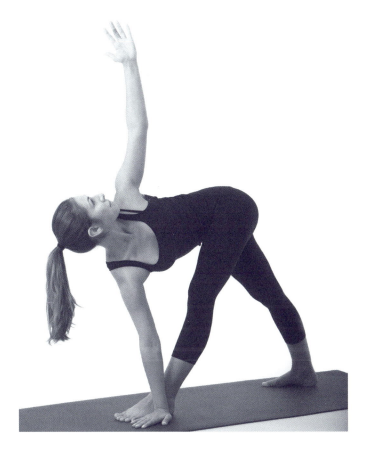

　パリヴリッタ・トリコーナ・アーサナを行う際、たいていの生徒は股関節のアライメントを崩して無理に手を床につけたり、胸椎ではなく腰椎の方をねじって上体を過度に回転させたりする傾向があります。このポーズを指導する上で、こういった手の位置や上体をねじることよりも、股関節と脚を安定させることに注意を払うよう、生徒に促すことが大切です。

　まず、ブロックを高くしてその上に（または壁や椅子の上に）右手の指先を置きます。左手は骨盤の外側に置いて左の股関節を後ろに引き、上体を左に回転させながら胸を開いていきます。そのまま左腕を伸ばしていきますが、この時、両肩がある平面よりも後ろに引き過ぎないよう十分に注意します。また、首が緊張する場合、頭を垂らすようにしましょう。

　脚と股関節のアライメントは、パールシュヴォッターナ・アーサナ（わき腹を伸ばすポーズ）を始めるときの直立の配置と同じです。

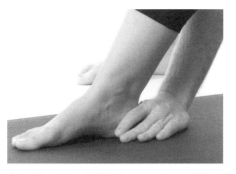

前の足先をまっすぐ正面に向けるよう口頭で誘導し、後ろ側の足の踵と一直線上に配置します。このとき、後ろ足をもう少しだけ外側に広げることで、骨盤を正面に向けるアライメントを取りやすく、また左右のバランスを保ちやすくすることができます。

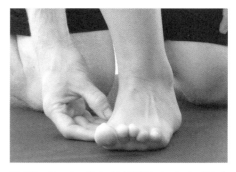

後ろ側の足のパーダバンダを強調することで、足を水平に保ちやすくなり、地面に根付かせることでバランスが取りやすくなって、後脚の内旋が行いやすくなります。後ろ側の足の角度を基本の60度より浅くして内側に向けるか、両足の左右幅を少し広めにすることで、脚、股関節、骨盤のアライメントを整えやすくなります。

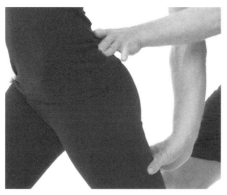

オープンパームにした手を生徒の腰の上に、もう一方の手を内ももに置き、脚を内旋させることで股関節を前に動かし、骨盤のアライメントをサポートします。

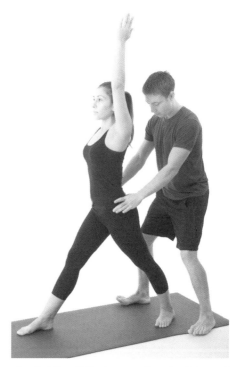

ポーズの最初の状態では、ヒップハンドルとクラスピングローテーションを使って、背骨に対して骨盤がニュートラルになるように調整します。このステップと次のステップでは、上げている腕をまっすぐにして、体側をしっかり伸ばしておくように伝えましょう。

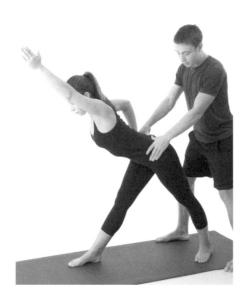

伸ばした手をブロックや床につく前に、ヒップハンドルとクラスピングローテーションを使って、前屈の際に最も大切となる骨盤を前傾させる動きが、快適に行なえるように促しましょう。

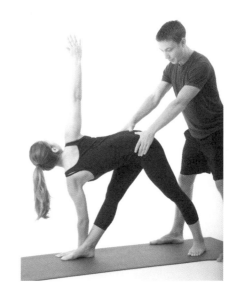

ヒップハンドルを使って骨盤の位置を整え安定させたら、上の腕をまっすぐ伸ばしながら、背骨の中部から回転するよう言葉で誘導しましょう。

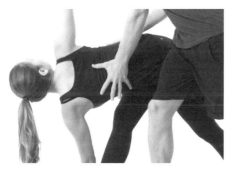

生徒と同じ方向を向いて立ち、自分と生徒の股関節の外側部分を合わせて、生徒の前方の股関節の位置を安定させます。そこから生徒の両体側に対してオープンパームを使い、下側の肋骨を前と下に、上側の肋骨を後方と下（腰の方）に向かわせるようにして、上体の伸びと回転を促します。

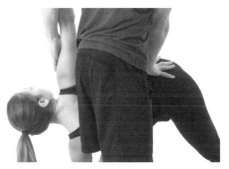

生徒と逆の方向を向いて立ち、自分と生徒の股関節の外側部分を合わせて、生徒の前方の股関節の位置を安定させます。そして、一方の手で生徒の骨盤をオープンパームで水平に調整しながら、もう一方の手で上体の回転を促していきます。

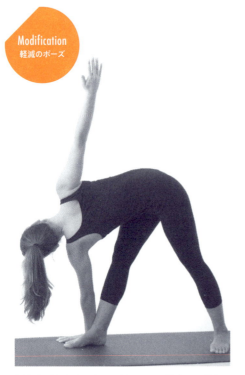

Modification
軽減のポーズ

頭を上げたままにすると首がつらい場合は、首をリラックスさせ頭を垂らし、視線を下に向けるとよいです。

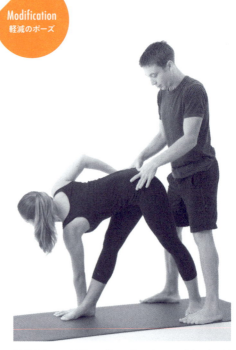

Modification
軽減のポーズ

骨盤を水平の位置から崩して傾けないと、肩が床に対して垂直になるまで上体をねじることができない場合は、上にあげた手を股関節に戻して後ろに押すように伝え、背骨の伸びと上体のねじりを促すようにします。

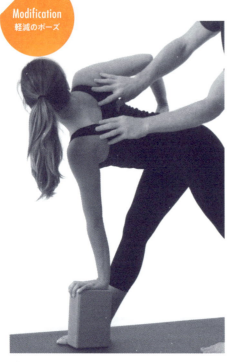

Modification
軽減のポーズ

ブロックの上に手を置くと、もっと楽に背骨を伸ばして上体をねじることができます。

Parivrtta Parsvakonasana
(Revolved Extended Side Angle Pose)

パリヴリッタ・パールシュヴァ・コーナ・アーサナ
（ねじりの体側を伸ばすポーズ）

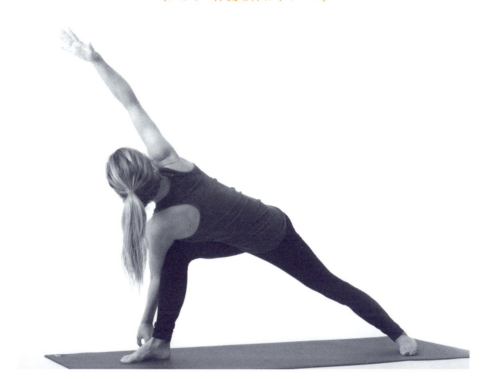

　右足を前にしてアシュタ・チャンドラ・アーサナ（三日月のポーズまたはハイランジのポーズ）になります。もっと難易度を上げたい場合は、ヴィーラバドラ・アーサナⅠ（英雄のポーズⅠ）になりましょう。左手を左股関節に置き、股関節の位置を安定させます。この股関節の位置と、前の膝が踵の真上に来るアライメントが大切であることを強調します。

　左腕をまっすぐ上に伸ばして左の体側が伸びるようにし、次に上体を前に伸ばしながら右にねじり、左の肘を右膝の上に乗せて左右の手を合掌させます。もしねじりと前後開脚が得意なら、左肩が右膝を越すくらいにねじって左手先を右足の外側につきましょう。最終的に右腕を頭上に伸ばし、腕を外旋させながら上体を右にねじります。

　ヴィーラバドラ・アーサナⅠの膝のように、前の膝（右膝）が踵の真上にきて、右の股関節がその膝のすぐ後ろにくるアライメントになるように強調します。アシュタ・チャンドラ・アーサナのように、後ろ足の踵を持ち上げることで、よりエネルギーの通りを意識しやすい初心者向けのアプローチになります。そのためにも、後ろの脚は強く蹴り出しましょう。最後にアーサナの完成形で踵を下ろしたときに、その足の外側の縁をしっかり床に根付かせて、股関節が前に向かうような骨盤の回転を助けます。

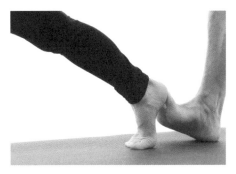

アシュタ・チャンドラ・アーサナのポジションで、生徒に後ろ足の踵を持ち上げてもらい、その踵に講師の足を置いて、脚と踵で後ろに向けて蹴り出すように伝えます。

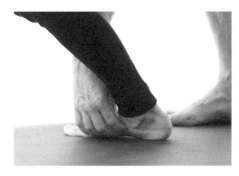

後ろ足の踵を内側の床に落とす、ヴィーラバドラ・アーサナIのポジションでは、その足のパーダバンダを強調することで、足を水平に保ちやすくなり、地面に根付かせることでバランスが取りやすくなって、後脚の内旋が行いやすくなります。

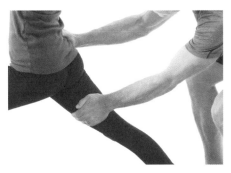

オープンパームにした手を生徒の腰の上に、もう一方の手を内ももに置き、脚を内旋させることで股関節を前に動かし、骨盤のアライメントをサポートします。

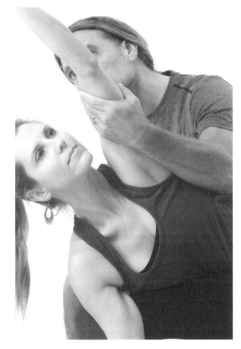

クラスピングローテーションを使って腕の外旋を促します。このアシストは肩の近くで行い、肘から指先にかけての遠位の部位で行わないようにしましょう。

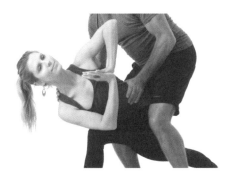

講師と生徒の身長差によっては、生徒にまたがってから膝で挟み込み、生徒のバランスを安定させることで、講師の両手を上体へのアジャストに使えるようになります。

Modification
軽減のポーズ

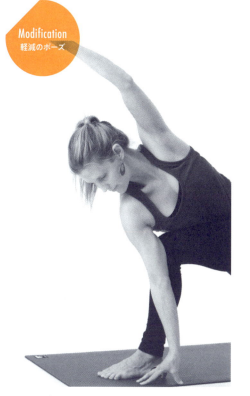

頭を上げたままにすると首がつらい場合は、首をリラックスさせ頭を垂らし、視線を下に向けるとよいです。

Modification
軽減のポーズ

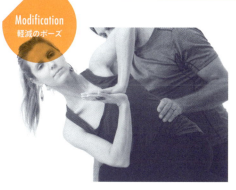

前の膝を越えてねじりを深める際に、脚のアライメントが乱れたり、背骨や胸が崩れ落ちたりする場合は、合掌でねじるバリエーションを取るように伝えましょう。そこから生徒の両体側に対してオープンパームを使い、下側の肋骨を前と下に、上側の肋骨を後方と下に向かわせるようにして、上体の伸びと回転を促します。

Modification
軽減のポーズ

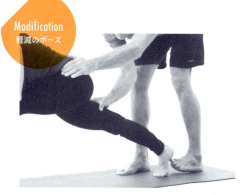

前の股関節が持ち上がって外に広がり、膝が内側に向いてしまう場合は、後ろ足の踵を持ち上げて真後ろを押すようにして（アシュタ・チャンドラ・アーサナのポジション）、オープンパームで後ろの太ももの内旋と股関節が前に向かう回転の両方を促しましょう。

Variation
バリエーション

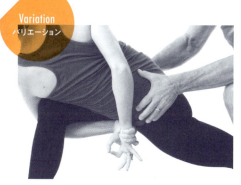

このアーサナの完成形が楽に行える場合には、背後に手を回し下の手で上の手首をつかむように伝えましょう。

Virabhadrasana I

(Warrior Pose I)

ヴィーラバドラ・アーサナ I
(英雄のポーズ I)

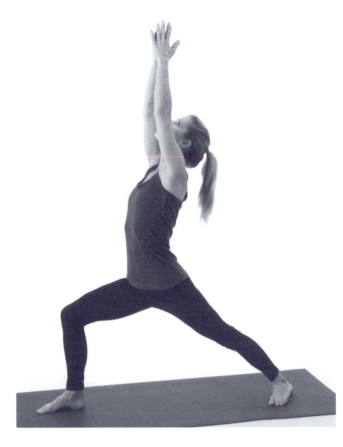

アド・ムカ・シュヴァーナ・アーサナ（下を向いた犬のポーズ）から、このヴィーラバドラ・アーサナ I へ移行するには2つの基本的なテクニックがあります。

伝統的なアシュタンガ・ヴィンヤサ・ヨガでは、右の足を前に踏み出す前に、左の踵を半分内側に向かせて、足を床に根付かせています。一方で、多くのヴィンヤサ・フローのクラスでは、最初に息を吸いながら右足を後ろに伸ばして上にあげ、次に息を吐きながら足を前に引き、右手の横に置いています。

どちらの方法を使うにしても、ヴィーラバドラ・アーサナ I よりも、むしろ先にアシュタ・チャンドラ・アーサナ（三日月のポーズまたはハイランジのポーズ）を指導したほうがよいでしょう。先にハイランジのポーズを行うことで、股関節屈筋群と鼠径部をおだやかに開放するスペースを作ることができるからです。また、踵の真上に膝がきているアライメントの重要さも、しっかりと理解させるようにしましょう。

アシュタ・チャンドラ・アーサナでも、ヴィーラバドラ・アーサナでも、どちらの準備においても、指先をしっかり伸ばすことを生徒に伝えましょう。肩甲骨を引き下げ、背骨の伸びを通して胸骨をさらに前に広げ、首のまわりに十分な空間をつくります。

どちらのポーズを行う際も、生徒には、まず前脚を遠くまで伸ばしながら、上体を垂直に目いっぱい伸ばすよう強調しましょう。両手を股関節あたりに置き、骨盤をニュートラルな位置にして、後ろ足をまっすぐ力強く蹴り出します。

もしアシュタ・チャンドラ・アーサナから始めるなら、その完成ポーズから、後ろ足の踵を床に引きつけておろすかたちで、ヴィーラバドラ・アーサナⅠの土台を作るように誘導しましょう。つまり、パーダバンダを作って後ろ脚の内ももを後方に回転させ、後ろの股関節を前方に回転させながら骨盤を水平にする、ということです。
　両手は股関節に置いたまま、股関節と太もも前面のあいだに十分なスペースをつくり、骨盤をできる限りニュートラルに保つよう生徒に伝えます。同時に、ゆっくりと前脚を曲げて、意識的に膝を足の小指側に向けていくように誘導しましょう。
　前脚の膝が、踵を越えて移動しないように注意することもとても大切です。膝が前に行きすぎると、前十字靱帯に過度な負担がかかるからです。
　もし生徒が、ヴィーラバドラ・アーサナⅠに入るために前の膝を曲げたとき、後ろ側の膝や腰に圧迫を感じるなら、一旦ランジの姿勢をやめるか、それほど深く膝を曲げなくて済む方法を探るよう促しましょう。アシュタ・チャンドラ・アーサナの姿勢で、後ろの脚の踵をまっすぐ上げたまま保つと、膝の後ろや腰にかかる負担を軽減することができます。
　どちらのアーサナでも、生徒がランジの位置で踵を上げる姿勢をとるとき、両腕を体側におろし、手のひらを返して、腕が肩関節から外旋していることを意識させます。次に、両腕を左右から頭上に上げながら、肩甲骨は背中側の肋骨に対してしっかりおろすように促します。
　クラス全体には「その姿勢のまま、しばらく下を向いてください」と誘導し、前面の肋骨下部をわずかに身体の内側に引き込みます。そのポジションを保ちながら、今度は視線を前に向け、両腕は後ろにもっていくように続けます。
　この姿勢をつくることで、生徒は肩をより屈曲させながら背骨をニュートラルに伸ばすことができるようになります。また、この体勢をマスターすると、たとえばアド・ムカ・ヴリクシャ・アーサナ（下を向いた木のポーズまたはハンドスタンド）を行う際も、とても効果的に身体の知性を引き出し、応用できるようになります。腕をまっすぐ保てる生徒には、頭上で合掌し、視線をその親指に向けるよう勧めましょう。
　ヴィーラバドラ・アーサナⅠを深めるために、両足の安定したグラウンディング、後ろ脚の内旋を促しましょう。同時にすねを強く後ろに押し、踵をさらに地面に根付かせながら両足にパーダバンダをつくり、ムーラバンダから、背骨、胸の中心、指先まで、エネルギーが滞りなく上昇していく様子を意識させます。肋骨の下縁を、股関節上縁から引き離して持ち上げ、腰にスペースをつくることでそのあたりを楽にするよう生徒を導きます。
　呼吸は安定していて乱れがなく、視線は柔らかく、胸を広げます。
　ヴィーラバドラ・アーサナⅠは、複数のエネルギーの流れや根付きと伸びの関係、そしてスティラ（安定）とスカム（快適さ）のバランスを教えることができる優れたアーサナです。ヴィーラバドラ・アーサナⅠからチャトランガ・ダンダ・アーサナ（四肢で支える杖のポーズ）に移行するとき、シンプルかつ流れるような、呼吸と連動した動きを保つように導いていきましょう。
　多くの生徒、とくに上達しかけている初心者の生徒に多く見られるのは、チャトランガ・ダンダ・アーサナに入るときだけでなく、その最中もずっと片足を床から離したままの状態でいることです。
　このような癖は、チャトランガ・ダンダ・アーサナの安定した土台を損ないます。「四肢」で支える杖のポーズにもかかわらず、統合性が失われて、非対称的な三肢のバリエーションになってしまうのです。これはウールドヴァ・ムカ・シュヴァーナ・アーサナ（上を向いた犬のポーズ）に移る際のバランスのとれた動きを弱めてしまうことになります。
　この非対称的の癖が繰り返し行われることで、仙腸関節が不安定になり、慢性的な腰の問題を引き起こすこともあります。

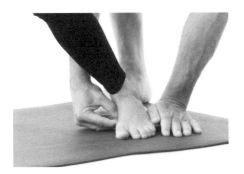

フィンガーフリックとオープンパームを使って、後ろ足にパーダバンダを指示します。

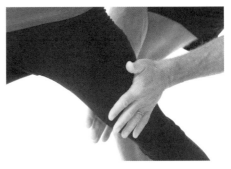

生徒の後ろ側の足の踵に、自分のつま先をつけて能動的なグラウンディングを促しながらオープンパームを使って、後ろ側の脚の太ももの内旋を促しましょう。この太ももの内旋が、もう片側の股関節とのアライメントに向かって、前に股関節が回転する基軸になってきます。

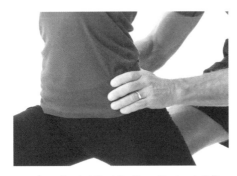

ヒップハンドルとクラスピングローテーションを使って、骨盤をニュートラルにして後ろの股関節を前に回転する力を入れるように促すよう指示します。そしてヒップハンドルを使って、骨盤を水平でニュートラルな位置になるよう促しましょう。

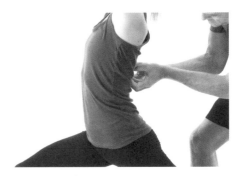

フィンガースプレッドを使って胸郭を水平に引き上げ、骨盤から引き離します。

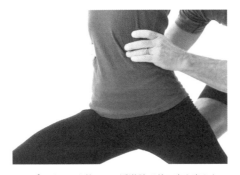

オープンパームを使って、浮遊肋が前に突き出さないようにします。同時に背骨のニュートラルな伸びを促しましょう。

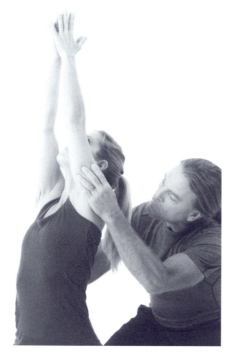

クラスピングローテーションを使って腕を持ち上げ、腕を外旋させる補助をします。

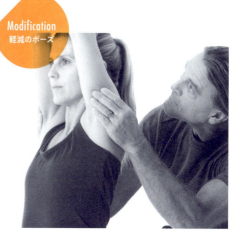

上を見上げると首に問題が出る場合は、頭を水平にして前を見るように伝えます。

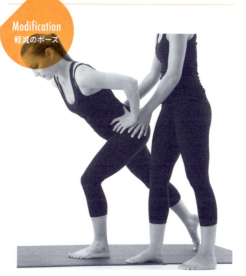

もし生徒が後ろの膝に鋭い痛みや緊張がある場合は、後ろの踵をまっすぐに持ち上げ、後ろに押します。膝にひねりの影響が及ばないようにするためです。この結果、アシュタ・チャンドラ・アーサナに移ることになります。

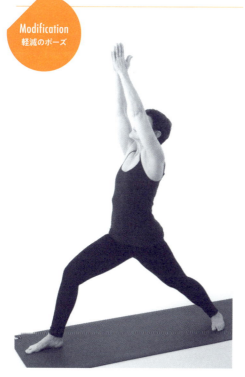

腰に不快感を訴えた場合は、その痛みがなくなるところまで前脚を伸ばすように伝えます。

Virabhadrasana II

(Warrior Pose II)

ヴィーラバドラ・アーサナII
（英雄のポーズII）

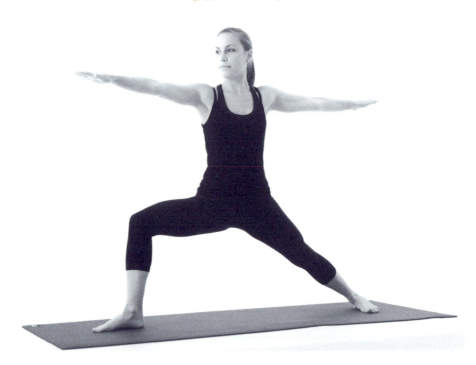

　足を大きく広げたプラサリータの姿勢になり、そこから右足先を外に向け、左足先はわずかに内側に向けます。右膝をゆっくり曲げながら足の外側のラインに向かわせていきます。もし膝が踵を越えるようなら、つま先で床をつかむようにしながら前足を前に移動させ、足幅をもう少し広くします。ヴィーラバドラ・アーサナI（英雄のポーズI）から始める場合は、前の膝のアライメントを保つように、同時に後ろの太ももを後方に押すようにします。

　このポーズでは、前の膝が内側に向かいがちなので、必ず踵の真上にくるように配置します。前側の坐骨は下に引き、股関節は水平、骨盤はニュートラルな位置、後ろ側の脚は固く、足のアーチを持ち上げ、肩甲骨は引き下げましょう。エネルギーが背骨を通って上昇し、胸の中央から広がって指先から抜けていくように流れを感じましょう。足を通して押して、解放します。

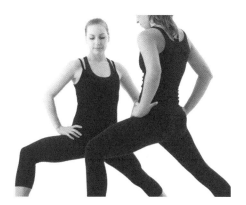

鏡のように生徒と向かい合って、足を広く開いたプラサリータの姿勢をとります。言葉とデモを使い、片方の足先を外側へ直角に向け、もう一方の足先をわずかに内向きにするように促し、両足の配置を整えます。股関節を水平にして骨盤をニュートラルに保ち、肩甲骨を肋骨の背面に向けて引き下げながら両腕を水平にします。

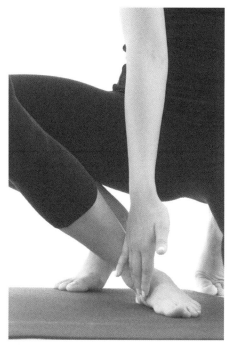

引き続き言葉とデモを使いながら、前の膝を曲げて踵の真上にまっすぐ来るように促します。もし膝が踵を越えてしまったら、つま先で床をつかむようにしながら前足を前に移動させ、足幅をもう少し広くした上で、フィンガーフリックとオープンパームを使って後ろの足にパーダバンダを促しましょう。

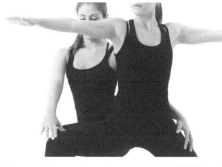

ワンニーダウンスタンスで、自分と生徒の股関節の外側部分を合わせ、生徒の前方の股関節の位置を安定させます。同時に、生徒の前膝と後ろの太ももに対してオープンパームを使い、前の膝の配置を整えながら、骨盤前面からの開脚を促します。

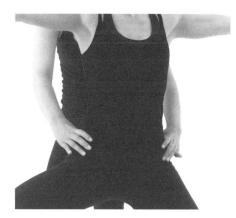

もし生徒の骨盤が前足の方に傾いているなら、わずかに膝を伸ばすように口頭で伝えましょう。その上で、ヒップハンドルとクラスピングローテーションを使い、骨盤がニュートラルなポジションを保つようにサポートしながら、生徒がさらに膝を曲げてポーズを深める補助をします。

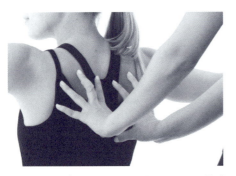

フィンガースプレッドを使って、背骨をより長く伸ばすサポートをします。

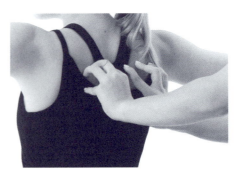

肩甲骨にフィンガードローか、肩の一番上に軽いクラスピングローテーションを使い、肩甲骨を肋骨に向けて引き下げます。

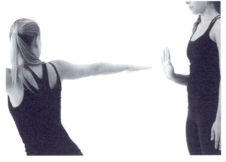

目に見える基準として手を使い、「私の手に向かって手を伸ばしてください」と言いながら、生徒が上体を垂直に（前足の方に傾かないように）アライメント調整できるようにします。

Modification
軽減のポーズ

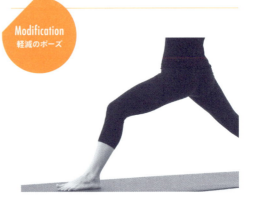

膝を曲げたときに、どうしても内側に入ったり骨盤が前足の方に傾いてしまうようなら、膝の曲げ具合を少し浅くするように伝えましょう。

Modification
軽減のポーズ

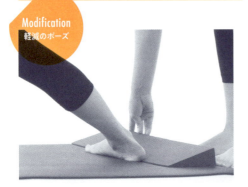

もし後ろの足首に痛みや緊張を感じるようなら、補助具のウェッジを使ってその足の外側が少し高くなるように調整します。

Variation
バリエーション

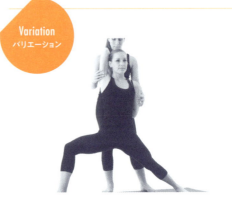

クラスの流れの中で、必要に応じてガルダ・アーサナ（ワシのポーズ）やゴームカ・アーサナ（牛の顔のポーズ）など、さまざまな腕のバリエーションを試してみましょう。

Virabhadrasana III
(Warrior Pose III)

ヴィーラバドラ・アーサナIII
（英雄のポーズIII）

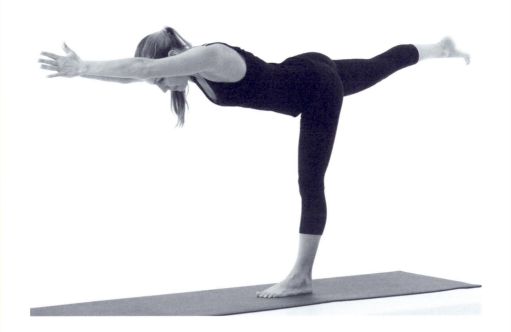

　このアーサナは、壁に手をついて行うと簡単に習得することができます。アシュタ・チャンドラ・アーサナ（三日月のポーズまたはハイランジのポーズ）から、少し反動をつけて前足と脚に体重を乗せ、再びアシュタ・チャンドラ・アーサナに戻ってきます。これを繰り返した後、前の足に全体重を乗せ、後ろ脚が股関節と平行になるまで持ち上げ、ゆっくりと前の膝を伸ばしながら姿勢を安定させていきます。両腕を体側に沿って後ろに伸ばすと腰の負担が軽減し、両腕を飛行機のように左右に広げるとバランスがとりやすくなります。
　バランスを支えている方の脚は、太ももを引き締めて膝をロックしないよう心掛け、膝頭を正面に向けた状態で足首を安定させましょう。股関節は水平に保ち、持ちあげた脚の大腿骨は内旋させ、胴体のわきと胸を通って伸びを感じます。姿勢が安定したら両腕を前に伸ばし、余裕があれば合掌して視線をその親指に向けます。

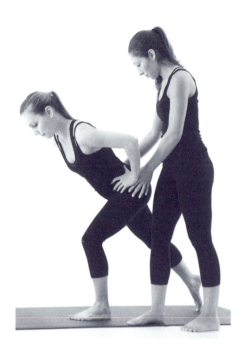

アシュタ・チャンドラ・アーサナから移行するときは、股関節が水平になるように注意を促しながら、片脚に体重を移動させるサポートをします。

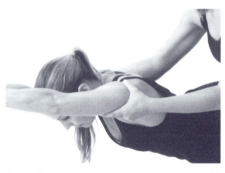

クラスピングローテーションを使って、腕の外旋、屈曲、内転をサポートします。

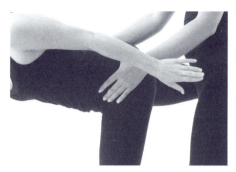

生徒の軸脚のほうに立ち、ヒップハンドルを使って骨盤の水平なアライメントを促しながら、姿勢が安定するようにサポートします。

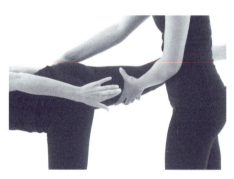

オープンパームを使って、片手で股関節が水平になるように補助し、もう一方の手で上げた脚の伸びと内旋、そして膝の伸びを促します。

Modification
軽減のポーズ

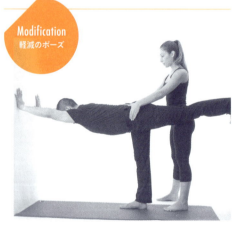

両手を壁につけて練習することもあります。

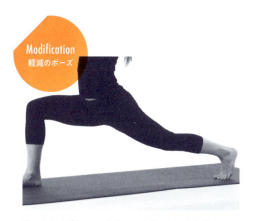

後ろの足を床においたままにすることもあります。

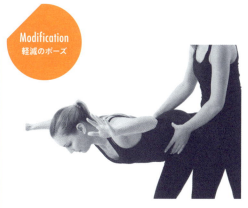

膝と腰の負担を軽くするために、軸足側の膝を曲げたままにしても結構です。

Parivrtta Ardha Chandrasana

(Revolved Half Moon Pose)

パリヴリッタ・アルダ・チャンドラ・アーサナ
（半月ねじりのポーズ）

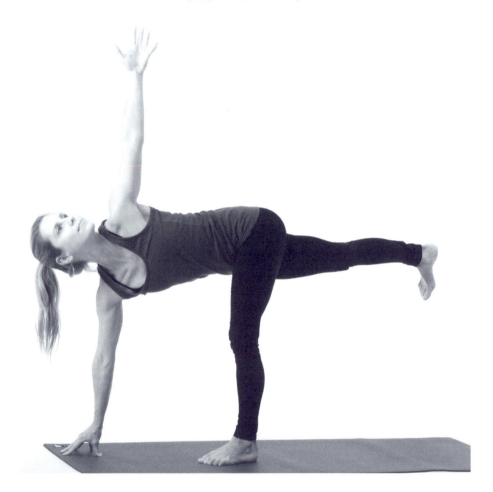

　このポーズは、パリヴリッタ・トリコーナ・アーサナ（三角ねじりのポーズ）と同様に、ねじりの感覚や見た目のねじりを優先して、脚と股関節が安定するアライメントをないがしろにすることが多くあります。股関節を水平に保ち、後ろの脚を持ち上げて引き締め、その姿勢からねじりを加えるように促しましょう。

　脚と股関節のアライメントは、ヴィーラバドラ・アーサナⅢ（英雄のポーズⅢ）と同様です。左脚で立ち、右肩の真下に置いたブロックか床の上に右手（最初は指先）を置きます。パリヴリッタ・トリコーナ・アーサナと同様、左手は左の腰に置いていても構いません。上体を左に回転させ、最後は左腕を上にあげます。

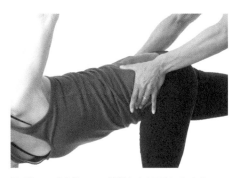

ライトハンドを使って、骨盤を床と平行にします。

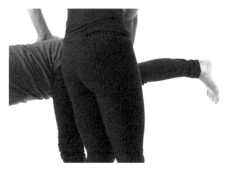

生徒の軸足側に立ち、持ち上げた脚に対してヒップスタンスを使い、バランスを安定させます。

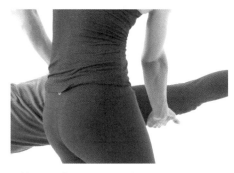

最低限のサポートをしたいときはライトハンドで、より強く方向を示したいときはクラスピングローテーションを使って、上げた脚を股関節から後方にまっすぐ最大限伸ばし、同時に内旋させるように促します。

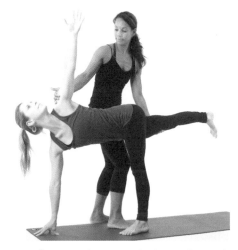

オープンパームを使って、上げた脚が股関節と同じ高さに保つよう調整します。同時にもう一方の手は肩にオープンパームを使い、上体の回転をサポートします。

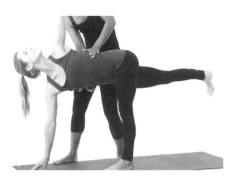

ヒップスタンスで骨盤が回転しないように姿勢を安定させながら、オポジットローテーションとオープンパームを使って上体の伸びと回転を指示します。下側の肋骨を前と下に、上側の肋骨を後方と下に向かわせるようにして、上体の伸びと回転を促します。

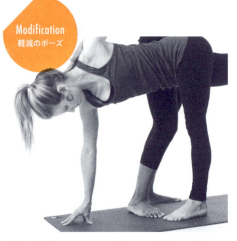

Modification 軽減のポーズ

頭を上げたままにすると首がつらい場合は、首をゆるめて頭を楽にして、視線を下に向けるように伝えます。

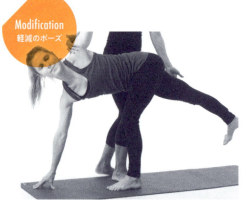

Modification 軽減のポーズ

軸足のハムストリングスがきつい場合、膝を曲げても結構です。

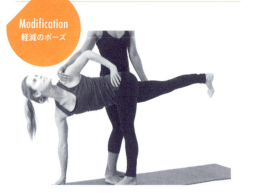

Modification 軽減のポーズ

上の腕を上げないで腰に当て、股関節を後方に押すようにしながら、身体のねじりを促してもOKです。

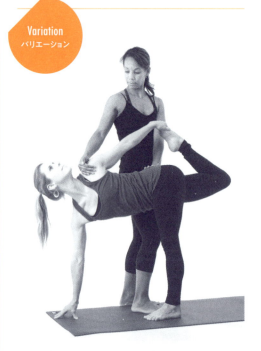

Variation バリエーション

上の腕を後ろに引いて持ち上げた足をつかみ、その手と足を互いに引っ張り合うようにして、ねじりを強調します。その際、腰には十分に注意を払うようにしましょう。

Vrksasana
(Tree Pose)

ヴリクシャ・アーサナ
(立ち木のポーズ)

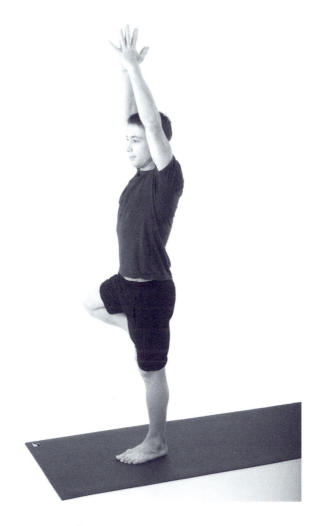

　タ―ダ・アーサナ(山のポーズ)から、壁を支えに使って片脚で立ち、上げた足の踵を膝より上か、難しければ膝より下に置きます。両手は腰に置くか胸の前で合わせて合掌します。股関節を水平に、骨盤をニュートラルに保ち、上げた脚を外転させるよう軽く促しましょう。
　軸足を安定させ、余裕があれば上げた足の踵を膝より上に置き、股関節を水平に、骨盤と背骨をニュートラルに保ち、視線と呼吸を安定させます。それからゆっくりとポーズを解きましょう。

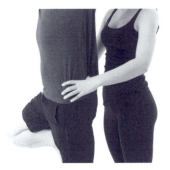

ヒップハンドルを使って軽くバランスをサポートし、股関節の水平とニュートラルな骨盤を促します。

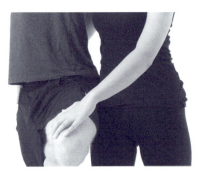

持ち上げた方の股関節と自分の股関節の外側部分を合わせ、その部分を安定させます。そこでオープンパームを使い、その脚の外転をサポートしていきましょう（このとき、股関節が後ろに動いてしまわないようにします）。

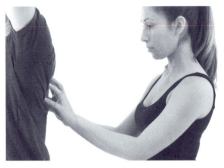

フィンガースプレッドを使って、背骨がさらに伸びるように促します。

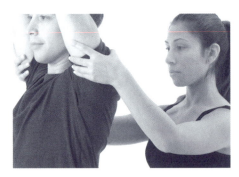

クラスピングローテーションを使って腕の外旋、屈曲、内転をサポートします。

Modification 軽減のポーズ

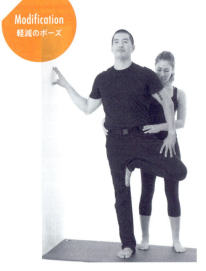

片脚立ちでのバランスを模索するために、壁を使って練習しましょう。

Utthita Hasta Padangusthasana
(Extended Hand to Big Toe Pose)

ウッティタハスタ・パーダーングシュタ・アーサナ
（一本足のポーズ）

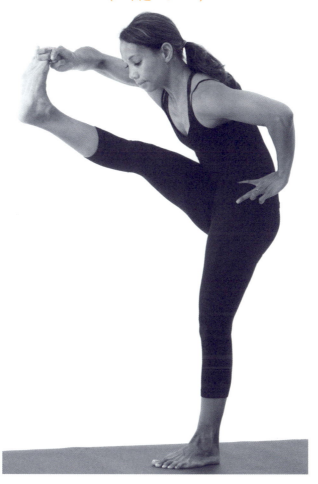

　ウッティタ・ハスタ・パーダーングシュタ・アーサナ A と同じように始め、それからヴリクシャ・アーサナ（立木のポーズ）と同様に進めます。上げた足を横に伸ばすことよりも、軸足を安定させ、股関節を水平に保ち、骨盤をニュートラルにすることに注意を向けるように促しましょう。ストラップを使って足を上げるか、膝を曲げたままつかんで太ももを外転させてもよいです。

　軸足で床を踏みしめてグラウンディングさせ、股関節から背骨、頭頂にかけてスペースを感じるようにします。上げている脚を外転させながら伸ばし、胸を十分に開いて肩越しに反対方向を見るようにします。呼吸と視線を安定させましょう。

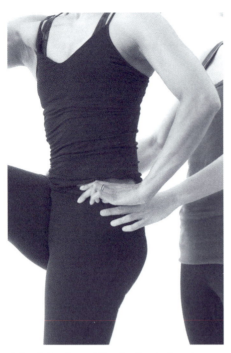

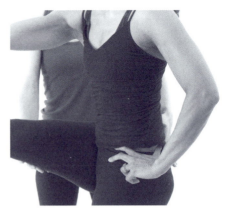

上げた脚の側から生徒のほうに向かい、仙骨上でオープンパームを使って、骨盤がニュートラルな状態になるよう促します。その上で、ライトタッチを使って脚をさらに高く上げるよう促しましょう。

生徒の背後に立ち、生徒が脚を持ち上げるときにヒップハンドルとクラスピングローテーションを使って、骨盤がニュートラルになるようにサポートし、安定させます。

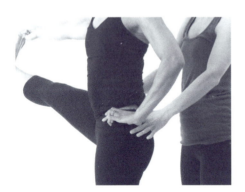

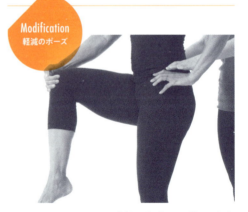

Modification
軽減のポーズ

脚を外転させるバリエーションで、生徒が上げた脚を横に開くときに、ヒップハンドルを使って股関節が水平になるように促します。

軸足をまっすぐにすると背筋を伸ばすのが難しい場合は、持ち上げた脚の膝を曲げるか、ストラップを使って足を持ち上げるようにします。

Parivrtta Hasta Padangusthasana
(Revolved Hand to Big Toe Pose)

パリヴリッタ・パスタ・パーダーングシュタ・アーサナ
(一本足ねじりのポーズ)

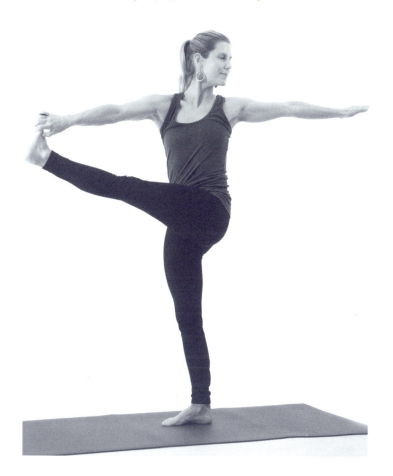

　ターダ・アーサナ（山のポーズ）から左膝を持ち上げるか、ヴィーラバドラ・アーサナⅢ（英雄のポーズⅢ）から上体を起こして持ち上げた脚を前に伸ばしてポーズに入ります。右手で左膝か脚をつかみ、できるようなら足先をつかみます。

　多くの生徒は軸足を曲げてグラウンディングの安定性を損なったり、持ち上げた足の遠くの方をつかもうとして背中の伸びを損なってしまいます。遠くにある足をつかもうとすることより、軸足をまっすぐ力強く保ち、背中を上に伸ばすことに意識を向けるよう生徒に促しましょう。立っている足首の安定性を助けるために、パーダバンダを強調しましょう。

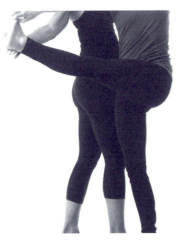

ヒップスタンスで生徒の軸足側に立ち、生徒とは反対方向を向きます。これによってバランスを助け、直立姿勢を安定させることができます。

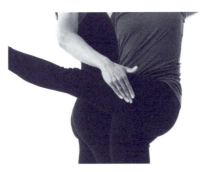

オープンパームを使って、持ち上げている脚のポジションを安定させます。

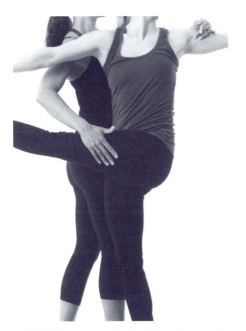

生徒が身体を開いている方の肩にオープンパームを使って、上体の回転をサポートします。このとき、同じく身体を開いている方の手を使って、生徒の腕を床と水平になるように調整し、肩甲骨を下げるように促すことができます。

Modification
軽減のポーズ

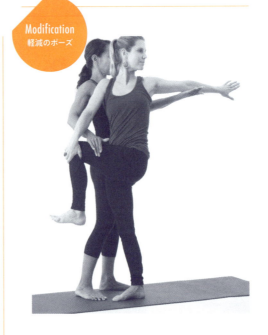

持ち上げた足をつかみながら軸足をまっすぐに保ち、上体をまっすぐ起こすことが難しい生徒には、持ち上げた足か脚のどこかにストラップを巻きつけてそこを持つか、曲げた膝をつかむように促しましょう。

Garudasana Prep
(Eagle Prep Pose)

ガルダ・アーサナの準備
（ワシのポーズの準備）

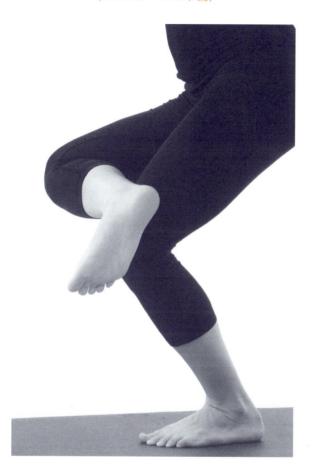

　タ―ダ・アーサナ（山のポーズ）から膝をわずかに曲げ、右足を持ち上げて足首を左膝の上に乗せます。右膝を安定させるため、足首は強く屈曲させます。次に両腕を広げて胸と背中の上部を広げ、そして左肘を右肘の上からクロスさせ、両方の手のひらを合わせて合掌します。もしこれが難しい場合は、親指同士を絡め合うか、右手を使って左腕が胸の前を横切るような形で引き寄せます。

　バランスを安定させ、股関節外旋筋群のストレッチを深めるために、軸足の膝をさらに深く曲げるように生徒に促しましょう。肘は肩の高さまで持ち上げ、左右の肩甲骨の間をより深くストレッチするために、肘を互いにより深く巻き付けます。背骨が伸びた状態をキープし、ハートセンターを開き、手は互いに押し付け合いながら顔から遠ざけます。

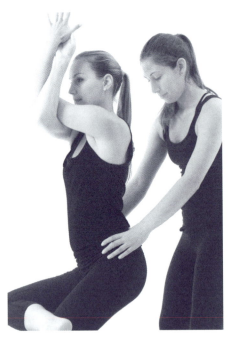

ヒップハンドルとクラスピングローテーションを使って、骨盤がニュートラルな位置にくるように調整します。

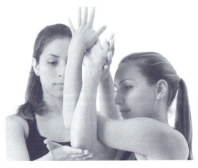

その上でオープンパームとライトタッチを使って、肘が肩の高さまで来るように微調整し、手を顔から遠ざけるように促します。

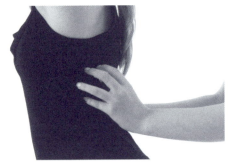

フィンガースプレッドを使って、背骨の伸びをさらに促します。

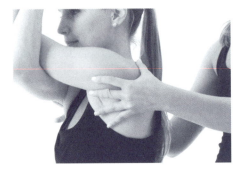

オポジットローテーションを使って、肘が肩の高さにくるように腕を持ち上げながら、肩甲骨を引き下げます。

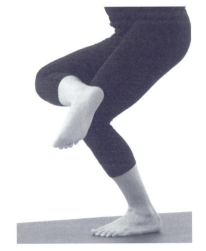

このバリエーションでは、膝に置いた足首を強く背屈させて膝を保護するように指導します。ガルダ・アーサナ（ワシのポーズ）の完全形で両膝を十分にクロスすることが難しい生徒は、この形を保ってもOKです。

Garudasana
(Eagle Pose)

ガルダ・アーサナ
(ワシのポーズ)

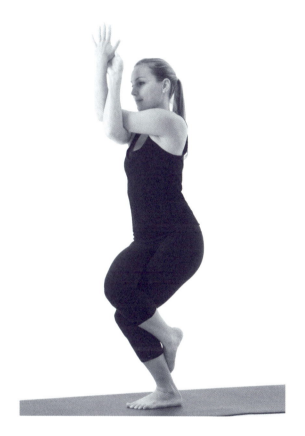

　このアーサナは、段階を追って指導しましょう。まずは、わずかに膝を曲げて、肘をおろして腕を伸ばし、胸を広げます。右足を持ち上げて足首を左膝の上に乗せます。右膝を安定させるために右足首を屈曲させます。余裕があれば、右膝が左膝の左側に来るまで移動させ、右足先を左の足首かふくらはぎの後ろに引っ掛けます。

　両腕を左右に広げてから、左肘を右肘の上からクロスさせ、肘を曲げて両方の手のひらを合わせて合掌します(手の親指同士を絡め合っても構いません)。呼吸と視線を安定させましょう。肩甲骨を引き下げながら、肘が肩の高さになるように促し、手は互いに押し付け合いながら顔から遠ざけます。左右の肩甲骨の間を深くストレッチするために、肘を互いにしっかりと巻き付けます。

　膝の屈曲をさらに深めながら、背骨と胸を持ち上げていきます。必要なら壁を使って練習しましょう。

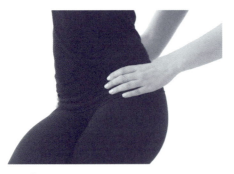

ヒップハンドルを使ってバランスを支えると同時に、腰椎に対して骨盤がニュートラルになるようにサポートしましょう。

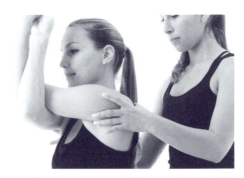

オポジットローテーションを使って、肩甲骨間の引き下げと腕の持ち上げを同時にサポートしましょう。可能なら、生徒の上腕のすぐ下を持って、自分の指を伸ばしながらこれを行います。

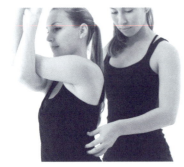

フィンガースプレッドを使い、肋骨を骨盤から離して引き上げることで、背骨の伸びを促しましょう。

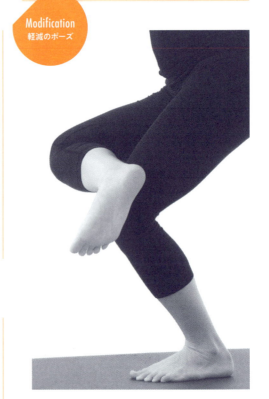

Modification
軽減のポーズ

膝を完全にクロスさせることができないときは、足首を膝にかけ、膝を守るために足首を強く屈曲させます。

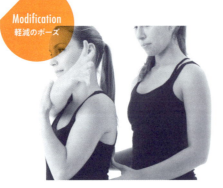

Modification
軽減のポーズ

肘を完全にクロスできないときは、下側の手を使って、上の腕が胸の前を横切るような形で引き寄せます。

Ardha Baddha Padmottanasana
(Half Bound Lotus Intense Stretch Pose)

アルダ・バッダ・パドモッターナ・アーサナ
(半蓮華坐の立位前屈のポーズ)

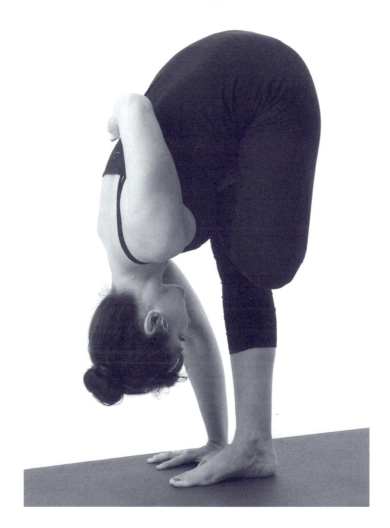

　ターダ・アーサナ(山のポーズ)から、左膝を持ち上げ下腿を持ち、左の踵を右股関節(上前腸骨棘)の方に引き寄せます。次に、左の内ももあたりをゆるめて半蓮華坐の形にします。左手を後ろに回し、半蓮華坐の足をつかみます。右腕をまっすぐに上げてから、ウッターナ・アーサナ(立位前屈のポーズ)のように、ゆっくりと前屈して身体を折りまげます。

　吸う息で、アルダ・ウッターナ・アーサナ(半分起きた立位前屈のポーズ)のように上体を引き上げ、吐く息で再び前屈を深め、5〜8呼吸ほどその姿勢をキープします。

ポーズから戻るときは、吸う息でアルダ・ウッターナ・アーサナの姿勢まで戻り、そのままの姿勢で吐く息のときに腹部が背骨に向かって引きこまれることを確認し、その腹部の支えを利用して立位に戻りましょう。軸足は強く安定させ、ハムストリングスと腰の負担を減らすため膝を曲げても結構です。半蓮華坐の膝の形は、過剰に膝をねじる可能性があるので、特に前屈している間は十分に注意を払いましょう。

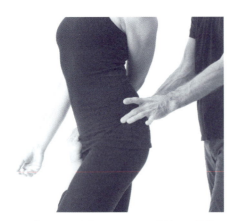

ヒップハンドルを使ってバランスを助け、骨盤がニュートラルな位置にくるようにサポートしましょう。ただし、このことで半蓮華坐の膝に過剰な圧力が加わらないように注意を払います。

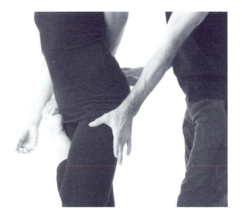

膝に加えられる圧力に注意を払いながら、クラスピングローテーションを使って半蓮華坐の太ももの外旋を促します。

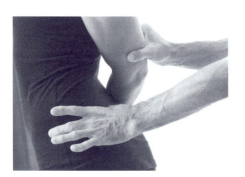

クラスピングローテーションを使って、半蓮華坐の足をつかんでいる腕の内旋を促します。

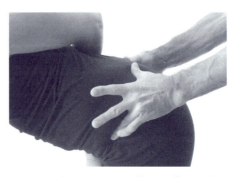

クラスピングローテーションを使って、前屈の最初の（エッセンスとなる）動きとなる骨盤の前傾を促し、同時に腰とハムストリングスへの注意を口頭で促します。

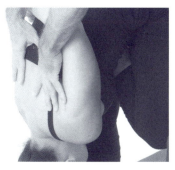

オポジットローテーションを使って肩甲骨を引き下げ、胸骨をお腹から引き離すようにします。

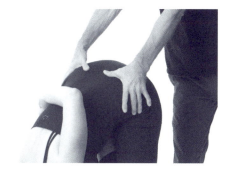

立位に戻ろうとするときは、クラスピングローテーションを使って、骨盤の後傾を促しながらその動きをサポートします。

Modification
軽減のポーズ

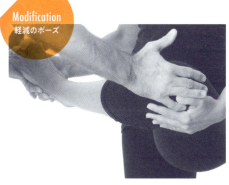

脚を半蓮華坐にすることが難しい場合は、膝を保護するために足を十分に曲げた状態で下腿を抱える方法を試してみてください。

CHAPTER 5

Abdominal Core Integration
腹部のコアの統合

　しっかりと覚醒し、統合された腹部のコアは、腰椎を支える重要なカギとなります。このコアの存在のおかげで、私たちはアームバランスなどを筆頭に、さまざまな動きのなかに「軽さ」を見出すことができるようになり、さらには人生で出会うさまざまな困難やできごとのなかで、より優雅に振る舞うことができるようになります。フィットネスの分野では、一般的に「6つに割れた腹筋」が理想的なコアのシンボルになっていますが、これは、腹部のコアの筋群のなかで、もっとも表層にある腹直筋のことを指しています。

　この腹直筋を鍛えすぎて硬くしてしまうと、身体を縮めるような緊張を生むだけでなく、背骨や呼吸のトラブルの原因にもなります。この結果、洗練されたコアがもたらす、優雅さと自然さ、落ち着きと正確さ、快適さと安定性といった要素を損なってしまうのです。

　ヨガ講師であるアナ・フォレストが長年強調してきたように、内側に不安を封じ込めるのではなく、解放することによって、感情的、身体的な停滞と制限を和らげることが大切です。

　ヨガは主に「身体の内側にスペースをつくるものである」ということを生徒に常に思い出させるために、意識をコアの奥深くに引き込みながら、それを外側へと放射させる方法を学びながら、強くしなやかなコアを育むよう、生徒を導くことが大切なのです。

　コアが強化され、開かれ、そして洗練されていくにつれ、コアはバランスや安定、快適さや軽さの源となります。

　コアについてのより広い考え方を示すために、生徒に対してその流れをビジュアル化することも有効です。パーダバンダで活性化した両足の内側のアーチから始まり、脚の内側のラインを通って骨盤まで上昇し、背骨を通って頭頂から抜けていくライン

です。

　アーサナ練習を通して、身体の正中線に向けてエネルギーを引き込み、そしてそこから放射することで内側にスペースをつくっていく感覚を促すのです。このエネルギーの流れを意識するカギとなるのが、パーダバンダとムーラバンダになります。パーダバンダとムーラバンダは本来、コアを洗練する要となる筋肉群を強化し、洗練することを助け、より具体的なコアを覚醒する練習を活性化させ、持続可能なものにします。通常、コアを目覚めさせる練習を行うと、背骨、骨盤、腹部、背中を中心に全身が温まり、腹直筋、内腹斜筋、外腹斜筋、腹横筋、腸腰筋といった、代表的な腹筋群がバランスよく活性化します。コアの活性化は、アームバランスのポーズの直前に行うのが理想的です。たとえば、バカ・アーサナ（ツルのポーズ）のようなアーサナでは軽やかさの源をつくり出し、アド・ムカ・ヴリクシャ・アーサナ（下を向いた木のポーズまたはハンドスタンド）では安定性をつくり出します。

　バカ・アーサナやウールドヴァ・クックータ・アーサナ（持ち上がった雄鶏のポーズ）、ガラバ・アーサナ（飛んでいるカラスのポーズ）など、骨盤を肩より高く上げるアームバランスポーズの準備としては、腹直筋や腸腰筋を活性化することが大切です。また、パールシュヴァ・バカ・アーサナ（横向きのツルのポーズ）、アシュタヴァクラ・アーサナ（八曲がりのポーズ）のような、胴体をひねるアームバランスポーズの準備には、腹横筋と外腹斜筋を活性化させるのがよいでしょう。パリプールナ・ナーヴァ・アーサナ（舟のポーズ）のように、腸腰筋を酷使するアーサナを行ったあとは、腸腰筋を一度ストレッチして骨盤の前傾を軽減してから、アド・ムカ・シュヴァーナ・アーサナ（下を向いた犬のポーズ）を行うとよいでしょう。長時間、腹部のコアを鍛える練習を行った直後に、そのあたりをストレッチすることは本当に気持ちがよいものです。

　ストレッチはまず、背骨と腹部を元の状態に戻すようなシンプルなねじりから始めるようにしましょう。たとえ気持ちよく感じられたとしても、深く腹部のコアを強化する練習の直後には、決して深い後屈を行わないようにします。

　後屈の前にコアワークを行う際は、簡単なねじりのポーズを通してコアをニュートラルな状態に戻してから後屈を行い、後屈が終わったらコアの筋肉群を全体的に刺激し、改めて腰椎をサポートする体制をつくり直しましょう。

Mula Bandha and Uddiyana Bandha
ムーラバンダとウディヤナバンダ

　パーダバンダとは、下腿にある後脛骨筋と長腓骨筋の収縮を通して得られる「馬のあぶみ効果」によって、足のエネルギーを活性化させるものです。後脛骨筋と長腓骨筋の筋膜付着は、股関節内転筋群の筋膜付着と織り交ざっています。股関節内転筋群は、坐骨の中とその周囲に起始を持っています。坐骨は骨盤底の外側面で、前面では恥骨結合に、背面では尾骨につながっています。

　骨盤底にあるこのひし形の前半分は尿生殖三角と呼ばれ、そこに尿生殖隔膜があります。尿生殖隔膜とは、ハンモック形の筋肉が重なったもので、会陰横筋（2つの坐骨をつなぐ）、球海綿体筋（膣あるいは尿道球を囲む）、坐骨海綿体筋（坐骨を陰核につなぐか陰茎脚を覆う）の3種類の筋で形成されています（Aldous 2004）。

　これらの筋肉群を収縮させると、肛門挙筋、尾骨筋、腸骨尾骨筋、恥骨尾骨筋で形成される、もう一つ別の（後ろ半分の）ハンモック状の重なりを活性化させることができます。これらの筋群が収縮すると骨盤底全体が持ち上がり、連動して腹部のコアの筋肉群と、恥骨に付着している筋肉（特に腹横筋と腹直筋）が活性化します。これがムーラバンダに付随する筋肉の動きです。私たちがアーサナの練習を行う際、地に足が付いた感覚と同時に軽やかさを育み、骨盤内器官を支え、エネルギーの上昇をつくり出し、ウディヤナバンダを刺激します。

　練習を積むと、パーダバンダを行わなくても直接ムーラバンダをつくり出せるようになり、さらには力を入れなくても、安定して軽く身体を保つことができるようになります。ウディヤナバンダは、もっとも誤解されているヨガテクニックのひとつです。誤解の原因としては、異なる流派やヨガ講師が唱える、異なる定義や指示が考えられます。

　ウディヤナバンダの最終形は、息を吐き切ったとき、腹部全体を背骨に向かって後ろに強く引き込み、さらに胸骨に向かって引きあげる動作を伴います。

　このタイプのウディヤナバンダは、特定の呼吸法や浄化法の一部分として考えられていて、アーサナ練習とは無縁のものです。にも関わらず、不幸にもアーサナ中にこのウディヤナバンダを働かせるように指導する講師が多く存在します。

　アーサナ練習中は、呼吸がスムーズに切れ目なく完全に流れる必要があります。こういった呼吸をするためには、横隔膜が十分に自然に機能することが大切なのです。

こういった自然な横隔膜の広がりをウディヤナバンダは妨げ、息の吸入を厳しく制限します。こういった混乱は、ウディヤナバンダとはまったく異なる、呼吸に関係する筋肉の働きと混同することで生じているように思われます。完全な呼気では、腹部の主要な筋肉群が自然に収縮します。主には腹横筋ですが、腹斜筋、腹直筋も収縮します。これらの筋肉の収縮は、アーサナ練習において不可欠なものです。これらの収縮がムーラバンダとともに起こると、多くの（しかしすべてではない）アーサナやアーサナの移行において、とても繊細でわずかな腹部の引き締めが、身体の安定と快適さを助け、深め、そして安定させることができます。

　実際いくつかのアーサナでは、背骨、骨盤、呼吸を適切な状態へと導くために、腹部を十二分にリラックスさせるよう促すことがあります。これを「軽いウディヤナバンダ」として、呼吸法や浄化法における完全なウディヤナバンダと区別することが必要になります。このように、ムーラバンダとウディヤナバンダは、アーサナによって異なるさまざまなエネルギーの流れを助けるために、さまざまな関わり方をもたらすツールだと言えます。ただし、どのアーサナ練習においても、完全なウディヤナバンダのように、腹部を完全にしっかりと引きつけるようなことは、呼吸を制限してしまうという理由であり得ません。そして骨盤底に緊張をつくり出すこともよくありません。むしろ、ムーラバンダとウディヤナバンダは、アーサナ練習において、軽快さと安定したエネルギーの上昇を助け、そのエネルギーをコアへと送り込み、そのエネルギーを放射させてアーサナを助けるように養っていくべきものです。練習とともにその質はよりバランスを保つようになり、やがてはとても繊細なレベルにまで影響を与えることができるようになってきます。

　それではいよいよ、アーサナとダイナミックな動きについて見ていくことにしましょう。これらのポーズの動きは、身体の前面と中心の筋肉群を強化するためにデザインされていて、この筋肉群は骨盤と背骨と関連しながら胴体の下部をサポートし、そのあたりに可動性を与えます（アーサナに入り、アーサナを終えたあとの後屈やその他のダイナミックな動きは、身体の後面から背骨のサポートに不可欠な筋肉群を強化することができます）。

　コアを深く持続的に活性化する練習は、一般的に妊娠中は禁忌とされています。また、腰に問題がある場合は、非常に用心深くアプローチするようにしましょう。

Jathara Parivartanasana
(Revolving Twist Pose)

ジャタラ・パリヴァルタナ・アーサナ
(ワニのポーズ)

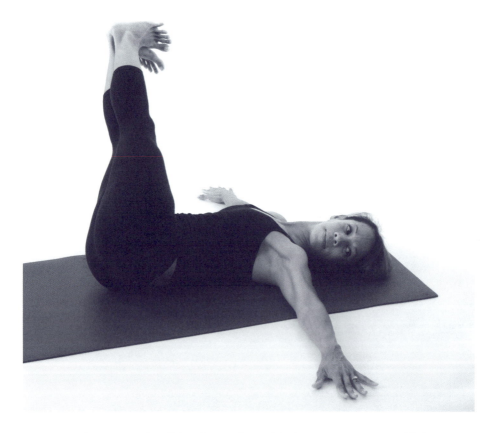

　このアーサナは、ねじりの動きであるスプタ・パリヴァルタナ・アーサナ(仰向けでねじるポーズ)、または腹部のコア強化の動きのどちらかがベースになります。十字架の形になるように両腕を左右に伸ばし、手のひらを床に向けます。両脚、または折り曲げた膝を左右交互に行ったり来たりするように倒し、視線は脚と反対方向に向けるようにします。脚、あるいは膝は床につけないようにしましょう。

　吸う息で脚を横に倒し、吐く息で中心に戻します。両脚を動かしているあいだ、肩と手のひらはしっかりと床に押しつけ、ねじりは腰が快適に感じられる範囲にとどめます。

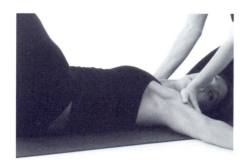 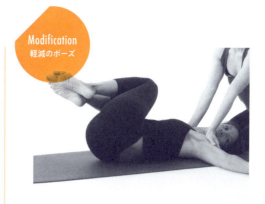

ライトハンドを使って、肩と腕のグラウンディングを促します。

Modification
軽減のポーズ

この動きがつらいようなら、膝は曲げたままにして、左右に回転する範囲を控えめにしましょう。

Tolasana
(Scales Pose)

トーラ・アーサナ
(天秤のポーズ)

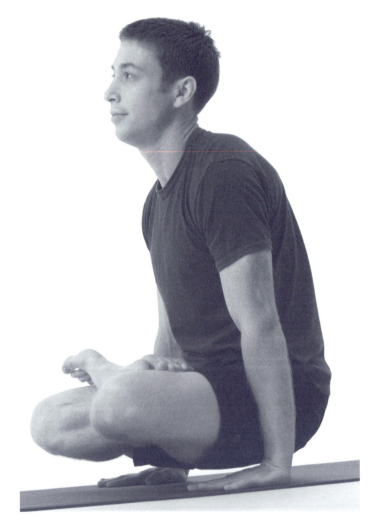

　パドマ・アーサナ（蓮華坐）か、スカ・アーサナ（安坐）になり、両手を両サイドの床につけます。吐く息で視線をあげ、両手を床に強く押し付けて身体を持ち上げ（あるいは、持ち上げようとして）、呼吸をしながらその姿勢を保ちます。床から、垂直に身体を持ち上げることに集中します。
　強度を強めるためには、カパラバティ呼吸法を行います。

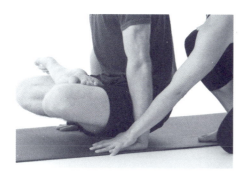

ライトハンドを使って、人差し指のグラウンディングを促しましょう。

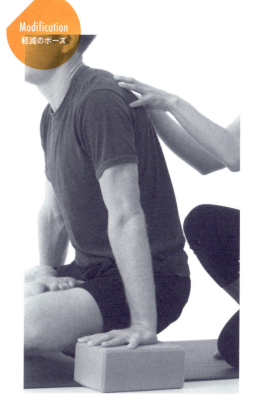

Modification
軽減のポーズ

手のひらを床にしっかりとつけた状態で、肘を曲げると背筋が伸びない生徒には、楽に身体を持ち上げられるよう、手の下にブロックを置くようにします。

Lolasana
(Dangling Earring Pose)

ロラ・アーサナ
(ペンダントのポーズ)

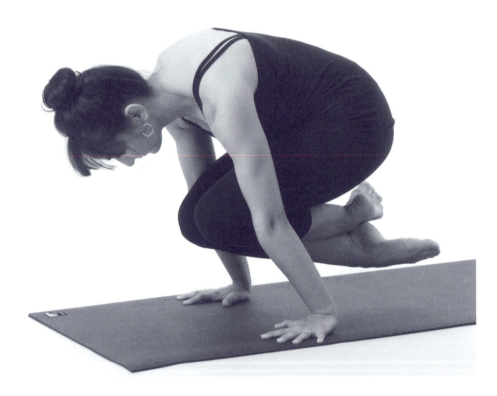

　ヴァジュラ・アーサナ（正坐）から左右の足首をクロスさせ、両手を太ももの脇の床につきます。息を吐きながら視線を上げ、手を床に押しつけながら、背中を丸めて引き上げます。両膝を胸に引きつけ、余裕があれば踵を尾骨のほうに引き寄せます。

　練習を積んで慣れたら、ダンダ・アーサナ（杖のポーズ）からトーラ・アーサナ（天秤のポーズ）、次にロラ・アーサナ、そしてチャトランガ・ダンダ・アーサナ（四肢で支える杖のポーズ）へと、滑らかに移っていくように伝えましょう。さらに上達すると、ロラ・アーサナからアド・ムカ・ヴリクシャ・アーサナ（下を向いた木のポーズまたはハンドスタンド）へ移行することもできます。

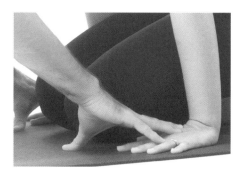

ライトタッチを使って、人差し指のグラウンディングを促します。

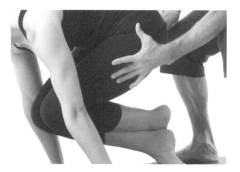

講師は膝を曲げ、その膝の上に自分の肘を乗せて生徒の股関節を支え、生徒の体重を両手の上でサポートすることで、身体の持ち上げをサポートします。

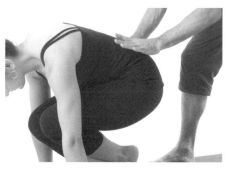

ライトタッチを使って、股関節が肩と同じくらいの高さになるように促します。

Paripurna Navasana
(Full Boat Pose)

パリプールナ・ナーヴァ・アーサナ
(舟のポーズ)

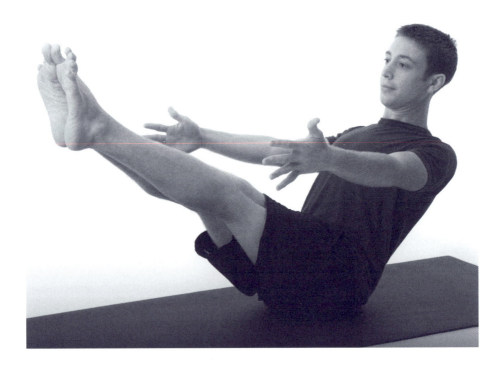

　ダンダ・アーサナ（杖のポーズ）の姿勢から、一方の踵を同じ側の股関節に向かって引き寄せ、その膝を寄せる力を使って骨盤を前傾させます。背筋を伸ばすように意識しながら、もう一方の踵を手前に寄せ、膝裏を持ったら上体を後ろに少し傾けます。
　坐骨の前の方に体重をかけながら、ゆっくりと両足を床から持ち上げ、余裕があれば両脚をまっすぐに伸ばします。背骨のアライメントは崩さないように意識しながら、つま先を目の高さまで持っていきます。少しずつ、足を支えている手をゆるめ、最終的には両手を前に伸ばします。背骨に対して骨盤をニュートラルな配置に保ち、ハートセンターを開いていきます。両脚をまっすぐに伸ばせる人は、つま先の指を広げながら母指球を前に蹴り出し、太ももを内旋させましょう。
　アルダ・ナーヴァ・アーサナ（半分の舟のポーズ）では、腰を床につけ、両手を胸の前で合掌し（オンジョリー・ムドラ）、床から30センチほど、膝（膝の場合は簡単バージョン）あるいは伸ばした脚を持ち上げます。
　ポーズの強度を高める際は、カパラバティ呼吸法を行いましょう。

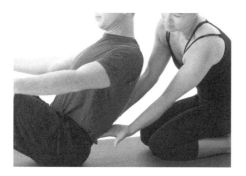

腰にライトハンドを使い、骨盤の前傾を促してニュートラルな状態を促します。

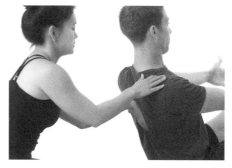

一方の手を生徒の肩の上に乗せ、もう一方の手を肩甲骨のあいだに置いて、ライトハンドを使って胸に向かって背骨を持ち上げるようなサポートを行います。

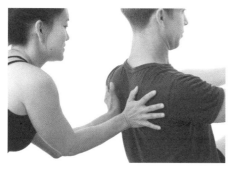

フィンガードローを使って、肩甲骨を背骨に向けて引き寄せながら、胸骨を持ち上げるように口頭で促します。

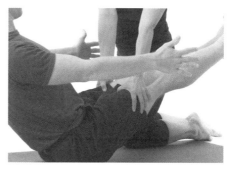

クラスピングローテーションを使って、太ももの内旋を助けます。

Dwi Chakra Vahanasana
(Yogic Bicycles)

ドヴィ・チャクラ・ヴァハーナ・アーサナ
（自転車こぎ）

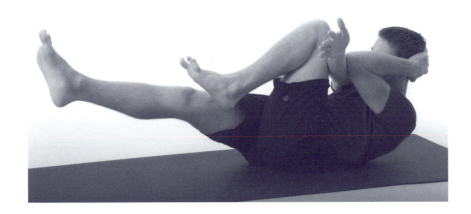

　アパーナ・アーサナ（ガス抜きのポーズ、または膝を胸につけるポーズ）の姿勢から、頭の下で両手を組んで支えます。吐く息で上体を丸めて起こし、両肘を膝の方に寄せながら、右脚を伸ばして床から30センチ上の高さにし、右腕を右脚の真上に来るようにまっすぐ伸ばします。右腕を左膝の外側に向かって伸ばし、右肘と左膝を押し付け合いながら息を吐き切ります。

　吸う息で上体をゆるめて戻し、両膝を胸に引き寄せ、頭と肘を床におろします。反対側も同じように行い、これを3分間続けます。ゆっくりと動き、なるべく腹部の広い範囲を、深く沈めて低く保つように強調します。決められた時間内で何回できるかということより、ゆっくりと、かつ絶え間なく行うように促します。

　そして、必ず呼吸と共に動くよう伝えます。

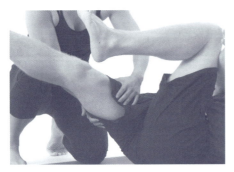

ライトハンドを使って、伸ばした脚の太ももの内旋を促しましょう。

Palavi Abhinatasana
(Pelvic Tilts)

パラヴィ・アビナタ・アーサナ
（骨盤の傾き）

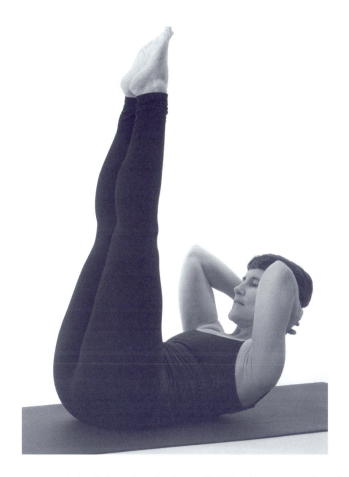

　アパーナ・アーサナ（ガス抜きのポーズ、または膝を胸に付けるポーズ）の姿勢から、両手を頭の下で組んで頭を支え、両脚をまっすぐ上にあげます。脚を垂直に保ったまま、息を吐きながら、両肘を膝のほうに近づけます。

　背中と肩は持ち上げたままにして、吐く息ごとに、できるだけゆっくりとスムーズに尾骨を丸め上げ、吸う息と共に元に戻します。

　これを5～25回繰り返します。このとき、生徒は尾骨を高く上げることに集中しがちですが、骨盤の傾きを最大にすることよりも、ゆっくりとスムーズに動かすことにより強い意識を向けるように促しましょう。

　脚を肘のほうに引き寄せることより、垂直に保つことを強調します。

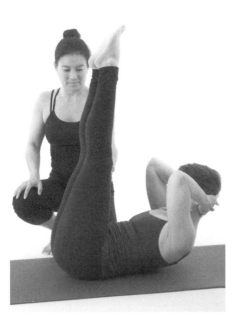

ライトタッチを使って、脚の垂直なポジションを促しましょう。

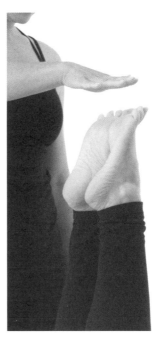

生徒のつま先の上に手のひらをかざして、持ち上げる方向を示しましょう。

CHAPTER 6

Arm Support and Balance

アームサポートとバランス

　全身の体重を手に乗せてバランスをとる際、生徒は完全な集中力が必要となり、アーサナの実践における「ダーラナ」と呼ばれる瞑想的な性質がより深まることになります。また、アームバランスポーズは私たちの心の奥にある、落下に対する根源的かつ理性的な恐れにアプローチします。その恐れは自我と願望とが密接に織り混ざったもので、少なからずともそれを一定レベルにコントロールされた形で体験することになります。

　従ってアームバランスとは、自信と謙虚さを養うためのアーサナだと言うことができます。ほとんどの生徒にとって、いくつかのアームバランスはとても難しく、またやりがいのあるものとなり、同時に、ポーズ練習にユーモアや遊び心をもたらすにはうってつけのポーズとなります。

　また、ほかのアーサナと同様に、忍耐強く練習を行うことで、より完全にポーズを完成させ、長くキープできるようになり、逆に焦ることで必ずと言ってよいほど落胆やケガにつながります。

　アームサポート（腕で体重を支える）アーサナでは、手首が一番リスクにさらされます。

　手根管症候群など、手首に深刻な症状を抱える生徒は、完全なアームバランスを行ってはいけません。また、手首に軽い緊張がある生徒も、手首への負担を最小限に抑えるために、痛みがなくなるまではくさび型のプロップスを使うようアドバイスをしましょう。練習の随所にアームサポートポーズをちりばめるか、それともある一定のブロックに盛り込むかに関わらず、生徒に対して手首の治療のためのエクササイズを提供することはとても大切です。書籍『Yoga Sequencing: Designing Transformative Yoga Classes（日本語未訳）』の Healthy Wrist Sequence の記述を参照してください。

どのようなアームバランスポーズを行う際にも、緊張や痛みを引き起こさないようにして手のひらを床に置き、前腕を床に対して垂直に押すために、生徒は手首を十分に伸展させることが必要になります。肩が弱く不安定で、肩インピンジメント症候群がある生徒は、『Yoga Sequencing（日本語未訳）』のHealthy Wrist Sequenceをおこない、アド・ムカ・シュヴァーナ・アーサナ（下を向いた犬のポーズ）を痛みなく２分間保てるほど肩鞘帯が安定してしなやかになってから、肩に負担がかかる他のアームサポートポーズに挑戦するようアドバイスしましょう。先述したように、アームバランスに先立って腹部のワークを行うと、生徒はコアが持ち上げ、そこから放射している感覚をつくり出すことができるようになります。

　アームバランスで必要なのは、手を握ったり、床に押し付けたりする力ではなく、コアの筋力と柔軟性なのです。コアに向けての能動的な収縮と、そこからの広がりとのバランスを探ることは、手で身体のバランスをとる際の一つの重要な要素になります。このことはアド・ムカ・ヴリクシャ・アーサナ（下を向いた木のポーズまたはハンドスタンド）を行う際に、もっとも顕著に現れます。このポーズでは、コアの強い筋肉が身体の中心を安定させますが、これらの筋肉群、特に腰筋や腹直筋が硬いと、骨盤に対する股関節や背骨の完全な伸展を制限してしまい、骨盤の前傾と腰をバナナのように反らせる姿勢を悪化させてしまいます。

Adho Mukha Svanasana
(Downward-Facing Dog Pose)

アド・ムカ・シュヴァーナ・アーサナ
(下を向いた犬のポーズ)

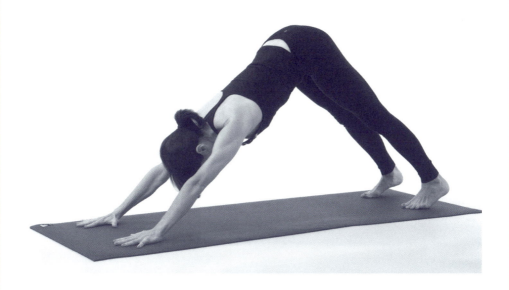

　アド・ムカ・シュヴァーナ・アーサナは、腕で体重を支えるすべてのアーサナの基本であり、グラウンディングと伸びの原理を学び、具現化するための最高のアーサナです。アーサナ実践の基本的な原理に従って、このポーズを一から徹底的に見ていくことにしましょう。最初に、緊張やケガのリスクが最も高い、手首や肩、ハムストリングスから確認していきます。上半身（手を上げる）、そして下半身（足を上げる）という動作を交互に見ていきます。

　手をいっぱいに広げて指を伸ばし、しっかりと床に押し付けます。手首の関節にかかる圧力のバランスをとるために、人差し指の指関節をグラウンディングさせることに細心の注意を払うように伝えます。

　この大地に身体を根付かせる動作は、腕の上部から順に始める必要があります。腕の上部から大地に根差す感覚が持てると、押す力が跳ね返って手首、肘、肩へと伝わり、自然な腕の伸びが感じられるようになります。

　手指は十分に広げるべきではありますが、親指は最大の3分の2にまでにとどめ、親指と人差し指のあいだの母指球のスペースにある靭帯を保護しましょう。

　一般的には、中指が肩に沿って平行になるようにします。生徒の両腕が互いに平行になるようにしておけば、肩と中指が平行になっているかを確認しやすくなります。この肩から先のアライメントを整えることで、肩を適切に外旋することができるようになります。この外旋は小円筋と棘下筋（これらは4つある回旋腱板筋のうちの2つである）を活性化して強くし、肩甲骨をしっかりと引き下げることで肩関節を安定させ、背中にさらにスペースをつくることができ、首がより簡単にリラックスできるようになります。腕をまっすぐに伸ばすことが難しい生徒には、手先をわずかに外に向けるように促しましょう。また、肘が過伸展し

がちな生徒には、手先をわずかに内に向けるように促します。

　肩が硬いあるいは弱い状態でダウンドッグを行うと、首や背中、肘、手首、肩自体を傷める可能性が生じます。逆にどちらの場合でも、このアーサナで適度な努力をすれば、強さとしなやかさを発達させ、肩を完全に屈曲させることができるようになり、より深くバランスのとれた強さを発達させます。

　肩甲骨は背骨から離すように広げながら、背中の肋骨に向けて根付かせる必要があります。ただし、肩関節を外旋させていくと、手のひらの内側が持ち上がる傾向が生まれます。ですからこの傾向を、前腕の内旋（訳注：回内）で打ち消す必要があります。

　グラウンディングと伸びの原則は、下半身にも同じように適用されます。足の母指球を根付かせることは、内側のアーチを持ち上げるために役立ち、これはパーダバンダの効果の一つでもあります。さらにはムーラバンダを目覚めさせることにも役立つでしょう。

　足は腰幅かそれより少し広く保ち、両足の外側のラインを互いに平行にします。

　太ももを固くして大腿骨頭を強く後ろに押すことは、（手の安定と協同して）、背骨を長く伸ばすためのカギとなる動きです。太ももを固くしながら、わずかに内ももをらせん状に後ろに上げることで、仙骨にかかる圧力を和らげ、その間中、恥骨を後方上に引き、尾骨を後方に、そしてわずかに下げるよう生徒に促します。

　そしてヨガの練習の流れの中で、このポーズを行う最初の数回は、自転車こぎのような動作を行うことで、とても心地よく、また身体を穏やかに開いていくことができます。左右の股関節を交互にねじってモデル歩きのように動かし、身体の両側を長く伸ばすことで、ハムストリングスや腰、肩、足首、脚をほぐすことができます。

　身体が柔らかい生徒は、ダウンドッグで膝を過伸展させがちです。このような生徒には、膝を少しだけ曲げるように促しましょう。股関節やハムストリングスが硬い生徒は、両膝を伸ばすことが難しく、無理をすると痛み、脚を伸ばすことができません。そういう生徒には、両足を少し広めに離して（ヨガマットの幅ほど広くてもよい）、骨盤の前傾と腰椎の自然なカーブが楽に作れるようにポーズを軽減させましょう。

　あるいは、膝を曲げた状態でポーズを保っても構いません。ゆっくりと時間をかけて、ハムストリングスやほかの股関節伸筋群の柔軟性を深めていくよう生徒に伝えましょう。

　定期的に練習することで、首は十分に強くしなやかになり、左右の上腕の間で頭を支え、耳を腕と一直線に保つことができるようになります。このように首を伸ばせるようになるまでは、首をリラックスさせて頭を垂らすように促しましょう。

　吐く息ごとに、腹筋に軽く自然な引き締めを感じ、吸う息のときも、この腹部の引き締めを穏やかに保ちましょう。ただし、強く引き上げたりしないように心がけましょう。そして、バランスのよいウジャイ呼吸、下向きの伸びと上向きの伸び、安定した目線、安定と快適さを育むことに、生徒の意識を引き戻すよう促しましょう。

　アド・ムカ・シュヴァーナ・アーサナを行う際には、クラス全体にまず四つん這いの姿勢をとらせて、手、腕、骨盤の原則を教えることから始めます。そこから股関節を上方後ろに持ち上げながら、脚をゆっくりと伸ばしていきます。腕、肩、コアに十分な強さと安定性がある健康な生徒なら、（訳注：つま先を寝かせた状態のまま）アド・ムカ・シュヴァーナ・アーサナに向けて股関節を直接持ち上げることができるでしょう。難しければ、片足ずつ踏み変えてポーズに向かい、余裕があれば両足の爪先を同時に巻き返すようにします。多くの初心者や、とても身体が硬い、または弱い生徒は、完全なアド・ムカ・シュヴァーナ・アーサナを安全に練習するための準備ができていません。こういった場合は、四つん這いの姿勢で準備のための練習を続けたり、壁に手をついてポーズを練習することがお勧めです。

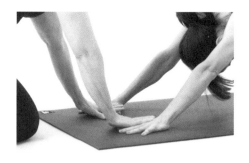

ライトタッチを使って、人差し指が根付いて安定する感覚を促します。

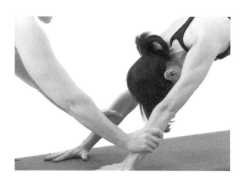

クラスピングローテーションを使って、前腕の内旋（回内）を促します。

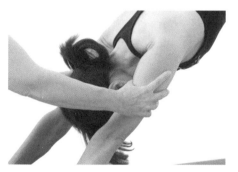

クラスピングローテーションを使って、腕の外旋を促します。

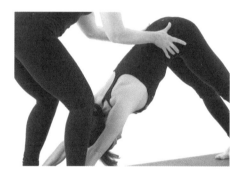

ヒップハンドルとクラスピングローテーションを使って、骨盤と背骨をニュートラルなポジションへと促し、骨盤を指先から引き離します。ただし、生徒の膝が曲がっていたり、踵が床から離れている場合には押さないようにしましょう。

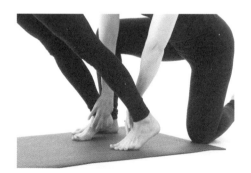

フィンガーフリックを使ってパーダバンダを、ライトタッチを使って踵が脚に対してまっすぐなアライメントになるよう促します。

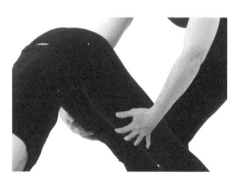

ライトタッチを使って、太ももの引き締めを明らかにしながら強調し、膝頭を持ち上げるように促します。

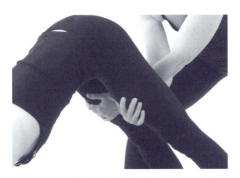

クロスリストを使って太ももの内旋を促し、太ももを強く後方に引いて背骨の伸びを助けます。

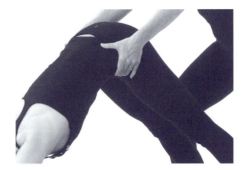

ヒップハンドルとクラスピングローテーションを使って、骨盤と背骨をニュートラルなポジションへと促し、骨盤を指先から引き離します。ただ、生徒の膝が曲がっていたり、踵が床から離れている場合は引き上げないようにしましょう。

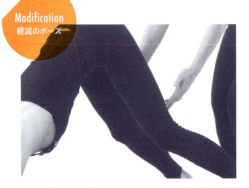

Modification
軽減のポーズ

もし生徒の腰が丸まったり、踵が床から高く離れてしまうようなら、膝を曲げてハムストリングスの負荷を軽減し、股関節の回旋を楽にするために両足をマットの縁に広げてみるように伝えましょう。

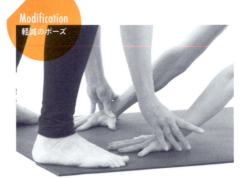

Modification
軽減のポーズ

もし生徒の肘が過伸展して直せない場合は、両手先をわずかに内側に回すように、逆に肘をまっすぐに伸ばせない場合は、両手先をわずかに外向きに回すよう促します。

Phalakasana

(Plank Pose)

ファラカ・アーサナ
(プランク・板のポーズ)

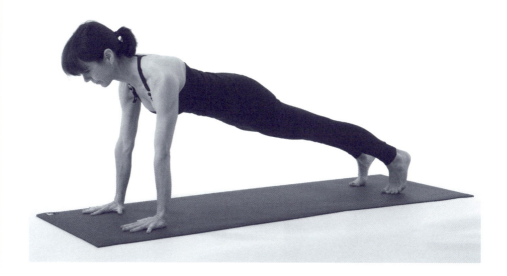

　ファラカ・アーサナは、あらゆるアームサポート系アーサナの準備として学ぶべき、ベーシックなアーサナです。チャトランガ・ダンダ・アーサナ(四肢で支える杖ポーズ)へ移行する際の、基本的な準備ポジションです。このポーズは、手首に深刻な問題がある生徒には禁忌です。また、腰に問題がある生徒には、膝を床について行うように伝えましょう。

　骨盤が下に落ちてしまわないように、両脚とコアをアクティブな状態に保つように強調します。手のひらと指をしっかり床に押しつけ、肩甲骨を肋骨背面にしっかり根付かせるよう誘導します。首を楽に保ったまま胸骨を前に突き出すために、目線はまっすぐ下か、ほんのわずか前方を見るようにしましょう。

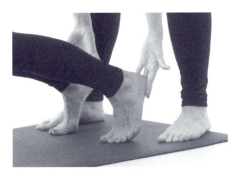

踵にライトハンドを使って、踵からつま先にかけて能動的に蹴り出すように促します。

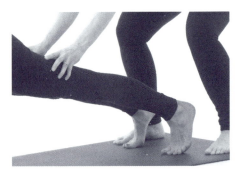

太ももに対してクラスピングローテーションを使い、わずかな内旋を促します。

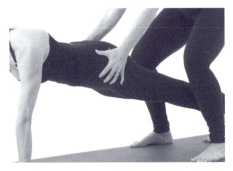

ヒップハンドルを使って、骨盤が肩や踵と同一平面上にくるようにサポートし、骨盤がニュートラルになるポジションを、生徒が見つけやすくするようにしましょう。

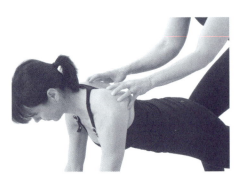

フィンガードローを使って、肩甲骨を引き下げるよう促します。

Modification 軽減のポーズ

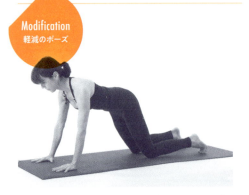

最低でも5呼吸のあいだ、姿勢が崩れることなくポーズをキープすることができるようになるまでは、膝は床におろして練習するようにしましょう。

Chaturanga Dandasana
(Four-Limbed Staff Pose)

チャトランガ・ダンダ・アーサナ
（四肢で支える杖のポーズ）

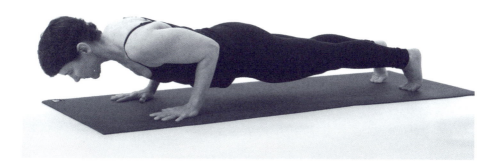

　チャトランガ・ダンダ・アーサナの準備ポーズとして、ファラカ・アーサナ（プランク・板のポーズ）を行い、一連の解説と調整を行います。吐く息でゆっくりと両肘を曲げ、両脚とコアを活性化させながら、胸骨を前方に突き出していきます。

　身体を伏せていくとき、身体の中心がだらりと落ちてしまわないよう、息を吐くときに生じる腹筋の自然な引き締めを使うように促します。

　また、このとき肘で肋骨を押し付けないようにしながら、肩の真後ろに肘が来るようなアライメントを促しましょう。ただし、安定して楽に身体を下ろす力がまだない生徒にとっては、肋骨を横から押すことで伏せる動作が楽になります。

　肩の前面にかかる負荷を減らすために、肩を肘より下に下げなくてもよいことを強調します。肩甲骨は肋骨背面に根付き、胸は十分に広がり、胸骨を前方に向かわせるようにしておきましょう。首を楽に保ったまま胸骨を前に突き出して胸を開くために、目線はまっすぐ下か、ほんのわずか前方を見るようにしましょう。

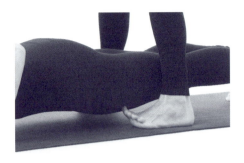

つま先を持ち上げて生徒の太ももの下に置き、言葉での指示とともに脚の活性化を促します。

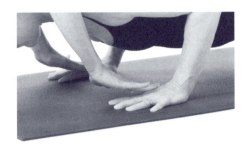

ライトハンドで生徒の手を押し、バランスのよいグラウンディングを促します。

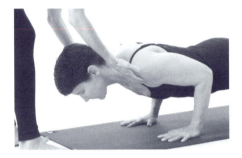

生徒の肩の真下、肘の高さにライトハンドを使用し、生徒の肩がその高さに来るまで身体を伏せるよう口頭で促します。

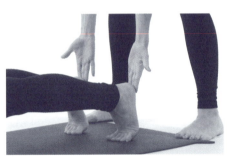

生徒の踵をライトハンドで押して、踵で押し返すように言葉で伝えます。

Modification 軽減のポーズ

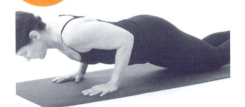

チャトランガ・ダンダ・アーサナの姿勢になるまで、楽に身体を下ろすだけの力がない生徒には、下ろすあいだ膝を床につけるよう促します。

Modification 軽減のポーズ

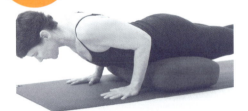

チャトランガ・ダンダ・アーサナを練習するとき、高さのあるボルスターを生徒の胴体と骨盤の下に置き、ゆっくりとボルスターの上に身体を沈めたり、持ち上げてチャトランガ・ダンダ・アーサナの高さまで戻したりします。これを何回か繰り返して、徐々に完全なチャトランガ・ダンダ・アーサナのさまざまなエネルギーの流れを養うようにします。

Bakasana

(Crane Pose)

バカ・アーサナ
(ツルのポーズ)

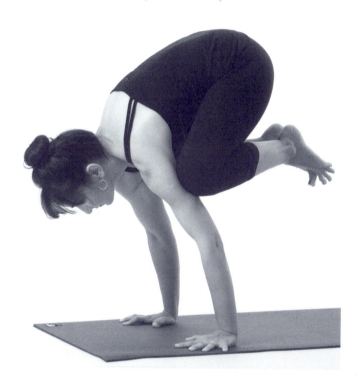

　しゃがみ込んだ姿勢から踵を持ち上げ、膝を広く開きます。両腕をできるだけ遠くまで伸ばし、背骨、肩、腕を長くします。両手を肩の直下に来るまで引き戻し、両肘を広げてすねの外側に来るようにします。これによって、膝を腕や肩のできるだけ高い位置につけることができます。腕または肩に対して、両膝を押し付けるようにしながら、両手と両足でしっかりと床を押し、お腹を持ち上げて骨盤をできるだけ高くしていきます。両手に体重を移すようにして身体を前に傾け、左右の足を交互に床から離していきます。両腕をまっすぐに伸ばしたまま、余裕があれば両足をおしりの高さまで持ち上げます。

　恐怖心を軽減するため、顔の下にブランケットを積み重ねて置いてもOKです。手のひらをしっかりとグラウンディングさせながら、息を吐くたびに改めて腹部を背骨に向けて持ち上げ、恥骨を後方上に向かって引き上げます。視線は、頭の真下の一点に固定します。

　もし姿勢が安定しているようなら、この姿勢から直接チャトランガ・ダンダ・アーサナ（四肢で支える杖のポーズ）に移る方法を指導しましょう。胸骨を水平線に向ける感覚を作り出し、さらに手をしっかりと根付かせて、吐く息とともに両足をまっすぐ後ろに向けて伸ばしながら肘を曲げ、チャトランガ・ダンダ・アーサナの形に移ります。

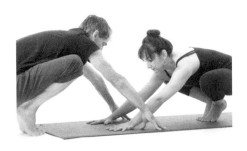

左右の踵を合わせて持ち上げ、両膝を広げて足の母指球で立ちます。そこから両腕を前に伸ばして手を床につき、肩を広げるように言葉で誘導するとともに、デモをして姿勢を示します。

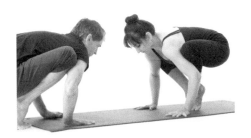

肩の下まで手を引き戻し、肘をすねの外に出します。

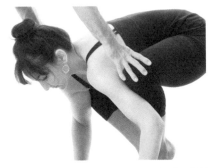

ライトハンドを使って、膝が腕のできるだけ高い位置にくるように促します。

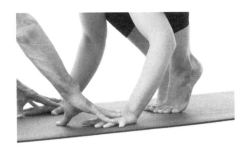

ライトハンドを使って、人差し指を床に押し付けます。

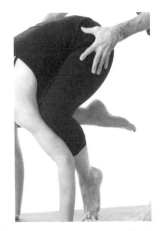

片足を持ち上げて両足でハサミの形を作る動きを、左右交互に何度か繰り返します。最終的には両足を互いにしっかりと押しつけ合いながら持ち上げます。ヒップハンドルを使って、持ち上げてバランスをとる補助をします。

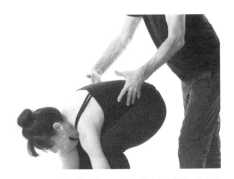

ライトハンドを腹部に使い、腰を持ち上げ際にカギとなる、腹部のコアを活性化させるよう促します。

Parsva Bakasana
(Side Crane Pose)

パールシュヴァ・バカ・アーサナ
(横向きのツルのポーズ)

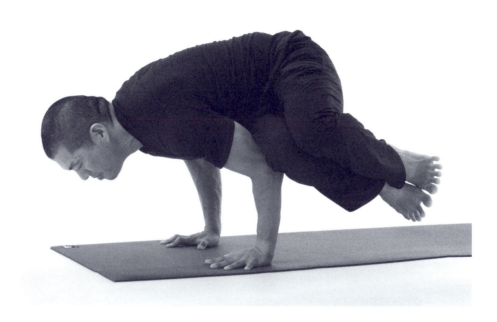

　まず、バカ・アーサナ（ツルのポーズ）と同じようにしゃがみ込んで座り、指先を床につけ、中腰になるまで膝を伸ばしてから、両膝を左側に向けて上体をねじり、再びしゃがみ込みます。次に左腕を上に伸ばして両膝をさらに後ろに押し、右膝の上で左腕を伸ばして（腹部を引き上げ、太ももを横切るようにします）、床に左手を置きます。両手はチャトランガ・ダンダ・アーサナ（四肢で支える杖のポーズ）と同じような位置になります。

　胸骨を持ち上げながら手を根付かせ、爪先を軽く前方に傾けて、体重を手のひらに完全に乗せ始めます。肘を曲げながら胸骨を前方に突き出し、床から離した両足首を互いに押し付け合うように保ちます。手のひらのグラウンディングを保ちながら、肘を肩と一直線上に保ち、両膝は水平に、呼吸と視線が安定するように心がけます。

　姿勢が安定したら、ドヴィ・パーダ・カウンディヌヤ・アーサナ（二本足の賢者カウンディヌヤのポーズ）あるいはエーカ・パーダ・カウンディヌヤ・アーサナA・B（一本足の賢者カウンディヌヤのポーズA・B）に移行していきましょう。

　段階を踏んでステップアップしていく際、どのステージの人もそれぞれ何かを得ることになります。股関節を開くスクワットであったり、ねじった姿勢で股関節を開くスクワットであったり、あるいはねじり姿勢のアームバランスなど、それぞれの練習を深めることになるのです。

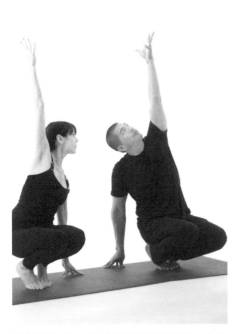

両足を揃えてしゃがみ、踵を上げて母指球で立ったら、指先で肩の下あたりの床を押し、中腰になるまで膝を伸ばしてから、両膝が90度左に向くまで上体をねじり、再びしゃがみ込みます。次に左腕を上に伸ばしてストレッチします。

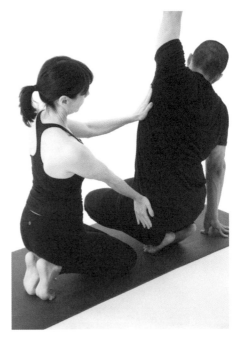

生徒の背後でニーダウンスタンスの姿勢をとり、肋骨の背面と側面にオープンパームを使い、吸う息のタイミングで背骨と伸ばした両腕の伸びを促し、次の吐く息で左腕を右膝に向けて引き戻すように身体を右にねじり、手先を前に向けて伸ばすようにして手のひらを床につくよう伝えます。

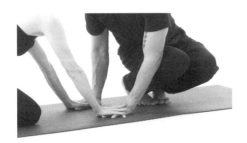

手のひらを床につけ、両手を肩の下にくるように口頭とデモで誘導します。ライトハンドを使って、手のひらと指で床をしっかり押すよう促します。

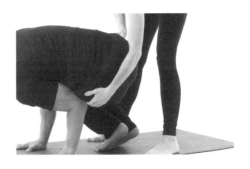

左の肘を土台に見立て、その上に左の股関節を置くように口頭とデモで誘導します（訳注：先の流れから左右が入れ替わっています）。練習を積み重ねれば、股関節を肘から離してもポーズを保つことができるようになります。

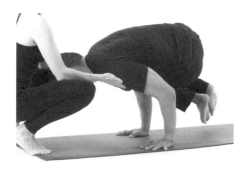

両手に体重が乗るように身体を前傾させ、つま先をゆっくりと床から持ち上げ、肘の角度を変えながらバランスを探るように促します。オープンパームを使って肩を肘と同じ高さにし、肘を広がらないよう促します。

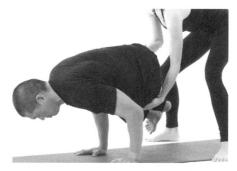

生徒の背後に立ち、ホーススタンスでヒップハンドルを使い、軽さとバランスのサポートをします。

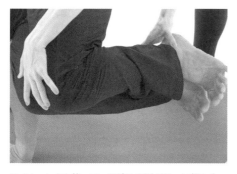

ライトハンドを使って、両膝と両踵が互いに押し合いを続けるように促します。

Bhujapidasana
(Shoulder-Squeezing Pose)

ブジャピーダ・アーサナ
(肩を絞るポーズ)

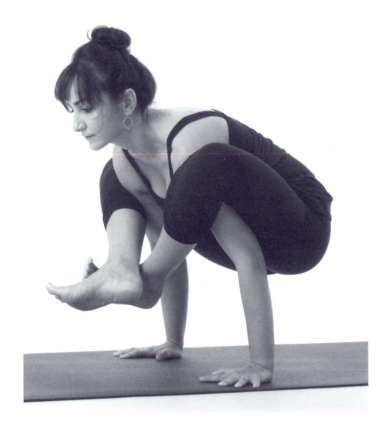

　ブジャピーダ・アーサナは、アド・ムカ・シュヴァーナ・アーサナ（下を向いた犬のポーズ）から、馬跳びをするように両脚を両手に巻き付けてつくります。手首と手のひらのグラウンディングを保ちながら、両手をできるだけ後方にスライドさせて、両膝を肩にあてます。両膝で上腕か肩をしっかり挟み、股関節を床に向けてわずかにゆるめて、両足を床から持ち上げやすい状態をつくります。それから足首を交差させてみましょう。
　もし膝が肩に届いている場合は、踵をおしりの方へ、頭頂を床の方に持ってくる姿勢を試してみます。5呼吸以上その形を保ったら元の形に戻しましょう。

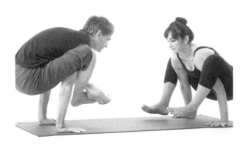

プラサリータ・パードッターナ・アーサナA（開脚前屈のポーズA）かアド・ムカ・シュヴァーナ・アーサナから始め、馬跳びをするように足を手の外側から前方にかけて巻き付け、そこから膝をできるだけ上腕の高い位置に持ってこられるように、つま先を前方に這わせるよう口頭とデモで誘導します。

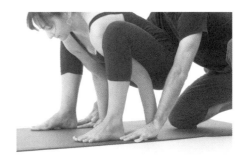

ライトハンドを使って、手と指で床をしっかり押すよう促します。

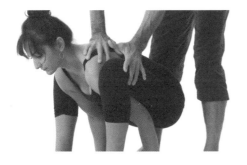

オープンパームを使って、膝を上腕よりも上に引っ張り上げるようサポートします。

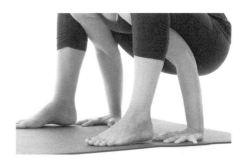

足首を持ち上げて交差させながら、肘の後ろの部分に腰掛けるよう、言葉とデモで誘導します。

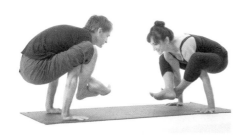

腕をよりまっすぐにして床を押し、足を床から離すために、両手でしっかりと床を押すよう言葉とデモで促しましょう。

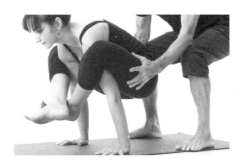

ヒップハンドルを使って身体を持ち上げ、バランスをとるサポートをします。

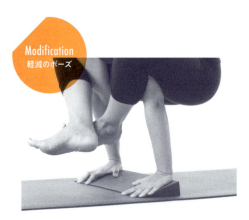

Modification
軽減のポーズ

手のひらを完全に床につけることができない生徒には、ウェッジかブロックを手の下に置くよう勧めましょう。

Tittibhasana

(Firefly Pose)

ティッティバ・アーサナ
(蛍のポーズ)

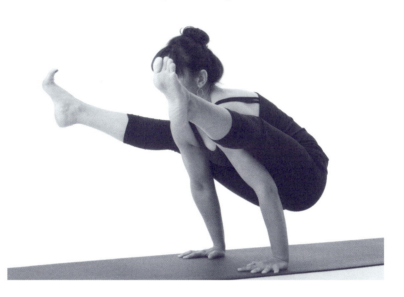

　ブジャピーダ・アーサナ（肩を絞るポーズ）から少しずつ両脚をまっすぐに伸ばし、足の親指の付け根から放射するように足指を広げます。手首を傷めないように注意しながら、人差し指の付け根をさらにしっかりと根付かせます。

　中級の生徒は、そのまま腰を持ち上げ、踵を後ろに引きながら持ち上げて、バカ・アーサナ（ツルのポーズ）へ移行してもよいでしょう。

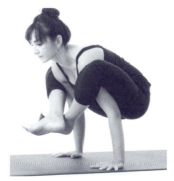

まず、口頭とデモでブジャピーダ・アーサナを促します。

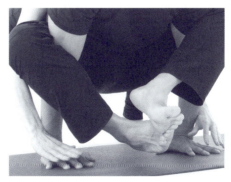

そこから両脚をゆっくりと伸ばし、足を突き出して足指を開くよう、言葉とデモで導きます。ライトハンドを使って、人差し指をしっかり床に押し付けるように促しましょう。

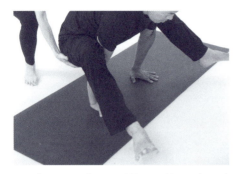

ヒップハンドルを使って、生徒が腰を持ち上げて両腕をまっすぐに伸ばし、両脚が完全に伸びるように前に押していくのをサポートします。

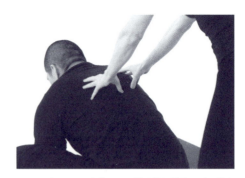

フィンガードローを使って、肩甲骨を引き下げる動きを促します。同時に言葉では胸骨を引き上げるように伝えましょう。

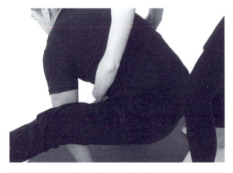

ライトハンドを使い、腹部を積極的に引き締めながら骨盤を持ち上げるように強調します。

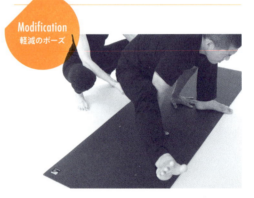

Modification 軽減のポーズ

ティッティバ・アーサナの準備のために、ブジャピーダ・アーサナから膝を左右交互に曲げ伸ばしします。

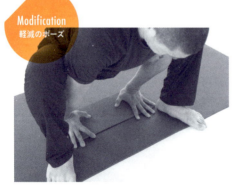

Modification 軽減のポーズ

両手をしっかりと床につけることができない生徒には、ウェッジを使うよう勧めます。ウェッジを使うことで手首の関節にかかる圧力を減らすこともできます。

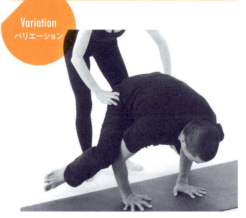

Variation バリエーション

バカ・アーサナに移行する生徒には、ヒップハンドルでサポートします。

Vasisthasana
(Side Plank Pose or Side Arm Balance)

ヴァシツァ・アーサナ
(サイドプランクポーズまたはサイドアームバランス)

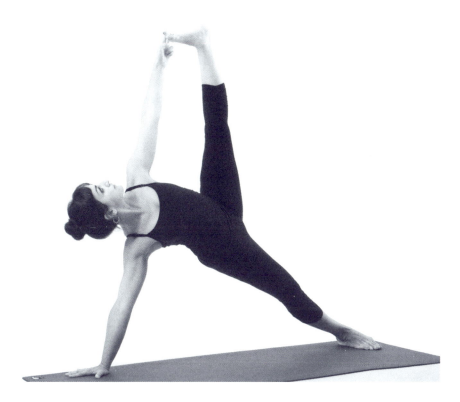

　ファラカ・アーサナ（プランク・板のポーズ）の姿勢から、右足の外側縁を床につけ、左手を左の骨盤のあたりに当てます。左足首を右足首の上に置き、両足首を屈曲させ、下側の股関節を押し上げます。右肩に右手にかけてしっかりと根付かせたら、次のどちらかを選びます。

(a) 左足を右脚の内ももに沿わせるようにスライドさせ、ヴリクシャ・アーサナ（立ち木のポーズ）のような形にする。
(b) 左手指で、左足の親指をつかんで左脚をまっすぐ伸ばす。

　右手と右足外側縁は、しっかりと床にグラウンディングさせたままにします。このとき、視線は上げた足の親指を見上げるか、壁を見るか、あるいは床を見おろします。

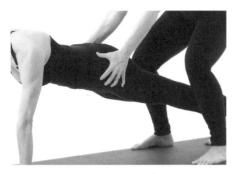

まず、ファラカ・アーサナを言葉とデモで誘導しましょう。そこからオープンパームを使って、肩、股関節、足首が一直線に並ぶようにします（股関節が垂れ落ちたり、持ち上がったりしないようにします）。

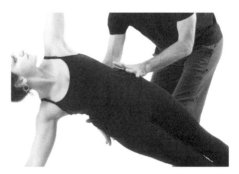

次に、右足の外側縁を床につけて体重を乗せ、両足首を強く屈曲させながら互いに積み重ねるよう、言葉とデモを使って誘導します。そしてふたたびオープンパームを使い、肩、股関節、足首が一直線に並ぶようにします。

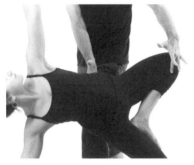

生徒の後ろに立ち、自分の脚を生徒の仙骨に軽くあてます。そこから、上の足をヴリクシャ・アーサナと同じようにするよう口頭で伝えましょう。このとき、股関節が垂れ落ちたり、上の方のお尻が後ろに引けてしまわないように言葉で伝えましょう。
そして、曲げた膝にオープンパームを使い、ヴリクシャ・アーサナのように股関節を開くよう促し、自分の脚を使って生徒の上側のお尻が後ろにずれないように支えます。

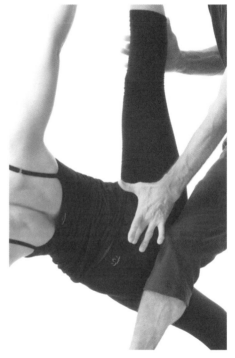

ヴリクシャ・アーサナの位置の上の足の親指をつかみ、そこから脚を伸ばすように伝えましょう。このとき、お尻が落ちたり、後ろに引けてしまわないよう言葉で促しておきます。持ち上げた脚にオープンパームを使い、その脚の股関節を開くよう促しながら、自分の脚を使って生徒の上のお尻が後ろにずれないように支えます。

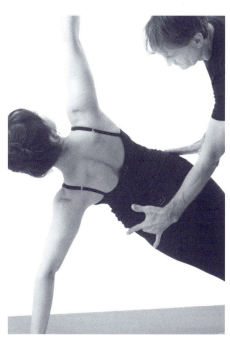

生徒の骨盤が垂れ下がっていたら、ライトハンドを使って持ち上げた状態を保つように促します。

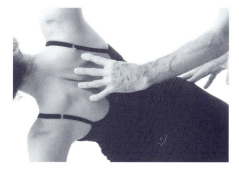

フィンガードローを使って肩甲骨を引き下げ、胸が広がるように促します。

Modification
軽減のポーズ

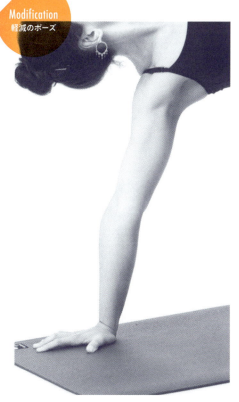

手首にかかる圧力を弱めるために、支える手は肩より少し遠くに下ろしてもOKです。前腕を床に置くと、手首にかかる負担を軽減することができます。

Modification
軽減のポーズ

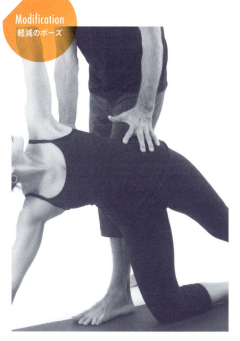

下側の膝を床に下ろすことで、ベーシックな軽減のポーズとなります。また、身体を支える手を肩より少し遠くの床につくと、手首にかかる圧力を弱めることができます。両肩にオープンパームを使い、上体が壁に対してまっすぐになり、床に向かって崩れないようにサポートします。

Eka Pada Koundinyasana A
(One-Leg Sage Koundinya's Pose A)

エーカ・パーダ・カウンディヌヤ・アーサナA
（一本足の賢者カウンディヌヤのポーズA）

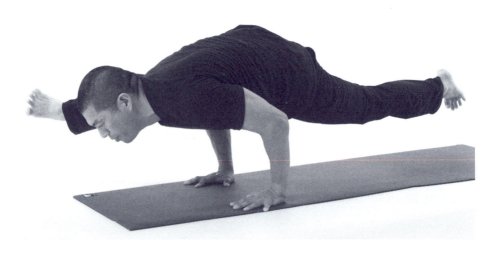

　ウッティタ・パルシュヴァ・コーナ・アーサナ（体側を伸ばすポーズ）の腕を巻き付けるバリエーション、あるいはアシュタ・チャンドラ・アーサナ（三日月のポーズまたはハイランジのポーズ）の体勢になります。そこから、右肩を右膝の下に潜り込ませ、両手両腕をチャトランガ・ダンダ・アーサナと同じように置きます。そして右脚を前に伸ばしながら後ろの足を持ち上げ、両手でバランスをとります。

　視線は前に向けるか、首の負担を減らすために下に向け、両肩と両耳を床に対して水平に保ちます。吐く息で軽いウディヤナバンダを行い、チャトランガの力の使い方で、身体を浮かせるための軽さを作り出します。

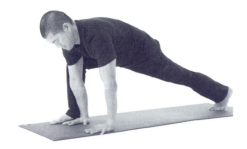

アシュタ・チャンドラ・アーサナかウッティタ・パルシュヴァ・コーナ・アーサナの姿勢になり、そこから両手をチャトランガ・ダンダ・アーサナのように置きます。

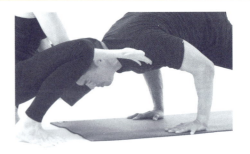

オープンパームとライトハンドを使って、チャトランガ・ダンダ・アーサナのように両肩と両肘が同じ高さになるように促します。

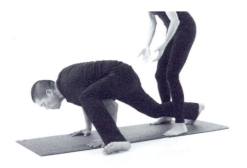

後ろ側の足を使って体重を前に移動させ、バランスをとりながら、前の脚を前に移動させ、外側に広げるよう誘導します。

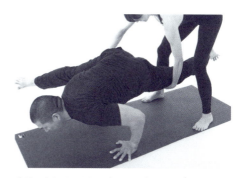

生徒にまたがるように立ち、両脚にオープンパームを使って、生徒が背筋を伸ばし、腰を床から遠ざけ、前の脚を前に移動させ、横に伸ばしていく動きをサポートします。

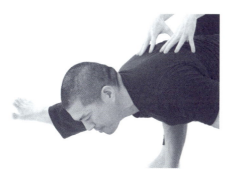

フィンガードローを使って肩甲骨を引き下げます。

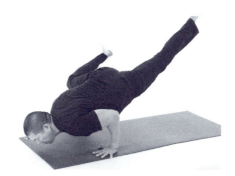

吐く息でチャトランガ・ダンダ・アーサナの姿勢に、身体を浮かせて戻るように言葉とデモで誘導します。

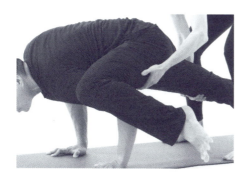

股関節やハムストリングスが硬い生徒には、前の膝を曲げたまま後ろのつま先を持ち上げるように誘導します。生徒の脚をまたぐようにしてこの動きをサポートしましょう。

Variation バリエーション

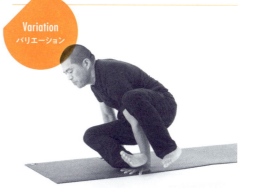

直接アシュタヴァクラ・アーサナ（八曲がりのポーズ）に移り、そこからまたこのポーズに戻ってから、チャトランガ・ダンダ・アーサナの姿勢に浮いて戻ります。

Adho Mukha Vrksasana
(Downward-Facing Tree Pose or Handstand)

アド・ムカ・ヴリクシャ・アーサナ
(下を向いた木のポーズまたはハンドスタンド)

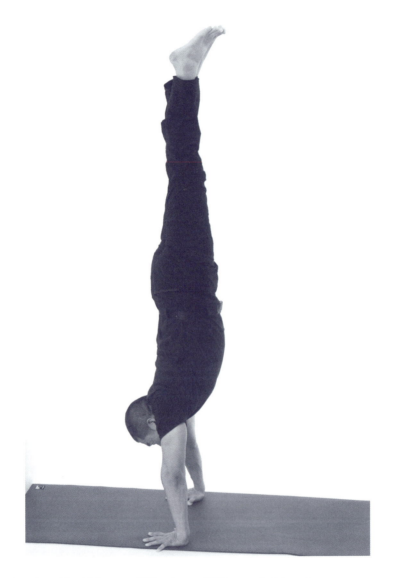

このポーズは、壁の近くで、三段階にわけて誘導していきましょう。

(1) まず、アド・ムカ・シュヴァーナ・アーサナ(下を向いた犬のポーズ)のように、身体

をL字型にして、両手を壁、両足を床につけ、上体はアド・ムカ・シュヴァーナ・アーサナの姿勢を保ちます。そのまま、片脚を交互に持ち上げて後方に伸ばします。
(2) 次に、壁を背にしてアド・ムカ・シュヴァーナ・アーサナをとり、両足を先ほど手をついていた壁の位置まで持ち上げて脚を水平に保ち、両手が肩の真下に来るような形でL字になります。そこから片脚ずつ、交互に天井に向かって上げて伸ばします。
(3) 壁から15センチ離れた床に手をつきます。強くまっすぐな手の圧を保ったまま、片脚を後方上側に向かって伸ばします。上げたほうの脚を振り子のように揺らしながら、もう片方の脚を跳ね上げはじめます。

下の脚が跳ね上がったら、脚をまっすぐに強くして、もう片方の脚の隣に来るよう頭上まで引き上げます。そこから、アド・ムカ・シュヴァーナ・アーサナのように両手をしっかり床につけながら、最初に両足首を曲げて脚と踵を押し上げ、次に足の親指の付け根を蹴り上げるようにします。

体幹をより長く伸ばしながら、アド・ムカ・シュヴァーナ・アーサナのように肩甲骨を広げて安定させます。軽く腹部を引き締めて、胴体と骨盤の安定したつながりをサポートします。浮遊肋を内部に引き入れた状態を保ち、尾骨と恥骨を押し上げ、ムーラバンダを活性化し、太ももを内旋させ、両手の親指の間に視線を落としながら呼吸をします。

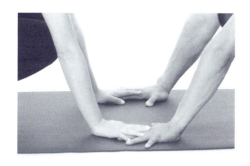

ライトタッチを使って、人差し指を根付かせるよう促します。

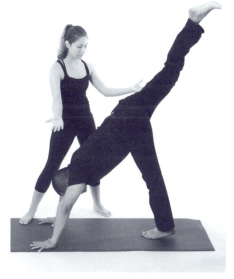

ハサミのように片脚だけ蹴り上げる動作をサポートするために、蹴り上げられた脚の方に立ち、45度の角度でホーススタンスの体勢をとります。生徒が脚を上げ過ぎるのを防ぐバーとするために、片腕を生徒の両手首と直線になるように伸ばし、もう片方の腕は脚の振り上げを手伝うために備えます。

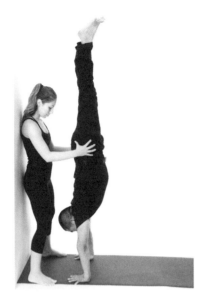

両脚が持ち上がったら、生徒の背中側に移動し、クラスピングローテーションを使って、しっかりと生徒の骨盤を支えます。生徒の骨盤が、床に着いた手首の真上に来るようにアライメントを調整し、両脚がまっすぐ上に向くようにサポートします。

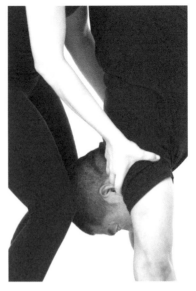

生徒が基本的なアライメントをとれるようになったら（壁に向かって、あるいは部屋の中央で）、アド・ムカ・シュヴァーナ・アーサナの指、腕、肩の形をつくる誘導をします。

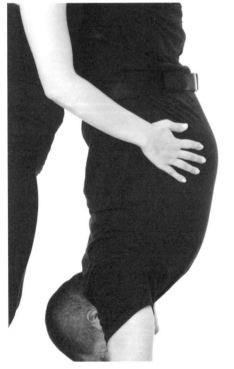

ライトハンドを使って、肋骨の前面、下の方を内側に引き込むように促します。

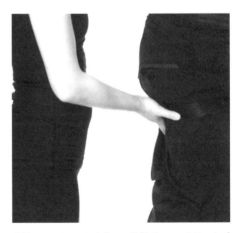

仙骨にライトハンドを使い、骨盤がニュートラルなポジションになるように促します。

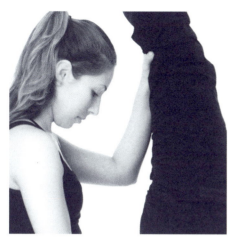

一時的に生徒の両膝のあいだに自分の片手を挟み、2本の脚が1本につながっているように感じるよう伝えます。

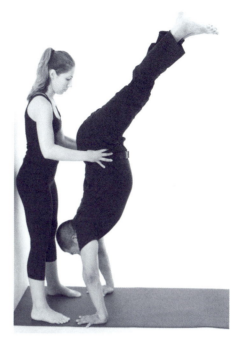

生徒の両股関節にクラスピングローテーションを使い、数呼吸かけて楽に立位前屈に戻れるようサポートをします。

Modification
軽減のポーズ

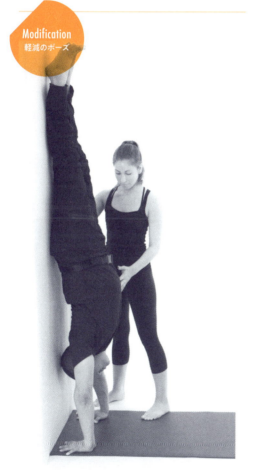

壁を支えにポーズを行いましょう。あるいは、その他の準備的なポジションのひとつにとどまるように誘導します。

Shishulasana

(Dolphin Pose)

シシューラ・アーサナ
（イルカのポーズ）

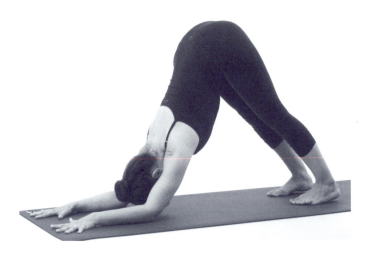

　つま先を立てて四つん這いになり、左右の上腕を平行にして床に置くよう言葉とデモで誘導します。もし上腕を平行に保つことができない場合は、人差し指の間にブロックをおいて肘のすぐ上にストラップを巻き付けるか、両手の指を組んでもらった状態でストラップの使用を促しましょう。

　前腕と手をグラウンディングさせ、肩を手首から離すように引き上げます。股関節を後方上に持ち上げ、両脚を少しずつまっすぐに伸ばしていくように誘導します。

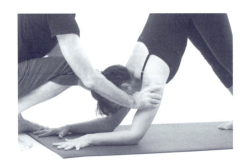

クラスピングローテーションを両肩に使い、意識的な外旋を促します。これによって肩を安定させると同時に、首周りの緊張を軽減することができます。

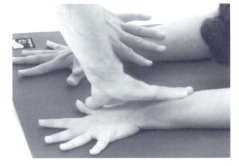

ライトハンドを両手と前腕に使って、内旋（回内）を促します。これによって両手の安定感が増し、手首への負担が最小限になります。

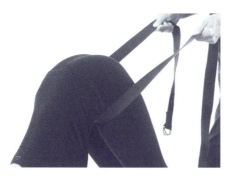

左右の太ももの上端を横切るようにストラップを巻いて、後ろから左右均等に引きます。これは体重を両脚にさらにかける指示となって、背骨が伸びるようになります。

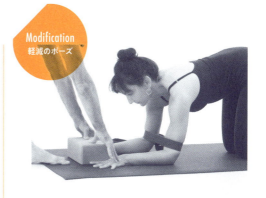

Modification
軽減のポーズ

膝を床につけたまま、腕をさまざまな位置に置いたり、プロップスを使ったりして、色々なポジションを模索してみましょう。

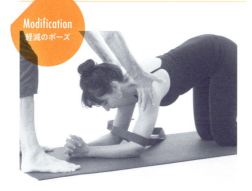

Modification
軽減のポーズ

肩が硬い生徒には両手の指を組むよう伝えます。こうすることで、腕や肩のポジショニングがしやすくなります。

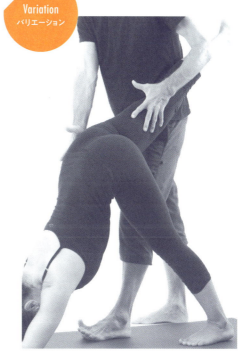

Variation
バリエーション

片脚を後方上に伸ばすよう口頭で誘導します。同時に、オープンパームとクラスピングローテーションを使い、股関節を水平にし、両脚を内旋させてさらに伸ばすよう促します。

Pincha Mayurasana
(Feathered Peacock Pose or Forearm Balance)

ピーンチャ・マユーラ・アーサナ
(クジャクの羽のポーズまたはアームバランス)

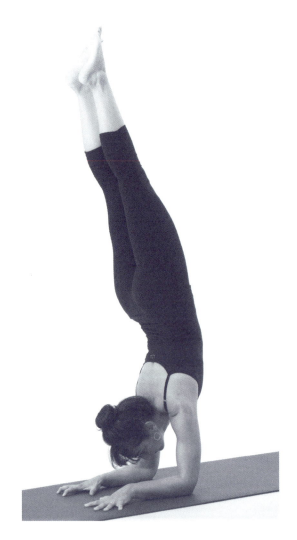

　アド・ムカ・ヴリクシャ・アーサナ（木のポーズまたはハンドスタンド）を誘導するときと同じステップを踏みますが、前腕は床に置いた状態となります。もし生徒の前腕が広がってしまうようなら、左右の人差し指の間にブロックを置き、肘のすぐ上にストラップを巻き付けるとよいでしょう。
　(3)のステップでは、肩をできるだけ手首から遠ざけるように引き上げることが大切です。

頭上でハサミのように脚を交互にキックさせるときも、この肩のポジションを保つようにします。ピーンチャ・マユーラ・アーサナの形になったら、左右の手のひらと肘をしっかり床に押し付け、肩を手首から離すようなイメージで引き上げ、尾骨を足と天井に向けて押し上げます。大腿骨は内旋させておきましょう。

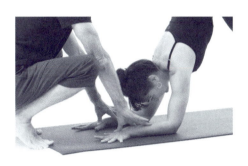

シシューラ・アーサナ（イルカのポーズ）の準備と同じように、ライトハンドを使って手と指をしっかりグラウンディングさせます。

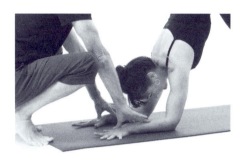

両足を肘の近くまで移動させ、股関節が肩の真上に来るように言葉で誘導し、オープンパームを使って両手の内側の安定感を強調します。肩は手首から引き離すように押し上げましょう。

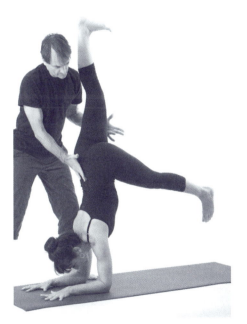

両脚がハサミの形になるように、片脚だけを蹴り上げるよう言葉で誘導しましょう。このとき、蹴り上げた脚は動かしながらも完全に伸ばし続けるよう伝えます。同時に、もう片方の足を床から離し、跳ね上がったらできるだけすぐにその脚をまっすぐに力強く保つように誘導します。

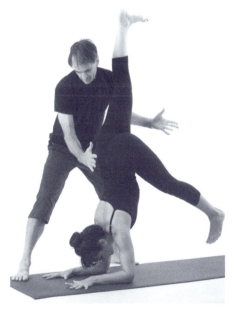

ハサミのように片脚だけ蹴り上げる動作をサポートするために、蹴り上げられた脚の方に立ち、45度の角度でホーススタンスの体勢をとります。生徒が脚を上げ過ぎるのを防ぐバーとするために、片腕を生徒の両手首と一直線になるように伸ばし、もう片方の腕は脚の振り上げを手伝うために備えます。

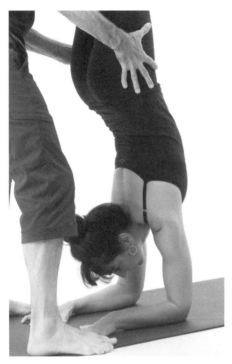

両脚が持ち上がったら、生徒の背中側に移動し、クラスピングローテーションを使って、しっかりと生徒の骨盤を支えます。生徒の骨盤が、床に着いた手首の真上に来るようにアライメントを調整し、両脚がまっすぐ上に向くようにサポートします。

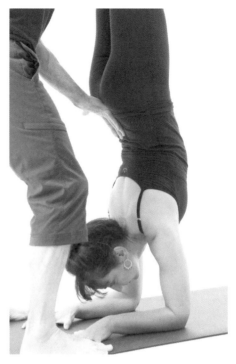

仙骨にライトハンドを使い、骨盤がニュートラルなポジションになるように促します。

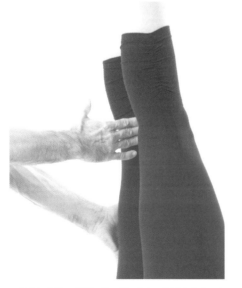

一時的に生徒の両膝のあいだに自分の片手を挟み、2本の脚が1本につながっているように感じるよう伝えます。

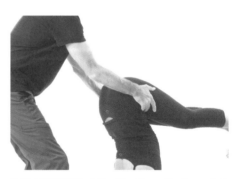

生徒の両股関節にクラスピングローテーションを使い、数呼吸かけて楽に足を下せるようサポートをします。

Modification
軽減のポーズ

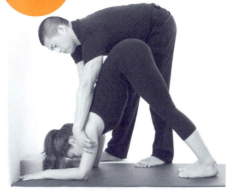

両腕のアライメントを保つために、両手の人差し指のあいだに1つ、あるいは複数のブロックを置き、肘のすぐ上にストラップを巻いて、壁のそばで練習を行うのもおすすめです。言葉でシシューラ・アーサナの腕の状態を伝え、オープンパームを使って肩を手首から離して、引き上げるように促します。

Modification
軽減のポーズ

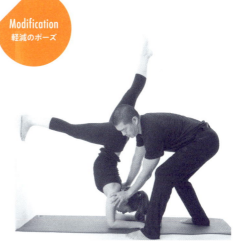

さらに姿勢を安定させるために、前腕を壁に置いて、アーサナの基本的なフォームと意識を培います。（ハンドスタンドの①のステージ）。オープンパームを使って肩甲骨を互いに引き離すように開き、耳から遠ざけるように肩を引き下げます。ハンドスタンドの②のステージ同様、腰の高さの壁に両足をつけ、前腕を床につけて身体をL字型にして練習し、それから片脚ずつ交互に上に伸ばします。

Astavakrasana

(Eight-Angle Pose)

アシュタヴァクラ・アーサナ
(八曲がりのポーズ)

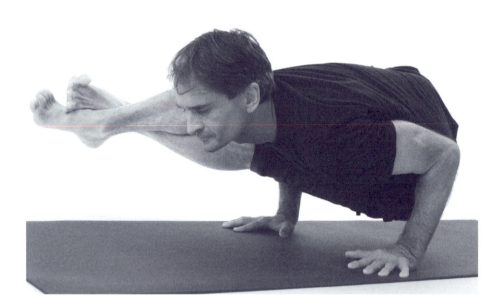

　ダンダ・アーサナ（杖のポーズ）で右足を身体の方に引き寄せ、その膝をつかむ力を使い、背骨を伸ばしながら骨盤を前傾させます。
　次に、
(1) 右手で右膝を抱えたまま左手で右足をつかみ、胸の前で八の字を描くように動かします。
(2) 今度は右脚の下腿を両肘で抱え込み、右足首を背屈させ、抱きかかえた下腿をゆすって股関節周辺をほぐします。
(3) 腕をほどいたら、右膝を手前に寄せながらその膝下に右腕を通して前に伸ばし、右肩の上に右膝を乗せます。そして右手のひらを右股関節の横に、左手を左股関節の横に置きます。
(4) 左脚も床から持ち上げ、吐く息で両手を床に押し付けるようにして、お尻を床から浮かせます。
(5) 右足首を左足首の上から交差させ、両脚を右側にまっすぐ伸ばします。
(6) 肩が脚と同じ高さになるよう肘を曲げます。

　そして、両手のグラウンディングを保ったままお尻を持ち上げ、足の親指の付け根を蹴り出し、両膝を互いに押し付け合い、胸骨を前に突き出し、視線は下向きか（首への負担が減

る）、あるいは水平方向へ向けます。ここからは、次のような順序でエーカ・パーダ・カウンディヌヤ・アーサナ A（一本足の賢者カウディヌヤのポーズ A）への移行にチャレンジしていきましょう。
(1) 両腕をまっすぐに伸ばす。
(2) 腰を持ち上げる。
(3) 交差していた足をほどく。
(4) 左脚が両腕のあいだをくぐり抜けて後ろに。
(5) ハサミのように両脚を前後に伸ばす。

そこから流れるようにチャトランガ・ダンダ・アーサナ（四肢で支える杖のポーズ）に移行しましょう。

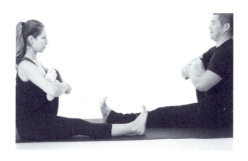

ダンダ・アーサナを言葉とデモを使って誘導します。そこからマリーチ・アーサナA（賢者マリーチのポーズA）のように片膝を手前に引き寄せ、胸の前で下腿を抱いた後、その膝の内側に腕を入れ込んで膝を肩の上に乗せ、両手を床に置きます。

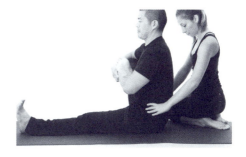

股関節にヒップハンドルとオポジットローテーションを使い、骨盤の前傾を促します。また、ライトハンドを背中の上に向かって使って背骨の伸びを促します。

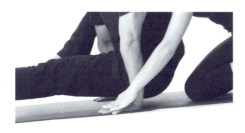

伸ばした方の脚を床か持ち上げて行くように、言葉とデモを使って誘導します。両手で床を押しながらバランスを取り、身体を完全に床から持ち上げます。ライトハンドを使って、人差し指を床に押し付けます。

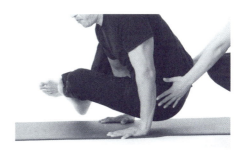

伸ばした脚の足首をもう片方の足首に交差させ、両脚を片側にまっすぐ伸ばすように言葉とデモで誘導します。股関節にオープンパームを使い、生徒が身体を持ち上げるのをサポートします。

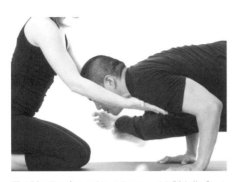

肩が肘と同じ高さになるようにゆっくり肘を曲げるよう、言葉とデモで誘導します。オープンパームを使って肩の高さを調整します。

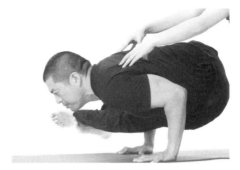

フィンガードローを使って、肩甲骨を引き下げるよう促します。

Galavasana
(flying crow Pose)

ガラバ・アーサナ
(飛んでいるカラスのポーズ)

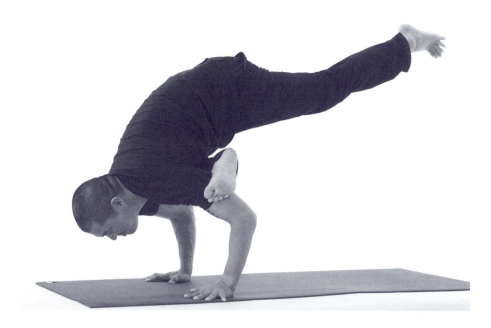

以下のように、段階を踏んで生徒を誘導していきます。
(1) ターダ・アーサナ（山のポーズ）から両膝を曲げ、次に右足を持ち上げて足首を左膝の上に乗せ、右足首を強く背屈させます。
(2) 胸の中心で合掌します。
(3) 両手を床に付いて肩の下に来るようにします。背屈させた右足と左膝に左肩を近づけます。

身体を浮かせるようにしながらチャトランガに戻るか、サーランバ・シールシャ・アーサナII（頭立ちのポーズII）に移行して、このアーサナのもう片側を行う準備をします。両手をグラウンディングさせながら、胸骨を前方に突き出し、後方の左脚をしっかり後ろに向けて伸ばします。

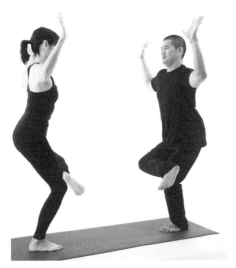

ターダ・アーサナから片膝を曲げて、そこに反対側の足首を乗せるように言葉とデモを使って誘導します。持ち上げた膝を安定させるため、足首を強く背屈させます。そして、両手を胸の前で合わせます。

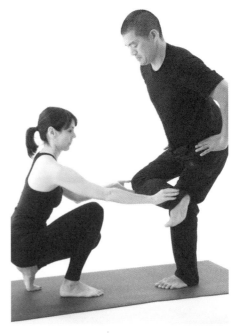

ライトハンドを使い、足首が膝の上に来るように促します。太ももの上に乗せてはいけません。足首は曲げるようにします。

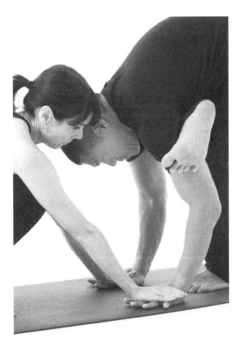

前屈して両手を床につけるよう言葉とデモで導き、そこでライトハンドを使い、手首を肩の真下に置くことで、上腕が持ち上げたふくらはぎに近付くように促します。

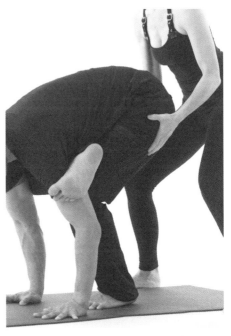

腕をまっすぐ下に押し付けながら、両手に身体を預けるよう言葉とデモで誘導します。あるいは生徒の横に立ってヒップハンドルを使い、生徒が腕をよりまっすぐに押せるようにサポートします。

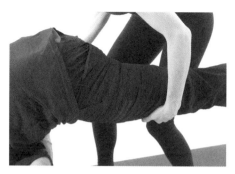

足を床から持ち上げて後方上に伸ばすよう、言葉とデモを使って導きましょう。あるいは、生徒の横に立って腰を持ち上げるサポートを行います。

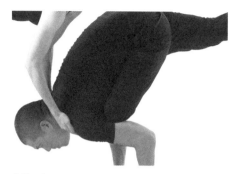

生徒が脚を後ろに伸ばしたら、両肩にオープンパームを使ってサポートしながら、両腕でより強くまっすぐに床を押し、両手に均等に身体の重さがかかるようにバランスをとるように促します。

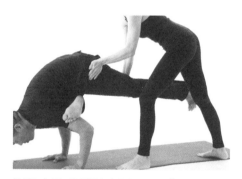

伸ばした腰の股関節と内ももにオープンパームを使い、左右の股関節を同じ高さに調整しながら、伸ばした脚を内旋させながら、伸びを深めるように促します。

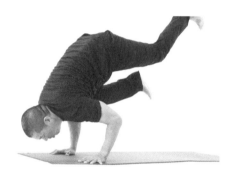

吐く息でチャトランガに移行するように、言葉とデモを使って誘導します。

Urdhva Kukkutasana
(Upward Rooster Pose)

ウールドヴァ・クックータ・アーサナ
（持ち上がった雄鶏のポーズ）

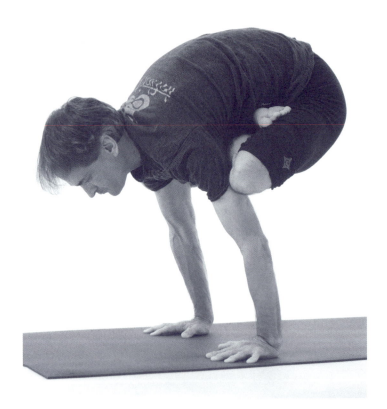

　ウールドヴァ・クックータ・アーサナをつくるには、2通りの方法があります。
(1) パドマ・アーサナ（蓮華坐）になり、手で床を押しながら膝で立ち、それから吐く息で両膝を腕に向かってスライドさせます。
(2) サーランバ・シールシャ・アーサナⅡ（頭立ちのポーズⅡ）になり、両脚で蓮華を組んでから、両膝を肩の高さまで下げ、両腕をまっすぐにするため両手で床を押します。
　パーダバンダ、ムーラバンダ、軽いウディヤナバンダを保ち、まっすぐに下を見てから、チャトランガ・ダンダ・アーサナ（四肢で支える杖のポーズ）かサーランバ・シールシャ・アーサナⅡに移行していきます。そこからパールシュヴァ・バカ・アーサナ（横向きのツルのポーズ）のように身体をねじり、パールシュヴァ・クックータ・アーサナ（横向きの雄鶏のポーズ）へとチャレンジしていきましょう。

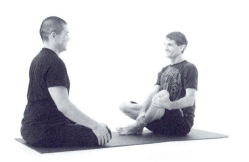

蓮華坐を組むよう、言葉とデモを使って誘導します。

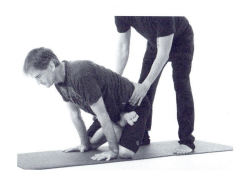

ヒップハンドルを使い、生徒が床に手をつけて肩の下に来るようにしながら、膝で立つ姿勢になるのを助けます。

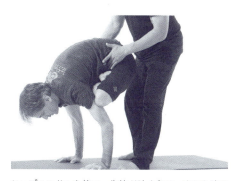

ヒップハンドルを使い、生徒が吐く息で、すねを腕の上に向けてスライドさせるサポートを行い、腹部を使って股関節を持ち上げ、すねをなるべく肩の近くまで持っていけるように手伝います。ヒップハンドルを使って、生徒が両手でうまくバランスをとれるようにサポートします。

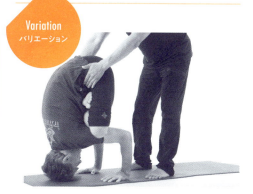

ヒップハンドルを使い、生徒がサーランバ・シールシャ・アーサナⅡのために楽に頭を床につけるサポートをします。そこから膝を頭上に持ち上げ、パールシュヴァ・クックータ・アーサナの準備をするように誘導します。

Uttana Prasithasana

(Flying Lizard Pose)

ウッターナ・プリスダ・アーサナ
（飛んでいるトカゲのポーズ）

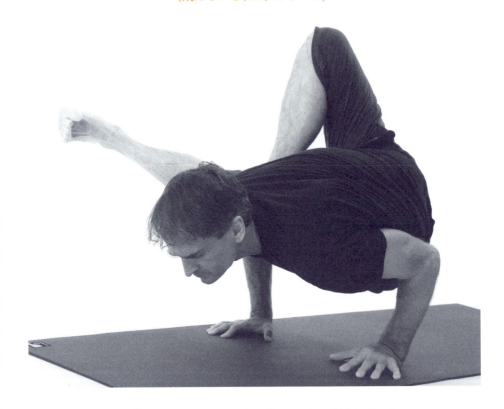

　ガラバ・アーサナ（飛んでいるカラスのポーズ）のステップ(2)に来たら、
(1) 左膝に乗っている右足首を、左手でつかんで安定させます。
(2) 右腕を上に伸ばして、右の体側を伸ばします。
(3) 上体をねじって右肘を左足裏の土踏まずに乗せ、両手を合わせてねじりを深めます。
(4) 右肩を左足裏の土踏まずに乗せたら、右手を床におろして左足首の外側に置きます。
(5) 左手を床におろし、両手を肩幅の広さに離します。
(6) 体重を左側にかけながら両肘を曲げ、左脚を右へ伸ばして床から離し、胸を前方に広げます。伸ばした脚を力強く伸ばし、そこからチャトランガに移行します。

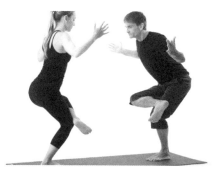

右足首を左膝に乗せて、ガラバ・アーサナの立位の準備ポジションをとるよう、言葉とデモを使って誘導します。

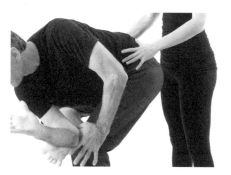

左手を右の踵に置き、右手を頭上に上げるよう言葉とデモで誘導し、次にオープンパームを生徒の背中からわき腹に使って、吸う息で背骨と腕を伸ばすよう促します。そこから吐く息で身体をねじって右肘を左膝に向かって引きつけ、ねじって合掌する姿勢になります。

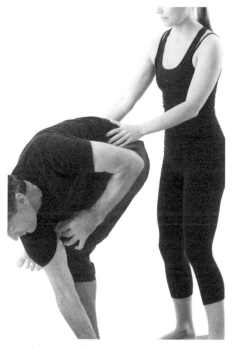

ヒップハンドルを使って、生徒がバランスをとる補助をします。もし講師側に十分な身長があれば、広いマウンテンスタンスで生徒をまたぎ、膝で生徒の股関節を両側から挟み、自由になった両手でオープンパームを作り、生徒のわき腹に沿ってサポートしたら、生徒の右肩が膝と交差するまでねじりを深めるサポートをします。ここがこのアーサナの最大の難所です。

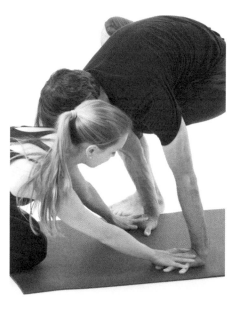

右手を床に下ろして右足の横に置き、次に左に傾いてアド・ムカ・シュヴァーナ・アーサナ（下を向いた犬のポーズ）の手と同じような形で左手を床に置くよう言葉で誘導します。ライトハンドを使い、両方の手指に等しく力がかかるように誘導します（訳注：先の流れから左右が入れ替わっています）。

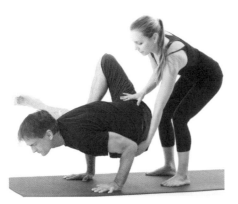

ヒップハンドルを使って生徒の腕と肩にかかる重さを緩和し、左脚を右方向にまっすぐに伸ばします。両肘はチャトランガのように曲げるよう言葉で促しましょう。ヒップハンドルを使って生徒の腕と肩にかかる重さを緩和し、左脚を右方向にまっすぐに伸ばします。両肘はチャトランガのように曲げるよう言葉で促しましょう。

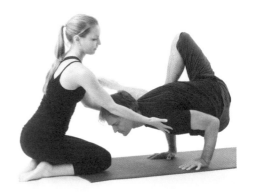

ライトハンドかオープンパームを使い、肩が肘と同じ高さを保つように促します。

CHAPTER 7

Back Bends

後屈

　身体前面を広げてストレッチを深めること、特に胸の中心、腹部、鼠径部を縦に広げてくれる後屈系ポーズは、生徒たちの意欲をかき立てることができます。ただこの熱意は、抑制のきかない過剰な努力か、怖くなって意気消沈するかのどちらかに向かってしまうことも少なくありません。同時に生徒は、これらの両極端な感情の狭間で、「平静さを養う」という、もうひとつのチャンスを得ることにもなります。

　後屈ポーズの身体面での最も大切な目的は、完全な呼吸と身体前面のエネルギーを体感することです。前面を美しく深くストレッチすることではありません。後屈練習の「胸を開く」という性質を強調することで、限界を探りながら努力を続けていく感覚を見出せるよう、生徒を導いていきましょう。

　また、限界に向かっていくプロセスのなかで自身への思いやりを感じ、アパリグラハ（不貪）の源の一つである「生まれ持った内的調和」が感じられるように導くのです。さらに、呼吸のなかに「物事を判断することよりも、ありのままを受け取る感覚を強める癒しの存在」を感じ、終わりのない変化の中で、心のなかに存在する愛を「すべてのものをつなぎとめるもの」として認識するよう促すのです。心を開くことにフォーカスし、完璧さではなく、自己解放のための浄化法として、そして平静さを養うための練習として、後屈を推奨していきましょう。

　後屈系アーサナは、便宜上「収縮」「牽引」「てこ」の3つに分類でき、各グループのアーサナは、それぞれ特筆すべき特徴と効果を持っています。

収縮性の後屈：身体背面の筋肉が、重力に逆らって弧を描くように収縮するポーズです。たとえばシャラバ・アーサナ A（バッタのポーズ A）で持ち上げるポーズなどがあります。

牽引性の後屈：身体前面の筋肉が、重力に逆らって弧を描くように収縮するポーズで

す。たとえばウシュトラ・アーサナ（ラクダのポーズ）で後ろに倒すポーズなどがあります。

てこ性の後屈：腕や脚を、静止した物体（床、壁、身体の他の部位など）に押し付けて身体の前面を伸ばすポーズです。たとえばダヌラ・アーサナ（弓のポーズ）などがあります。

これら後屈の各グループの中で、上腕骨（肩関節）を伸展させるポーズと、屈曲させるポーズに分かれます。伸展させる後屈ポーズは、シャラバ・アーサナA（バッタのポーズA）、ウシュトラ・アーサナ、セートゥ・バンダ・サルバンガ・アーサナ（橋のポーズ）などがあります。屈曲させる後屈ポーズは、シャラバ・アーサナC（バッタのポーズC）、カポタ・アーサナ（ハトのポーズ）、ヴィパリータ・ダンダ・アーサナ（逆さの杖のポーズ）などがあります。これらの腕のポジションの違いから、以下のように肩帯の異なる部位の収縮や解放が必要となります。

肩関節を伸展させる後屈：腕を伸展させる後屈では、菱形筋、下部僧帽筋、前鋸筋によって肩甲骨を安定させ、逆に大胸筋と小胸筋はゆるめておく必要があります。

肩関節を屈曲させる後屈：腕を屈曲させる後屈では、菱形筋、広背筋、大胸筋、三頭筋をゆるめておく必要があります。

Salabhasana A, B, C

(Locust Pose A, B, C)

シャラバ・アーサナA、B、C
（バッタのポーズA、B、C）

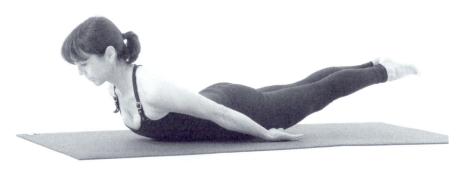

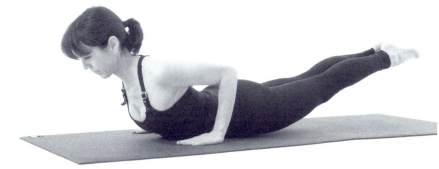

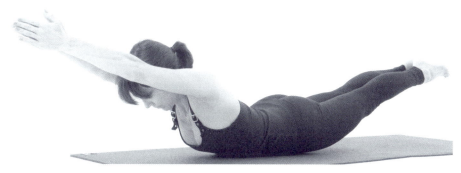

　ファラカ・アーサナ（プランク／板のポーズ）から、吐く息で膝、胸、顎と順に床に下ろし（アシュタンガプラナム：八肢のポーズ）、そこから完全に全身をゆるめて床に身体を下ろし、股関節と両足を床にしっかりとグラウンディングさせます。背中から脚を通り、足先までエネルギーの流れを感じながら伸ばし、内ももをねじりながら引き上げ、尾骨を踵に向かって突き出すようにします。この一連の身体の使い方をキープしながら、バッタのポーズ

A、B、Cのいずれかに導きましょう。

- バッタのポーズA：手の甲をしっかり床に押し付ける力を使って胸を持ち上げ、胸椎を前方上に突き出し、ハートセンターまで引き上げるようにします。
- バッタのポーズB：肘の下に両手を付いて床を押し、肩甲骨を内にすくめながら引き下げて胸を持ち上げ、首を楽にするため少し下を見ます。
- バッタのポーズC：このバリエーションでは、アド・ムカ・シュヴァーナ・アーサナ（下を向いた犬のポーズ）のように、肩甲骨を引き下げながら肋骨背面に対して安定させ、同時に肩甲骨の間を広げるように促します。

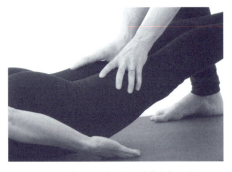

ライトハンドを使って、太ももの内旋を促します。

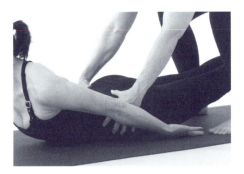

ヒップハンドルとクラスピングローテーションを使い、骨盤を床に対して安定させながら、わずかに後傾させます。そこから両脚を床から浮かせ（腰に負担がかかるようなら浮かせない）、両脚を完全に伸ばすように伝えます。

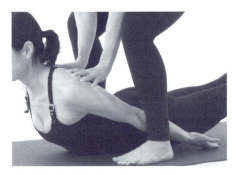

シャラバ・アーサナAでは、フィンガードローを使って肩甲骨を引き下げながら、その中央にある背骨を胸のほうに向けて押し出していくよう口頭で伝えます。

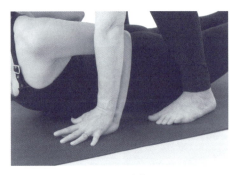

シャラバ・アーサナBでは、生徒の手のうえにライトハンドを重ね、外向きにねじるように促します（実際には手は動きません）。そうすることで、肩の後ろ側のラインに肘がきて、胸が広がるようになります。

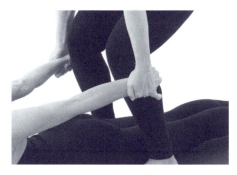

シャラバ・アーサナCでは、まず背後で両手を組みあわせるところから始めます。もし簡単に両手を組みあわせることができ、腰に問題のない生徒なら、講師の両足を生徒の股関節の横に置いてホーススタンスの体勢をとり、肘を自分の膝に付けて生徒の手首をつかみ、そこから講師のふくらはぎの上端をつかむようにガイドします。

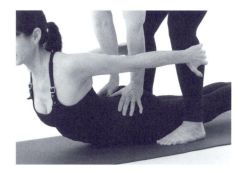

シャラバ・アーサナCの準備ポーズのまま、今度はヒップハンドルとクラスピングローテーションを使って骨盤を床に対して安定させ、わずかに後傾させます。そこから、講師の脚をゆっくり伸ばして、生徒の後屈が深まるようにします。生徒の腕をしっかりつかんでから、ゆっくりと生徒の上体を下ろし、ふくらはぎから手を放すように伝えましょう。

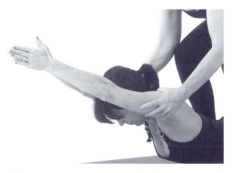

完全にシャラバ・アーサナCのポーズに入ったら、生徒の上腕にクラスピングローテーションを使って外旋を促します。

Modification
軽減のポーズ

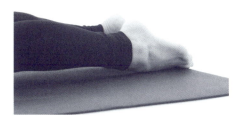

シャラバ・アーサナA、B、Cで両足を能動的に床に押し付けることで、腰への負担を減らします。

Bhujangasana
(Cobra Pose)

ブージャンガ・アーサナ
（コブラのポーズ）

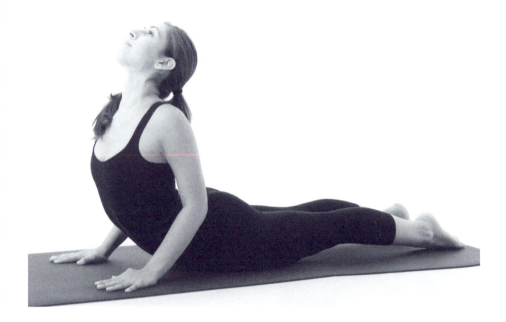

　うつ伏せになって額を床に付き、手のひらを肩の真下の床に置いて、肩甲骨をすくめて引き下げます。シャラバ・アーサナ（バッタのポーズ）と同じように、両脚を活性化させ（しっかりと伸ばし）、太ももを内旋させ、尾骨を踵の方に向かわせます。
　まず手の力を使わずに胸をできるだけ上に引き上げ、次に手のひらを床に押し付けて、吸う息ごとに少しずつ胸を高くしていきます。吐く息でその高さを保ちながら背骨を胸に近付けます。この方法を続け、無理のない範囲で、呼吸ごとに最大限後屈に向かって動きます。手のひらを床に押し付けながら、両手をエネルギッシュに外向きにねじるイメージを持ちます（実際には動かしません）。その結果、肘が内側に引き込まれ、胸が開き、肩甲骨の下端が胸のほうに向かって引き込まれる様子を感じ取ります。

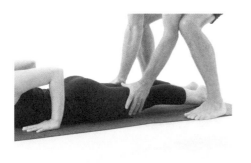

太ももにクラスピングローテーションを使って内旋を促します。両脚をぴったりと寄せ、脚からエネルギーを放射させ、膝が床から離れるほど両足をしっかりと床に根付かせます。

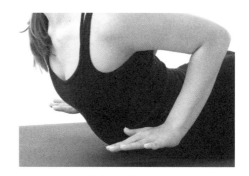

手の力にまったく頼らずに、無理なく胸を床から離して持ち上げられるところまで持ち上げるよう言葉で誘導し、十分に持ち上がってから両手を床に押し付けて安定させます。

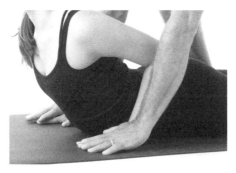

ライトハンドを使って両手の安定を手伝い、両手を外側に回転させるように促すことで、肘が内側に引き込まれ、胸の広がりが深まっていきます。

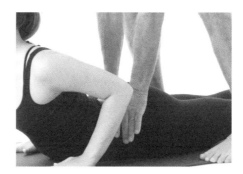

ヒップハンドルを使って、講師の親指を生徒の仙骨にあてて尾骨を踵のほうに向けて押し、腰にスペースを保つように促します。

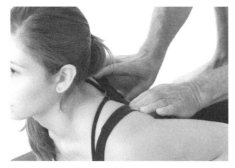

両手を均等に床につけ、吸う息ごとに少しずつ身体を持ち上げ、息を吐くときも胸骨の高さを保つように言葉で誘導します。フィンガードローを使って肩甲骨を引き下げ、胸を広げる感覚を強めます。

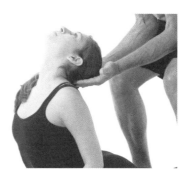

無理のない範囲で呼吸のたびに後屈を深めながら、頭を後ろに下しても苦痛でなければ、ライトハンドを使って後頭部を支えます。

Modification
軽減のポーズ

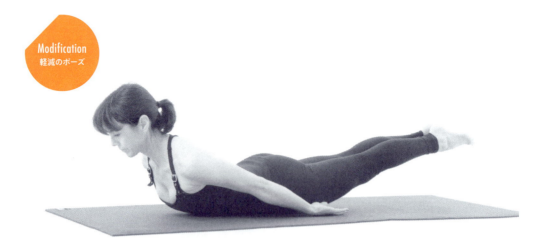

もし、ブージャンガ・アーサナの練習で身体に不快感が生じるようなら、シャラバ・アーサナA、Bにとどまるように提案しましょう。

Variation
バリエーション

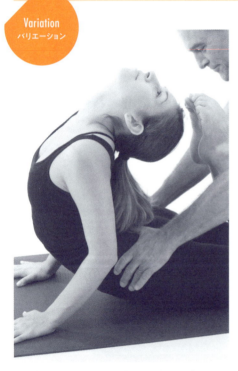

頭を楽に後ろに下ろせる生徒には、膝を曲げてつま先を頭頂部に近づけるように伝えましょう。

Urdhva Mukha Svanasana
(Upward-Facing Dog Pose)

ウールドヴァ・ムカ・シュヴァーナ・アーサナ
（上を向いた犬のポーズ）

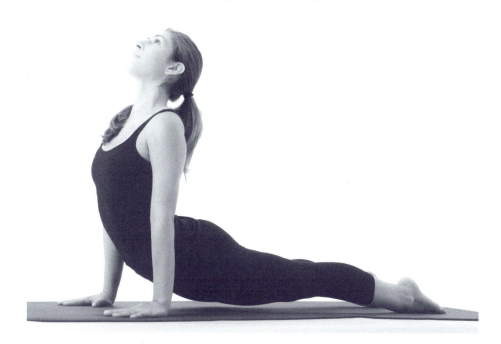

　上を向いた犬のポーズは、強烈で力強い後屈のアーサナのひとつです。腰痛があったり、手と足だけで身体を浮かせるための十分な腕、肩、脚の筋力がない生徒には、代わりにシャラバ・アーサナB（バッタのポーズB）を勧めましょう。ウールドヴァ・ムカ・シュヴァーナ・アーサナを練習するときは、まずシャラバ・アーサナBをしっかりと練習しておくことが大切です。シャラバ・アーサナBは腰を強化し、ウールドヴァ・ムカ・シュヴァーナ・アーサナで重要になる脚の活性化を学ぶカギとなります。内ももを持ち上げるようにねじりながら両脚を固くし、両足を後ろに伸ばしてしっかりと床を押し下げます。このような脚の使い方、活性化のさせ方が、このポーズを行う上で大切なポイントになるのです。足先をしっかり床に押し付けて、つま先がまっすぐ後ろに伸びている感覚をつくり出すように促しましょう。足をしっかりと床に根付かせることで、脚はさらに活性化します。土台となる足から、骨盤を前に引っ張るようにして踵から遠ざけ、尾骨を踵に向けて押し出し、お尻に力は入れず、骨盤の重みで腰を牽引するように誘導しましょう。殿筋に力を入れ過ぎると、大腿骨が外旋して仙腸関節が圧迫されるので、そのような誘導は避けましょう。

　両手を床にしっかりと押し付けて胸を持ち上げ、胸の中心で後屈が深まる感覚を養うように促すことで、アーサナの完成形に導いていきます。人差し指の指関節をしっかり床に根付かせることで、手から手首の関節にかけてバランスの取れた圧力がかかります。こうするこ

とで、手首に負担が集中する可能性を減らすことができます。両手をバランスよく強くグラウンディングさせることで、腕をさらに伸ばし、胸を持ち上げて広げることができます。このことで、後屈の深まりに必要な、長く伸びた背骨を作り出すことができます。手首は肩の真下にくるよう、アライメントを調整する必要があります。もし手首を肩より前に置いてしまうと、腰に強い負荷を引き起こすことになります。逆に肩より後ろに置いてしまうと、手首の過伸展を引き起こします。手首に対して肩がどの位置に来るかは、チャトランガからの移行の動きと後屈の深さによって決まります。

　足のつま先を動かさなければ、腰と肩を比較的前の方に持ってくることができます。両腕をまっすぐ下に押しながら、両足を後ろに伸ばしていくと、肩を比較的後ろに持ってくることができます。「こうしなければいけない」という方法はありません。むしろ、それぞれの生徒特有の身体の形状——例えば、腕や脚、足、胴体の長さ、そして後屈の反りの角度——から、後ろに伸ばした足に対して、どれだけつま先を後ろに伸ばすかを決定すべきであることを強調しましょう。

　いくつかのパターンをデモして見せることで、ウールドヴァ・ムカ・シュヴァーナ・アーサナの腰、手首、そして全身への効果を示すことができることでしょう。後屈の背骨のカーブを意識的に描き、肩甲骨の下端を、まるで胸の中心に向かって引きこみ、持ち上げていくような感覚を作り出すよう生徒に促します。肩が弱い生徒は、肩に持たれかかる傾向があります。肩から胴体を垂れ下げるようにすると、首に負担がかかってしまい、胸の中心が閉じて呼吸の質が悪くなり、上体が腰にどっさりと落ちてしまいます。このような生徒には、より意識的に両手を床に押し付けることを促し（手首に負荷をかけても問題ない場合に限ります）、肩をしっかりと耳から遠ざけて引き下げるように誘導します。そうすることでこのポーズが楽に、そして安定するようになり、最終的にはこのアーサナで頭を楽に後ろに引くことができるようになります。両手のひらをしっかりと床に押し付けながら、エネルギッシュに外側にねじるよう促し、胸の中心にさらにスペースをつくり、胸に向かって背骨を引き上げて後屈を深めます。

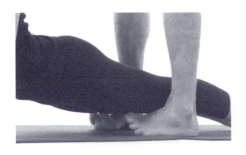

一般的にはこのポーズは、息を十分に吸い切ってから、一瞬だけ止まったときに保たれるポーズなので、誘導も比較的素早く、的確に出さなくてはいけません。
生徒が後屈に向かって動くとき、口頭で両足をしっかりと根付かせるように誘導します。同時に、講師の両足を生徒の太もも中央の下にスライドさせ、つま先を太ももに向かって持ち上げ、膝の伸びと両脚の活性化を強調しましょう。

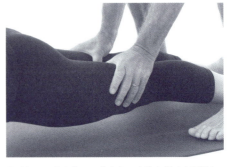

ライトハンドを使って太ももの内旋を促すと同時に、両足を強く床に押し付け、股関節を足首から離すように前に引っ張る感覚をつくるよう、言葉で誘導します。

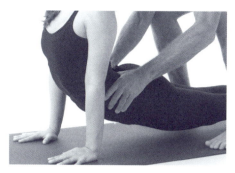

ヒップハンドルを使い、親指で生徒の仙骨を押すようにして骨盤の後傾を促し、腰椎にさらにスペースをつくりだします。

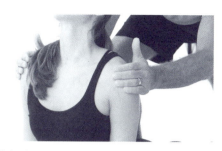

非常に軽いライトハンドを使い、肩を後ろに引く動きを促します。ただし、腰を圧迫することがあるので、実際に手で後ろに引いてはいけません。

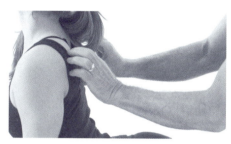

フィンガードローを使って肩甲骨を引き下げながら、脊柱上部を胸に向かって前に押し出すよう口頭で促します。

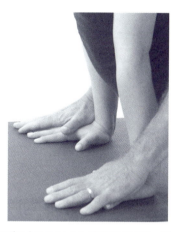

生徒の手の上にライトハンドで手を重ねて、外側に手をねじるイメージで、言葉を使ってエネルギーの流れを生徒に示します。ただし、生徒は実際には手は動かしません。これは、鎖骨を広げて胸を開くサポートになります。

Modification
軽減のポーズ

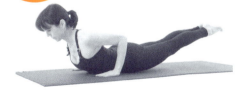

ウールドヴァ・ムカ・シュヴァーナの練習が心地よく感じられないなら、シャラバ・アーサナA、もしくはBにとどまるよう勧めます。

Naraviralasana
(Sphinx Pose)

ナラヴィラーラ・アーサナ
(スフィンクスのポーズ)

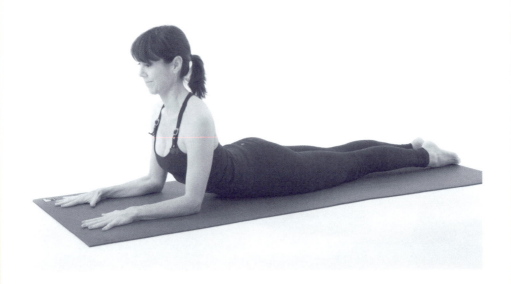

　うつ伏せになって前腕で身体を支えます。肘は肩の真下に来るようにして、前腕と両手は平行にしておきます。シャラバ・アーサナ(バッタのポーズ)の準備の時のように、大腿骨を内旋させ、仙骨を踵に向かって押し下げることで、股関節と足を安定させます。前腕を後ろに引いて内側に寄せるように意識しながらグラウンディングさせ、肩甲骨を引き下げながら背骨を胸の方に向けて突き出し、胸を開きます。少しずつ頭を持ち上げ、前方を見ます。もしこの姿勢が、深い後屈ポーズのように腰や首に負担をかけるようなら、先に触れた両足の作用を強め、また骨盤の後傾を強めることで、腰にスペースをつくるようにしましょう。
　また、首への負担を減らすために、視線は下に向けるように促しましょう。

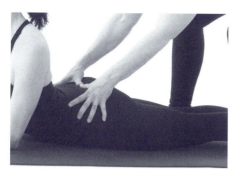

生徒をまたぐような姿勢で、親指が仙骨に向くようにヒップハンドルを使い、骨盤を軽く後傾させるように促して、腰にかかる負担を軽減させましょう。

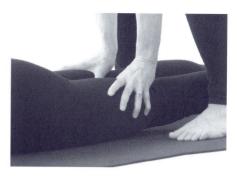

クラスピングローテーションを使って、両脚を互いに押しつけ合わせながら、太ももを内旋するように促します。

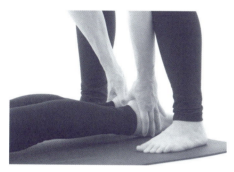

ライトハンドで生徒の両足を押します。生徒の膝頭が床から離れるくらいの角度になるように両足の能動的なグラウンディングを促し、両脚を目覚めさせましょう。

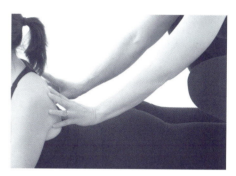

強いフィンガードローを使って肩甲骨を引き下げながら、上部胸椎を胸に向かって押し出すよう口頭で伝えます。

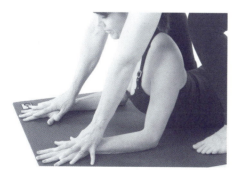

ライトハンドを使って、生徒の手の上に自分の手を重ね、後方に引くような力を与え(実際には動かしません)、背骨の中部の伸びを深めます。

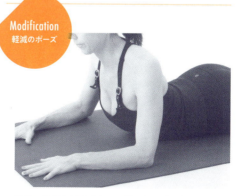

Modification　軽減のポーズ

後屈の負担を減らすため、肘のあいだを広めにとります。

Dhanurasana

(Bow Pose)

ダヌラ・アーサナ
（弓のポーズ）

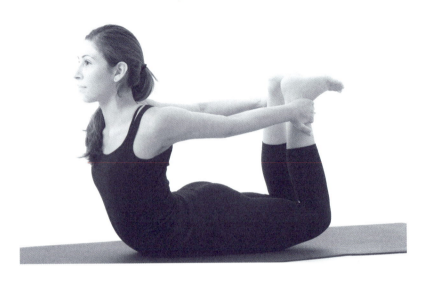

　うつ伏せになり、両膝を曲げて足首をつかみます。足首を曲げてパーダバンダを活性化させ、膝を安定させます。股関節をグラウンディングさせながら、足首をたぐり寄せる力を利用することで、胸を広げ、脚を床から遠ざけます。尾骨は後ろに押し、背骨は胸のほうへ引き寄せ、鎖骨を広げます。余裕があれば、体重を太ももの方（後方）に移動させて胸を持ち上げ、そこからさらに足を後ろへ上へと持ち上げてみます。そして背骨の真ん中（胸椎）の後屈に集中しましょう。もし首が安定しているなら、頭を足のほうに向け後方に委ねてみます。

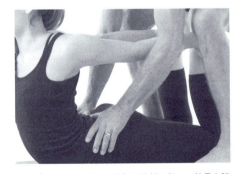

ヒップハンドルを使って骨盤の後傾を促し、仙骨を膝のほうに向けて押します。

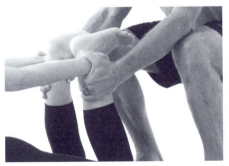

体勢を低くしたホーススタンスで、自分の肘を自分の膝の上に乗せ、生徒の足首と手をつかみます。そこから体重を少しずつ後ろに移し、生徒の踵を自分の方にむけて引きます。

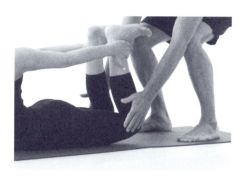

ヒップハンドルを使って、外に広がりがちな生徒の両膝を腰幅にします。

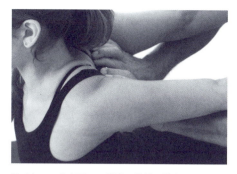

ライトハンドを肩の一番高い位置に使うか、フィンガードローを肩甲骨に使って、肩を引き下げて耳から遠ざけるよう促します。

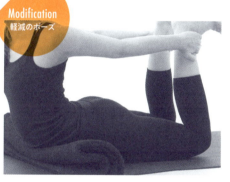

Modification 軽減のポーズ

たたんだブランケットを骨盤前面の上部（ちょうど上前腸骨棘の下）に敷いて、身体の重みが後ろにいくようにすると、腰にかかる負担を減らすことができます。

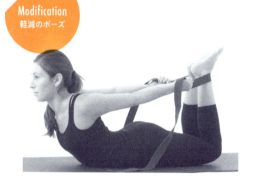

Modification 軽減のポーズ

足首をつかむことが難しい場合は、ストラップを足の周りに巻いてもOKです。

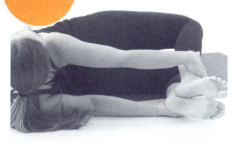

Variation バリエーション

弓のポーズから横に転がってパールシュヴァ・ダヌラ・アーサナ（横向きの弓のポーズ）になり、何度か呼吸をしてから左右を入れ替えます。

Bhekasana

(Frog Pose)

ベーカ・アーサナ
(カエルのポーズ)

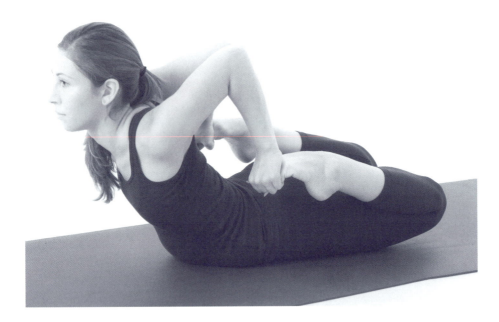

　シャラバ・アーサナ（バッタのポーズ）の姿勢から、ナラヴィラーラ・アーサナ（スフィンクスのポーズ）のように肘が肩の下に来るようにして、前腕を床に置きます。片側ずつ行うため、まず右手で右足をつかみ、右の踵を右股関節の外側に引き寄せます。このとき、肘を上向きに回転させながら手を足の上に置き、余裕があれば手先と足先が同じ方向を向くようにします。右の肩を前に回すようにしながら、マット正面に向かって両肩がまっすぐにそろうようにします。もし生徒の身体が十分に柔らかければ、この動作を両手両足同時に行います。股関節をグラウンディングさせ、尾骨を後方に押しながら、両足を下に向けて押し、胸を持ち上げます。膝と腰には十分に注意しましょう。

　肩甲骨は引き下げ、肩甲骨の下端を胸に向かって押し出すように意識します。視線は前方か、首の負担を減らすために下に向けます。

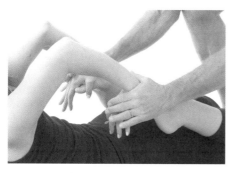

ライトハンドを使って、生徒が手を足先に持っていき、手先と足先を同じ方向に向ける補助をします。

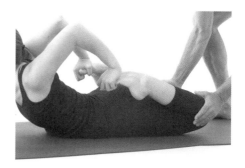

とても軽いライトハンドを使って、生徒の膝が股関節からまっすぐの位置に来るように促します。膝が外に広がりがちになると、膝の外側を痛める可能性が高まります。

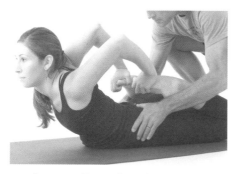

ヒップハンドルを使って骨盤の後傾を促すことで、後屈の起点となる骨盤をしっかりと安定させながら、腰椎のスペースを広げていきます。

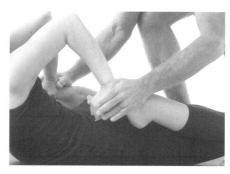

とてもソフトなライトハンドを使って、生徒の両足を股関節の横で床に向けて押し下げます。このとき胸を持ち上げるように促しましょう。

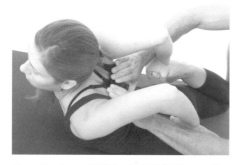

フィンガードローで肩甲骨の引き下げを促し、口頭で胸を持ち上げるように促します。

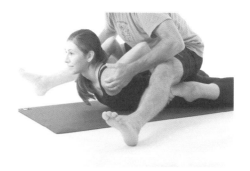

もし生徒が、骨盤の高さまで足を押し下げることができるなら、講師はウパヴィシュタ・コーナ・アーサナ（足を開く前屈のポーズ）の準備ポーズのように両足を左右に広げて背筋を伸ばし、自分の坐骨を生徒の仙骨上に位置するようにして座り、生徒の両足がしっかり床を押すようにします。このとき自分の両手は、生徒の上体へのアシストを行うために自由な状態にしておきます。

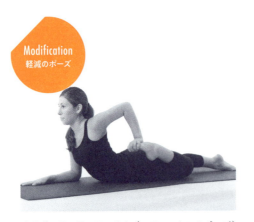

**Modification
軽減のポーズ**

ナラヴィラーラ・アーサナ（スフィンクスのポーズ）に似た準備ポーズから、左手を左足のほうに引き寄せます。何呼吸かしたら、左右を入れ替えましょう。

Ustrasana

(Camel Pose)

ウシュトラ・アーサナ
(ラクダのポーズ)

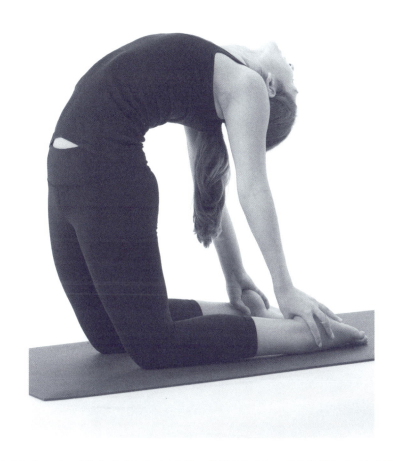

　膝立ちになってつま先を立てます（より深い後屈のためにつま先を寝かせてもOKです）。両膝は腰幅に開き、手は腰に当てて尾骨を下向き、股関節を前方に押します。この力を利用して、背骨を上に持ち上げて胸骨を引き上げます。脚と足を根付かせるように安定させ、股関節を前方に、尾骨を下に押します。両手は足首か踵、あるいはブロックに向けて押し下げます。股関節から膝へ、また肩から手、そして両足へ、下向きに押す力のテコを利用しながら、胸椎により深いカーブをつくり、尾骨を押し下げながら胸骨を空に向かわせます。

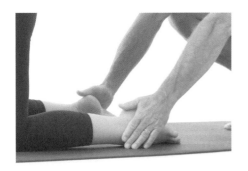

ライトハンドを使って、股関節と一直線の位置に両足をそろえるように補助します。

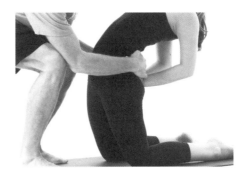

生徒の腰と仙骨の回りにヒップハンドルを使い、腰にかかる負担を軽減させます。同じポジショニングで、生徒が身体を起こすときに補助をします。

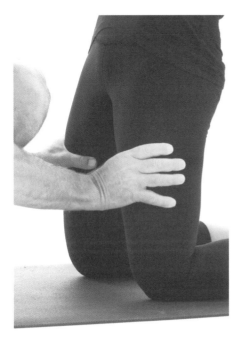

生徒の太ももにクラスピングローテーションを使い、内旋を促すことで、生徒が身体を起こしてくる際のサポートをします。

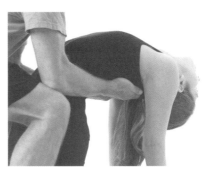

ホーススタンスで生徒の肩甲骨の下にライトハンドを使い、肩甲骨の端を胸に向かって押しあげるように促します。

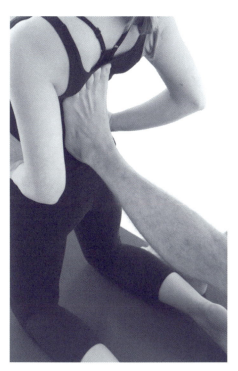

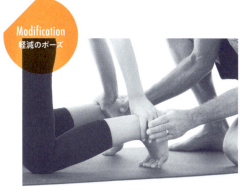

足を底屈させた状態で踵をつかむことができない生徒は、つま先を反らせた状態で背屈させるか、足首の横にブロックを置くとよいです。

自分の踵を生徒の仙骨の上端にあて、親指の付け根を肩甲骨の下端にあてます。生徒の背骨に対して講師の足の長さが短い場合は、もう片方の足の踵も最初に置いた足の上に重ねましょう。この状態から生徒は後屈を行っていき、講師は自分の下の足の踵で仙骨を下に、上の足の母指球で胸を上に押していきます。このアシストによって、腰と胸にスペースができます。戻る際には、生徒の肩甲骨に沿って母指球で蹴り、生徒が楽に元の体勢に戻れるようにしましょう。

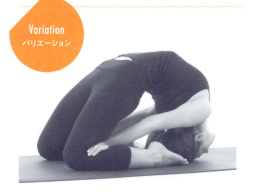

ウシュトラ・アーサナが簡単にできる場合は、ラグ・ヴァジュラ・アーサナ（小さい稲妻のポーズ）をとります。

Laghu Vajrasana
(Little Thunderbolt Pose)

ラグ・ヴァジュラ・アーサナ
（小さい稲妻のポーズ）

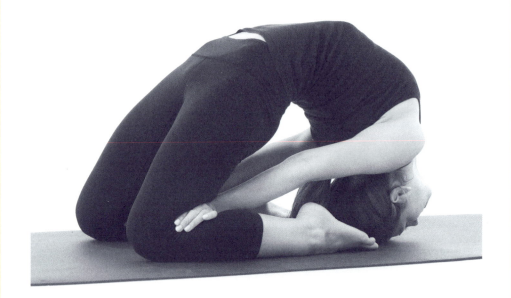

　ウシュトラ・アーサナ（ラクダのポーズ）の姿勢を保持したまま、踵に置いていた両手を膝のほうに持っていきます。吸う息で身体の背面の力を抜き、できる範囲で頭を床に近づけ、吐く息でウシュトラ・アーサナの位置へ楽に身体を戻します。これを5回繰り返し、5回目に頭を下げたら5〜8呼吸そのままの姿勢を保ちます。背骨を反らせているあいだ、足と膝をしっかりと床に根付かせ、腰や首のスペースや快適さに注意を払っておきます。
　胸骨を持ち上げたまま、呼吸を安定させましょう。視線は第三の目に向けます。

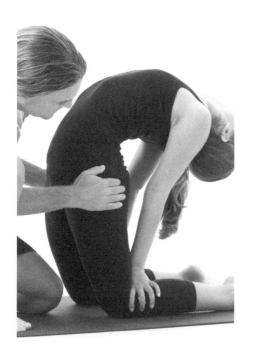

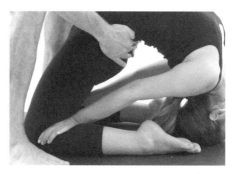

生徒の前に立つかひざまずき、前方からヒップハンドルを使って(指は仙骨に向けて腰を囲みます)、同時にフィンガースプレッドも使いながら、生徒が後ろに倒れていく際に腰にスペースをつくり、股関節を前方に向けて押し出すように指示します。

ウシュトラ・アーサナの形から、両手を足首か、無理のない範囲で膝のほうに近づけるよう言葉で促します。あらためて言葉で(あるいは指示を強調するためにライトハンドと共に)、股関節から膝にかけてしっかりとグラウンディングさせて、足をしっかりと床に押し付け、その力を利用して腰にスペースをつくるように促します。

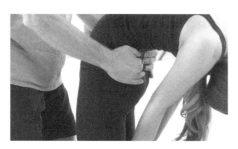

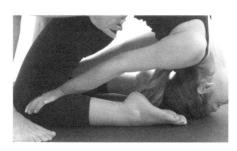

同じ手のポジションと動きを使って、生徒がウシュトラ・アーサナに戻るために起きあがるのを補助します。この動作を繰り返した後、さらに後屈を深めて5呼吸キープする間も、同様のサポートを行いましょう。ウシュトラ・アーサナに戻ってくる際も、同じ方法で補助します。

無理のない範囲で頭を床につけ、数呼吸キープした後、起き上がってウシュトラ・アーサナに戻るか、カポタ・アーサナ(ハトのポーズ)を探求します。

Kapotasana

(Pigeon Pose)

カポタ・アーサナ
(ハトのポーズ)

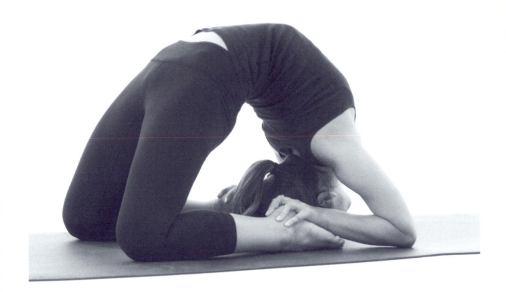

　膝立ちになって両手を胸の前で合わせます。ウシュトラ・アーサナ（ラクダのポーズ）のように足を床に根付かせ、全身を縦に広げてから、ラグ・ヴァジュラ・アーサナ（小さい稲妻のポーズ）で練習したように、ゆっくりと身体を後ろに倒していき、頭頂部を床につけます。肘を床につけて足をつかみ、最終的には膝をつかめるようにします。5～8呼吸保ったら、肘があった場所に今度は手のひらを置き、腕を伸ばしてそのまま5～8呼吸保ちます。
　最後は吸う息で身体を戻しましょう。
　このポーズでは、肘、足、膝をしっかりとグラウンディングさせて身体の前面を広げ、腰にスペースをつくって快適さを保つようにします。

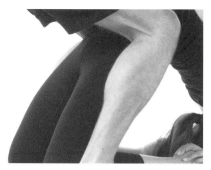

ラグ・ヴァジュラ・アーサナの姿勢で、もし生徒の頭が床に届くなら、講師の膝を少し曲げて生徒の股関節を挟み、腰の位置を安定させます。そこから少しずつ押し付けた膝を手前に引き、生徒の骨盤を背中から引き離す動きを強調します。

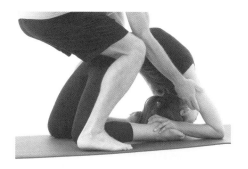

同時に、生徒が両手を踵に（最終的には膝に）引き寄せる際、生徒の上腕にクラスピングローテーションを使って外旋と屈曲を促しましょう。

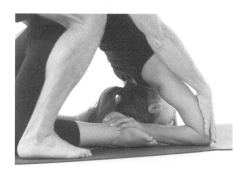

ライトハンドを使って、肘を床につけるように促すことも有効です。

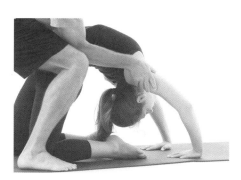

ポーズを解く最初の段階で、床の肘があった場所に手のひらを置き、指を足のほうに向け、腕をまっすぐ伸ばすように指示します。

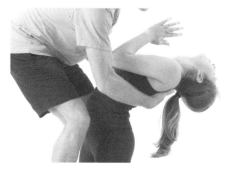

生徒の背中の中部から上部に対してライトハンドを使い、ウシュトラ・アーサナに戻る補助をしましょう。

Eka Pada Raj Kapotasana II
(One-Leg King Pigeon Pose II)

エーカ・パーダ・ラージャカポタ・アーサナII
(一本足のハト王のポーズII)

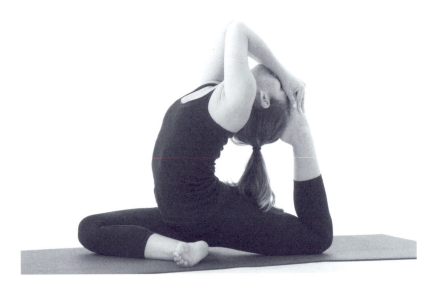

　アド・ムカ・シュヴァーナ・アーサナ(下を向いた犬のポーズ)で、右膝を右手のすぐ外側に持ってきて、左脚全体を床に下ろします。

　その状態で次の3点を満たすように、右側の坐骨を必要なだけ高くして姿勢を安定させます。
(a) 坐骨がしっかりと安定している。
(b) 左右の股関節が水平になっている。
(c) 右膝の内側にまったく圧力がかかっていない。

　坐骨を左右共にしっかりと安定させ、左右の股関節を水平に保ちます。まず左手で左足をつかみ(必要ならストラップを使う)、両腕を上方に持っていって右手でも足をつかみ(あるいはストラップを持ち)、頭頂を左の土踏まずに向けて委ねていきます。このアーサナでは、腰と前方の膝を守るため、左右の股関節を水平に保ってグラウンディングさせることが大切になります。後屈では、後方の股関節を内旋させながら前方に引き、仙骨にかかる圧力を弱めて、後方の脚と骨盤に負担の少ないアライメントを心がけましょう。
　尾骨を押し下げながら胸を引き上げ、両肘を互いに引き寄せます。肩甲骨下端を胸のほうに向かって持ち上げる感覚を作り出し、胸を引き上げて空に向かって広げます。

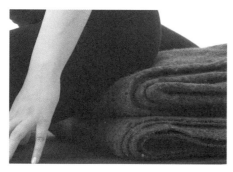

左右の股関節が同じ高さになって、坐骨がしっかり安定するように、必要ならブランケット等を使って前に出した方の坐骨を底上げします。このアーサナを行う上で、膝と腰にかかるリスクを大幅に減らすための基礎をつくることができます。

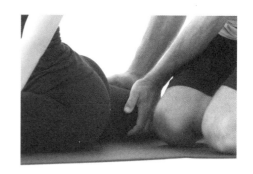

これらの指示を出すために、講師はニーダウンスタンスで座ります。準備の姿勢（後ろの脚を後ろに伸ばし、指先を腰の横で床についた姿勢）では、後ろの脚の太ももにクラスピングローテーションを使って内旋を促します。

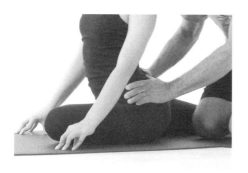

次にヒップハンドルを使い、骨盤がニュートラルで水平な位置になるように促します。

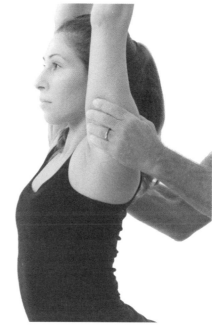

生徒が両腕を頭上に上げたら、上腕に対してクラスピングローテーションを使い、外旋と更なる屈曲を助けます。

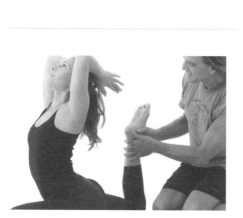

ライトハンドを使って生徒の後ろの足を手のほうに導き、後ろの膝を曲げるサポートをします。

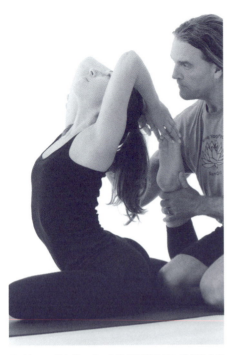

ライトハンドを使って、生徒が両手を足に引き寄せるサポートをします。背骨が伸びて胸が広がるような後屈のカーブを描くようにしましょう。頭の横で両手を組み、片方の肘を足にからめる一般的なバリエーションは勧めないようにしましょう。このバリエーションは、深い後屈と同時に腰椎にねじりを引き起こし、腰をひどく痛める可能性があるからです。

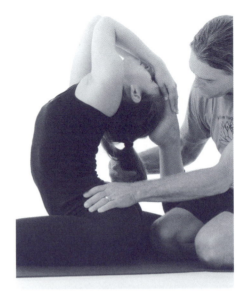

生徒がこのアーサナの完全な形に入ったら、ヒップハンドルを使って改めて骨盤の後傾を促した後、上腕にクラスピングローテーションを使って、さらなる外旋と屈曲を深めます。同時に、頭を後ろ足の土踏まずに向けて委ねていくよう口頭で指示しましょう。

Modification
軽減のポーズ

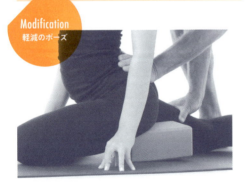

坐骨の下にブロックをおき、生徒自身の指先で身体を支えて高い位置で姿勢を保持するように促しながら、後ろの脚と骨盤のアライメントと動きを指示します。

Modification
軽減のポーズ

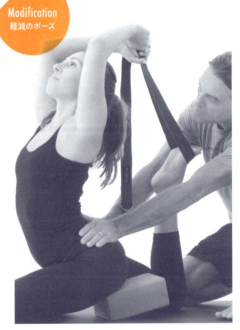

両手で脚をつかめない場合は、足にストラップをかけて手で持つように勧めます。繰り返しますが、「頭の横で両手を組み、片方の肘を足にからめる一般的なバリエーション」は勧めないようにしましょう。このバリエーションは、深い後屈と同時に腰椎にねじりを引き起こし、腰をひどく痛める可能性があります。

Supta Virasana

(Reclined Hero Pose)

スプタ・ヴィラ・アーサナ
(仰向けの英雄坐)

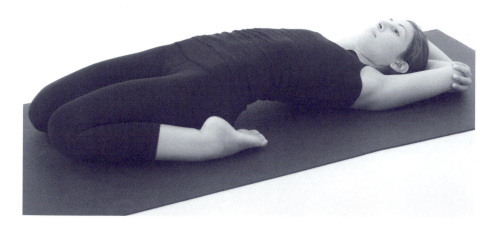

　このアーサナは、ヴィラ・アーサナ（英雄坐）から段階を踏んで行っていきます。
（1）両手をお尻から10センチほど後ろの床に置き、股関節をわずかに持ち上げ、その間に軽く尾骨を押し込み、胸を持ち上げて広げながら座ります。
（2）背中を後ろに傾けながら肘を床につき、（1）と同様に尾骨などを微調整します。
（3）さらに後ろに傾けながら背中を床につき、（1）と同じように微調整します。
　両膝を床に向けて押し続け、太ももを内旋させ、尾骨はたくし込みましょう（左右の坐骨の間に軽く押し込むこと）。さらに強度を上げたい場合は、どちらか一方の膝を同じ側の肩に向かって引き寄せます。両腕を万歳させ、余裕があれば互いに肘をつかみます。

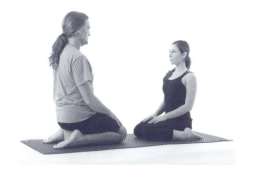

ヴィラ・アーサナを、実演しながら言葉で誘導します。

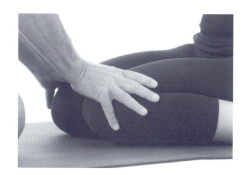

ライトハンドを使って膝のすぐ上の太ももを押し、膝が大腿四頭筋に引っ張られて生じる圧力を減らします。

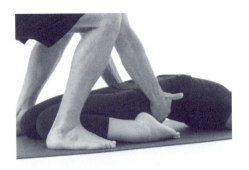

オープンパームを腰から仙骨にかけて使い、仙骨を下（膝の方）に向けて引き、腰にスペースをつくります。

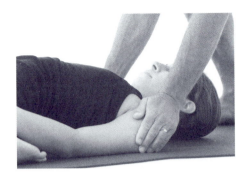

肩にライトハンドを使い、胸の中心を開くように穏やかに押します。

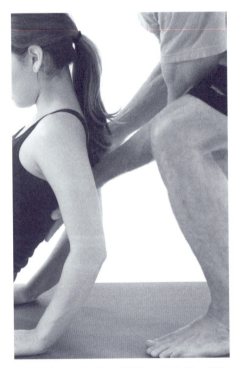

ポーズを解いて戻る際は、顎を胸のほうに引いて首にかかる圧力をやわらげ、肘、次に手で床を押して身体を支え、完全に起き上がるよう誘導します。自力で起き上がることが難しい生徒には、背中にライトハンドを使って身体を起こすのを助けます。

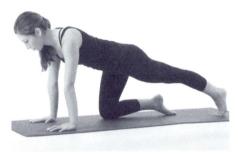

起き上がる時、多くの生徒が膝に緊張を感じるので、四つん這いから片脚を後ろに伸ばし、つま先を曲げて床につける姿勢をデモしながら誘導し、逆も同様に行いましょう。

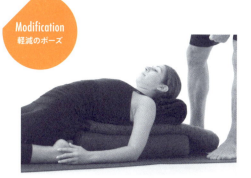

もし生徒の膝が床から浮いてしまったり、生徒が膝や腰に緊張を訴えたりする場合は、手を床について上体をわずかに後ろに傾ける程度か、肘を床についてもう少しだけ倒すように促します。肘で身体を支える場合は、ボルスターで背中と頭を保護するとよいでしょう。

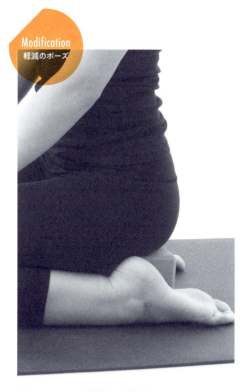

ヴィラ・アーサナ同様、お尻を床につけようとすると膝に緊張を感じたり、骨盤や背骨の形が崩れる生徒には、坐骨の真下にブロックかボルスターを置くように勧めます。

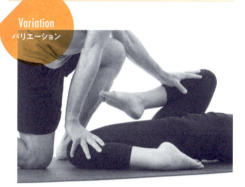

身体が完全に後ろに倒れて快適な状態がつくれても、太ももや腰に目立った伸びの感覚が得られない場合は、片方の膝を同側の肩に向けて引くよう促しましょう。この際、ライトハンドで前の膝を押し下げながら、もう一方の手もライトハンドで他方の膝のすぐ下のすねの頂点に当て、肩に向けて押します。

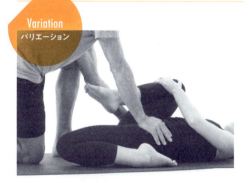

あるいは、先の姿勢で床についた膝が浮いてくるようなら、ヒップハンドルを使って両股関節が互いに同じ高さになるようにします。

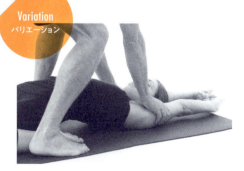

肩を開くためにさまざまな腕のポジション、特に両腕を床上で頭の上に来るように伸ばすポジションを勧めましょう。この際、肋骨前面の下部にライトハンドを使い、肋骨を柔らかく内側に引き込むように促します。その後、クラスピングローテーションを上腕に使って外旋を促しましょう。

Setu Bandha Sarvangasana

(Bridge Pose)

セートゥ・バンダ・サルバンガ・アーサナ
(橋のポーズ)

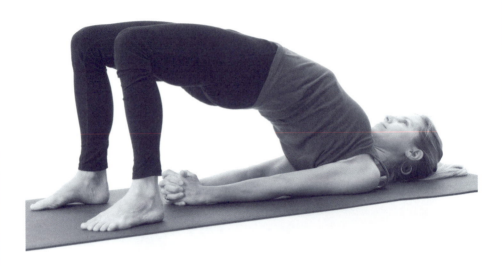

　仰向けになって両足をお尻の近くまでスライドさせ、腰幅で平行に並べます。息を吐き切る際、腰が床に押し付けられて、尾骨がたくし込まれて少し浮きあがる様子を感じます。吸う息の際、強いパーダバンダと共に足を床に押し付け、お尻を持ち上げていきます。このとき股関節を内旋させ、尾骨が膝の方に動くことで腰にスペースをつくり出します。背中の下で両手を組み、肩をわずかにすくめて下げて、首の緊張を取り除きます。パーダバンダと大腿骨の内旋を保ちながら、さらに強く床に足を押し付けてお尻を持ち上げます。

　肩、肘、手首を床に押し付けながら、肩甲骨の内端を胸に向かって押し出します。胸骨を顎に向かって持ち上げ、背中上部から鎖骨にわたって広げます。ポーズを解くときは、踵を持ち上げて両腕を頭の上に伸ばします。同時に椎骨を一つずつゆっくりと床に下ろしていきましょう。

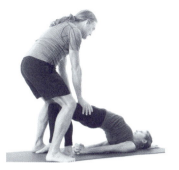

生徒の太ももの周りにクラスピングローテーションを使って内旋を指示し、膝と股関節が一直線になるようにします。生徒の膝のアライメントをよりよいものにするために、講師の膝を利用して、いろいろなアプローチを試してみましょう。

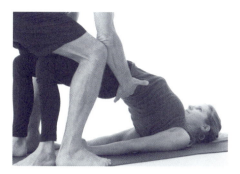

生徒にまたがって、オープンパームかライトハンドで生徒の腰と背中に手を当て、骨盤を穏やかに持ち上げます。この際、適切な圧力を使って骨盤を操作し、腰にスペースをつくり出すようにします。

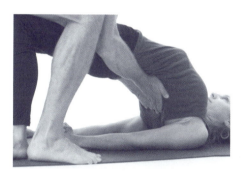

またがった態勢のまま（もし脚の長さが足りるなら、講師は両膝で生徒の太ももの外側を内側に向けて押し、アライメントを保つように支えながら）、オープンパームにした手を肩甲骨に向けて滑り込ませ、その手を肩甲骨に軽く押し付け、背骨に後屈のカーブを描くと同時に胸骨を顎に向かって引き上げるように促します。

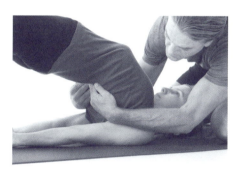

これが難しい場合は、ニーダウンスタンスで生徒の頭上に座り、オープンパームにした両手を生徒の両腕と背中の間に滑り込ませ、その手を肩甲骨に軽く押しつけ、背中上部と胸が広がるように後屈を促します。自分の前腕を生徒の上腕に当て、グラウンディングを促しながら、後屈を強調するように行いましょう。

Modification
軽減のポーズ

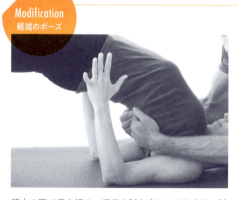

背中の下で手を組み、手首と肘を床につけたまま、腕を完全に伸ばすことが難しい生徒には、肘を曲げて床を押し、前腕と指を上向きにさせるように指示しましょう。

Modification
軽減のポーズ

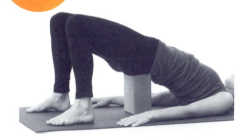

もし基本的な形をつくるのが難しいようなら、仙骨の下にブロックをおいて身体を支えます。

Urdhva Dhanurasana
(Upward-Facing Bow Pose or Wheel Pose)

ウールドヴァ・ダヌラ・アーサナ
(上向きの弓のポーズ、または車輪のポーズ)

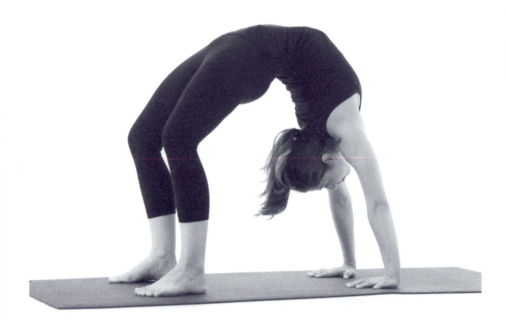

　セートゥ・バンダ・サルバンガ・アーサナ（橋のポーズ）の体勢から、両足を平行にして股関節に近づけます。左右の手のひらは肩の近くの床に、肩と一直線になるように置き、肩を外旋させ、肘を真上に向けます。

　肘が真上に向かない場合は、少しだけ両手の間隔を広げて、指先をわずかに外向きにします。そうすることで腕が外旋しやすくなり、手のひらの位置が安定し、肩甲骨が肋骨に対して根付くようになります。吸う息で、お尻を床から持ち上げて頭頂を床につけ、肘と肩の位置を再確認しましょう。

　そして次の吸う息で両腕を押してまっすぐ伸ばし、パーダバンダ、脚の活性化、大腿骨の内旋、膝に向けた尾骨の伸びを保ちましょう。

　両手で均等に床を押し、腕を意識的に外旋させ、背中の上部と胸を開きます。

　それから少しずつ両手を足のほうに持っていき、アーサナを深めます。手首に違和感を感じたり、肘が伸び切らない場合は、壁に対して45度の角度にブロックを置いて、そこに手を置いてみます。

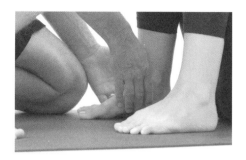

ライトハンドを使って、生徒の脚と手の位置を調整したり、フィンガーフリックでパーダバンダを促したりしましょう。

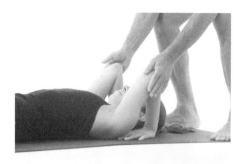

ライトハンドを使って股関節に対する膝、肩に対する肘のアライメントを調整しましょう。どちらも外に広がりがちになります。

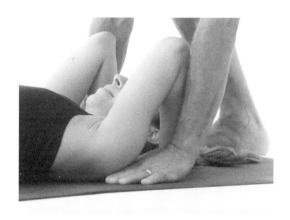

生徒の両手の上にライトハンドを使い、手を外側へねじるように、そしてわずかに後ろに引くようにして、エネルギーの流れ（力の入れ方）を示唆します。このことで、次の姿勢に移行する際の肘のアライメントが助けられ、肩甲骨を肋骨に向けて安定させることができます。

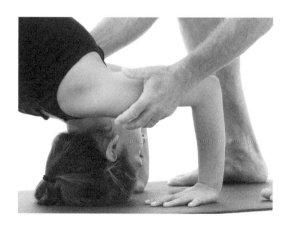

頭頂を押し付けるよう言葉で指示した後、生徒が腕を垂直に押すときに、クラスピングローテーションを使って上腕の外旋をサポートします。腕がまっすぐに伸びたら、あらためて同じアシストを行います。絶対に生徒の肩を自分のほうへ引いてはいけません。講師が生徒の肩を外旋させることで安定させることができることを、しっかりと理解しましょう。反対向きに回したり、引き寄せてしまうと、肩を脱臼させる恐れがあります。

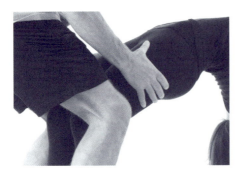

生徒をまたいで生徒の膝を自分の膝ではさみ、軽く両側から押します。このことで生徒の膝と股関節が一直線に並ぶようにします。同時にクラスピングローテーションを使って太ももの内旋を促しましょう。

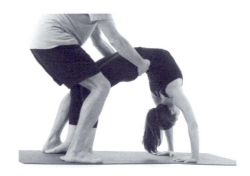

生徒の腰と仙骨にライトハンドを使い、骨盤を穏やかに持ち上げます。この際、適切な圧力を使って骨盤を操作し、腰にスペースをつくります。このとき、口頭で「両足に力を入れてまっすぐ伸ばしましょう」と誘導することで、結果として腰にスペースを与える圧力を加えることができます。

Modification
軽減のポーズ

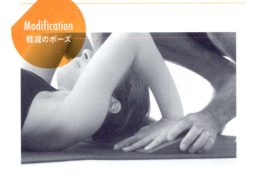

肘を完全に伸ばすことができない場合は、身体をいったんおろして肩や腕がしっかり開くようになるまでセートゥ・バンダ・サルバンガ・アーサナやダヌラ・アーサナ（弓のポーズ）を練習するか、手の下に写真のようなウェッジや傾斜のあるブロックを置いてみましょう。

Variation
バリエーション

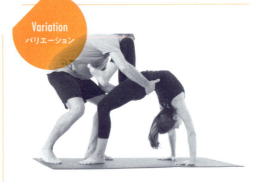

もし生徒が楽に安定した姿勢がとれるなら、少しずつ片脚を床から持ち上げ、次に膝を上げ、最終的にエーカ・パーダ（一本足）になるよう、脚をまっすぐ伸ばします。このとき、骨盤後方にヒップハンドルかライトハンドを使って安定させます。

Viparita Dandasana

(Inverted Staff Pose)

ヴィパリータ・ダンダ・アーサナ
（逆さの杖のポーズ）

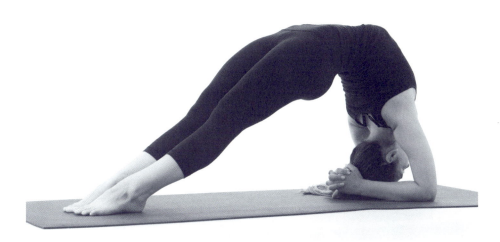

　ウールドヴァ・ダヌラ・アーサナ（上向きの弓のポーズ、または車輪のポーズ）の準備ポーズから始め、頭頂を床につけます。両肘を床のほうに引いて肩幅に開き、サーランバ・シールシャ・アーサナⅠ（頭立ちのポーズⅠ）と同じように頭の周りで指を組みます。前腕をしっかりと押し下げながら頭を床から持ち上げ、両足を揃えたまま両脚をまっすぐに伸ばし、脚と足を力強く踏みしめます。前腕と足をグラウンディングさせながら両ももを強く内旋させ、尾骨を下に向かって押し下げ、胸をしっかり広げます。

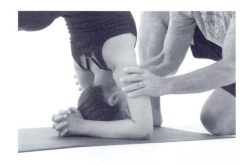

生徒が肘を正しい位置に置いたら、上腕にクラスピングローテーションを使って外旋を促し、同時に「前腕をよりしっかりと根付かせてください」と言葉で誘導して、頭の下にスペースをつくります。

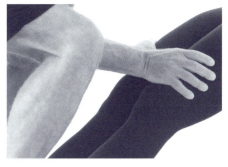

両足を揃え、両脚をゆっくり伸ばし、足の母指球を根付かせ、太ももを内旋させながら、両脚は完全に伸ばして活性化した状態を保つように言葉で誘導します。太ももの中部にクラスピングローテーションを使い、内旋を指示します。

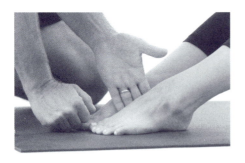

自分のつま先かライトハンドを使って母指球の根付きを、フィンガーフリックを使ってパーダバンダをそれぞれ強調します。

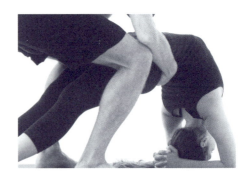

生徒の腰と仙骨にオープンパームを使い、踵に向けて引くことで腰にさらにスペースをつくります。

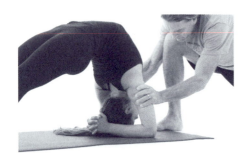

ライトハンドを使って肘が肩の真下に来るように調整し、クラスピングローテーションを使って、改めて上腕を外旋させます。

Modification
軽減のポーズ

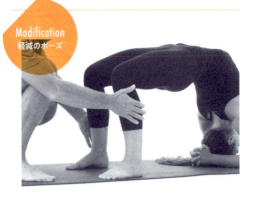

このアーサナの完成形への準備として、両膝を曲げて腰幅に保ち、膝の真下に踵が来るように促します。

Variation
バリエーション

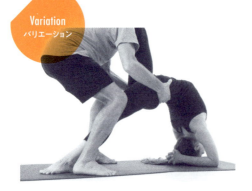

もし生徒が楽に安定した姿勢がとれるなら、少しずつ片脚を床から持ち上げ、次に膝を上げ、最終的にエーカ・パーダ（一本足）になるよう、脚をまっすぐ伸ばします。このとき、骨盤後方にヒップハンドルかライトハンドを使って安定させます。

Natarajasana
(King Dancer Pose)

ナタラージャ・アーサナ
（踊りの王のポーズ）

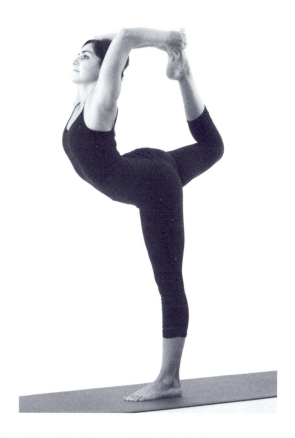

　ターダ・アーサナ（山のポーズ）から、右足を曲げて右股関節のほうへ引き上げます。右手で右足をつかんだら、右ひじを内側から上に向けて回旋させ、右脚を後ろに伸ばして股関節をさらに上へ持ち上げます。
　左腕を頭上に上げてから左肘を曲げ、右脚をつかみます。
　立っている方の足のパーダバンダをキープして、足と足首の安定を助け、立っている脚はまっすぐ強く保ちます。ただし、膝がロックされがちなので、ロックしないように意識しましょう。
　背骨を十分に伸ばせるように骨盤を水平に保ち、左右対称の土台をつくります。尾骨を下に押し下げながら胸を開き、肩甲骨の下端を前方上に押すことで、胸の中心を開きます。
　もし生徒が楽に安定した姿勢がとれるなら、頭頂を足裏の土踏まずに委ね、両肘を揃え、しっかりと呼吸をします。

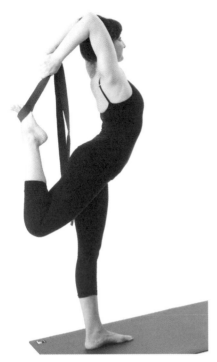

ターダ・アーサナからストラップを足の母指球に巻き付け、膝を曲げて踵を股関節のほうに引き寄せ、頭の上でストラップを両手でつかむよう、生徒のミラーになるように実演して見せ、同時に言葉で誘導しましょう。

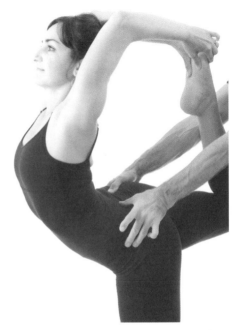

生徒の背後でマウンテンスタンスをとり、ヒップハンドルを使ってバランスをサポートしながら、股関節が水平になるように促します。また、クラスピングローテーションを使って骨盤の前傾を促します。

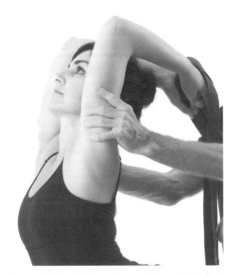

上腕にクラスピングローテーションを使って、外旋と屈曲を促しましょう。また、生徒がストラップをたぐりながら両手を足に近づける際、胴体を前傾させるのではなく、胸骨を上に持ち上げるよう、クラスピングローテーションで促しましょう。

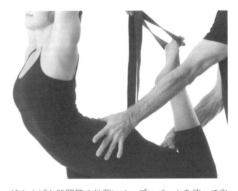

持ち上げた股関節の外側にオープンパームを使って安定させ、もう片方の手で持ち上げた脚の内旋を促します。

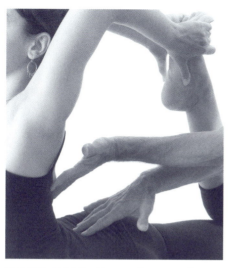

両手が足に届く生徒には、ヒップハンドルを使ってあらためて股関節を水平にした上で、ライトハンドを背骨の中部に対して上向きに使い、胸を持ち上げるように促します。このとき、背骨の上方にカーブを描くようにします。

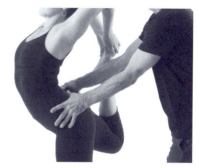

このポーズを解く際は、生徒のすぐ横に立ち、ライトハンドかヒップハンドルを使って、両足で立つ姿勢に戻る生徒の動作を楽にしましょう。

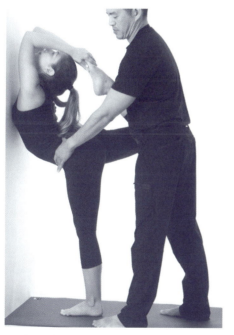

より身体を安定させたい場合は、壁のすぐそばで練習します。胸を持ち上げた状態を保つために、壁に胸をつけて行ってみましょう。

Matsyasana
(Fish Pose)

マツヤ・アーサナ
（魚のポーズ）

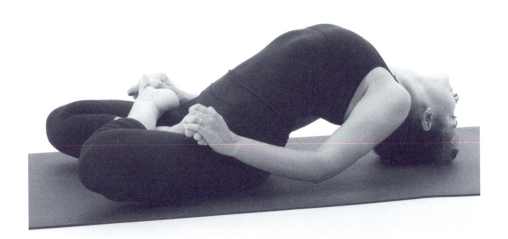

　ピンダ・アーサナ（胎児のポーズ）から、ゆっくりと背骨を床から離していき、両足をつかんで引く力を利用して、胸を上げて頭頂を床につけます。あるいはパドマ・アーサナ（蓮華坐）から肘に体重を乗せるようにして後ろに倒れていき、両足をつかんで引いてから、頭を床に下ろしながら胸を天井に向かって持ち上げます。膝を床に押し付けながら、両足を引いて背骨のアーチを深めます。そのまま、ウッターナ・パーダ・アーサナ（脚を伸ばすポーズまたはトビウオのポーズ）に移行します。

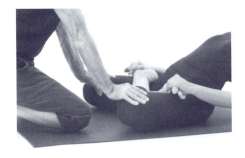

ライトハンドを使って膝を床に向けて押します。また、膝の内側あたりをつかみ、太ももをふくらはぎに向けて押しつけることで、膝にかかる圧力を減らすことができます。

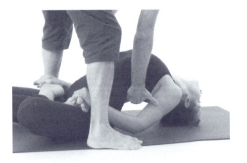

ホーススタンスで生徒にまたがるように立ち、両手を生徒の肩甲骨の下にあてて、胸を天井に向かって持ち上げるように促します。

Variation
バリエーション

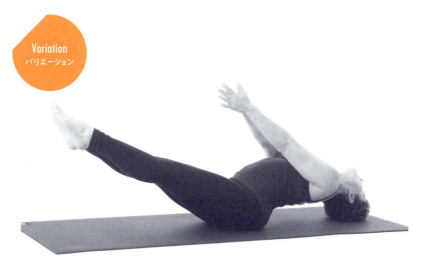

そのままウッターナ・パーダ・アーサナに移行するように口頭で誘導しましょう。

Uttana Padasana

(Extended Leg Pose or Flying Fish Pose)

ウッターナ・パーダ・アーサナ
（脚を伸ばすポーズまたはトビウオのポーズ）

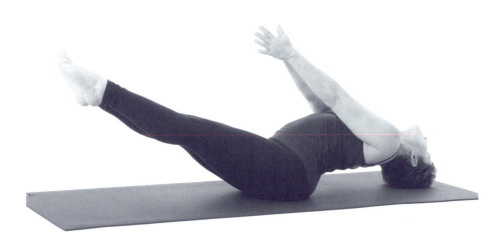

　仰向けになり、肘で身体を支えて指先を少しお尻に敷くように置きます。そこから肘を床に押し付け、胸を持ち上げます。首に十分に注意しながら、頭を後ろに下ろしていきます。アーサナの完成に向けて、両脚を床から一足分ほど持ち上げ、まっすぐに強く保ちます。太ももを内旋させ、尾骨を踵に向かって押し下げ、肩甲骨の下端を胸に向かって引きあげます。腕から指先までを活性化させ、視線を鼻先に向けます。

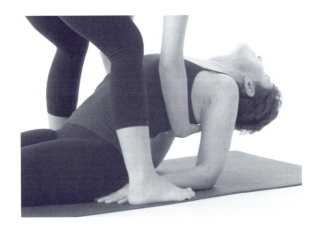

両手をお尻の下にスライドさせ、肘をしっかりと床に押し付けながら胸を持ち上げ、そこから頭をそっと後ろに下ろしてアーサナを整えるよう、生徒に言葉で誘導します。生徒をまたいでオープンパームを使い、肩甲骨を引き上げて、胸が開いてストレッチされていく様子を強調します。

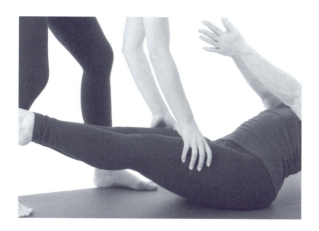

生徒の首と腰に問題がなければ、頭を床にそっとおろしながら、脚を床から持ち上げるように誘導しましょう。いったんまたぐのをやめ、生徒の太ももにライトハンドを使い、クラスピングローテーションも使いながら内旋を促し、脚と足から強力に放射するように伸ばすよう誘導します。

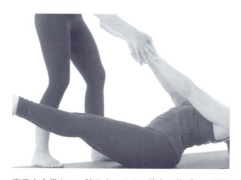

両手を合掌させ、腕をまっすぐに前方に伸ばし、両脚と同じ角度を作るように伝えます。このとき、ライトハンドを使って両手をしっかり押し合わせる動作を強調し、首と腰に十分気を付けながら、背骨の上部を胸の中心に向かって押し続けるように言葉で伝えます。

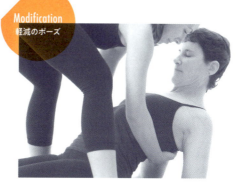

Modification
軽減のポーズ

準備ポジションのまま、顎を胸のほうに引いて首の過伸展を防ぎます。

CHAPTER 8

Seated and Supine Twists

座位と背骨のねじりのポーズ

　ねじり系ポーズは、身体のコアの深部にまで働きかけ、内臓、とくに腎臓と肝臓を刺激して強めます。同時に背骨に柔軟性と自由な動きを与え、胸、肩、首、そして股関節を解放します。

　ジャタラ・パリヴァルタナ・アーサナ（ワニのポーズ）のような能動的な背骨のねじりは、内腹斜筋・外腹斜筋を強化します。この腹斜筋群は、パリヴリッタ・パールシュヴァ・コーナ・アーサナ（ねじりの体側を伸ばすポーズ）やアシュタヴァクラ・アーサナ（八曲がりのポーズ）のような回転運動を（微妙に）含む多くのアーサナにおいても、重要な筋群のひとつです。通常のねじりは、背骨の軟部組織の正常な長さや弾力、椎間板や椎間関節の健康を維持する助けとなり、背骨の可動域を回復させます。

　絶妙な皮肉ですが、身体をプレッツェル（硬くてねじれているビスケット）のようにひねればひねるほど、身体内に蓄積された身体的・感情的緊張をより簡単にほぐせるようになります。ねじりのポーズは、こういった緊張をほぐすと同時に、ボディマインドをよりニュートラルで純粋な状態にするという働きがあります。

　つまりねじり系ポーズは、身体を温めたり冷やしたり、そのどちらかだけを引き起こすものではなく、比較的身体が冷えているときは身体を温め、比較的ほてっているときは冷やすという傾向を持っているのです。

　このような性質のおかげで、どのようなシークエンスにでも、ねじりを取り入れることができます。練習の序盤に導入するだけでなく、練習のピークに向かう過程で、アーサナからアーサナに移行する際に生じる緊張をほぐす手段としてもねじりのポーズを使うことができます。

　ジャタラ・パリヴァルタナ・アーサナのダイナミックなねじりの動作は、一般的には身体を温めます。緊張を和らげる動作として、そして身体の温かさを維持するために、練習のなかでいつでも使うことができます。前屈、後屈、側屈を通して胴体の外

側の大きな筋肉の層をほぐしておくと、小さな棘筋がある深い層にも、より簡単で完全に回転を引き起こすことができるようになります。ねじりは「中和の働きを持つアーサナ」として、不安を静めたり、無気力を解消する優れた働きを持っているのです。

また、ねじりのポーズは、前屈や股関節を開いてリラックスを深めるシークエンスの後に行うことで、神経系を穏やかに刺激してエネルギーを再び活発にすることができます。

他のアーサナグループである「身体を温める準備アーサナ」と同様に、ねじりのポーズは後屈のための優れた準備となり、さらには後屈の直後に行われる「中和する（そして心を落ち着かせる）アーサナ」としても優れています。

ねじり系ポーズは、深い前屈や後屈の後、背骨をニュートラルにする働きも持っています。ねじりではない他のさまざまなアーサナ、たとえばウットゥカータ・アーサナ（腰掛けのポーズ）、ヴィラ・アーサナ（英雄坐）、ゴームカ・アーサナ（牛の顔のポーズ）などや、腕の動きや前屈がないアーサナ、たとえばアルダ・プラサリーターパードッターナ・アーサナ（半分の開脚した前屈のポーズ）やウッティタ・ハスタ・パーダーングシュタ・アーサナ（一本足のポーズ）などの後に行うことで、様々な恩恵を得ることができます。おだやかに行うねじりのポーズは沈静をもたらし、とりわけシャヴァ・アーサナ（なきがらのポーズ、または最後のリラックスポーズ）へと向かう大きな道筋となり得ます。

ねじりのあと、シャヴァ・アーサナに落ち着く前に、パシュチモターナ・アーサナ（西に伸ばすポーズ、あるいは座位前屈のポーズ）のような左右対称な前屈を行うのも効果的です。このことで、背骨の緊張や、片側ずつねじった後に生じるアンバランスな感覚をやわらげることができます。どのようなねじりでも、つねに両サイド均等に行い、バランスをとることを心がけましょう。

Ardha Matsyendrasana

(Half Lord of the Fishes Pose)

アルダ・マッツェンドラ・アーサナ
（半分の魚の王のポーズ）

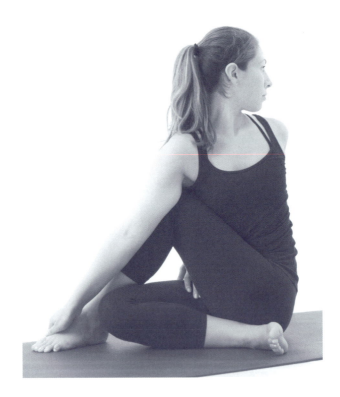

　ダンダ・アーサナ（杖のポーズ）から両足の膝を立てるように半分までスライドさせ、右の踵を後ろに引き、左脚の下にくぐらせます。そのまま左股関節の外側にもっていき、左足を右膝の外側の床に移動させます。両手で左膝をつかみ、テコの力を利用して骨盤を前傾させ、坐骨と左足を床に押し付けて背骨を伸ばします。

　背骨と肩まわりをストレッチさせるように右腕を頭上に上げてから、右肘か右肩を左膝の左にもっていき、テコの力を使ってねじれるようにします。余裕があれば、右腕を左下肢の外側に添わせ、左足をつかみます。

　坐骨を床に押し付け、坐骨の上に身体がくるように右足を床に押します。

　吸う息ごとにわずかにツイストをゆるめ、吐く息ごとにツイストを深めます。ゆったりと呼吸を続けながら肩甲骨を引き下げ、胸を開き、目線を左に向けます。上級者の生徒は、このポーズからエーカ・パーダ・カウンディヌヤ・アーサナB（一本足の賢者カウンディヌヤのポーズB）を経て、チャトランガ ダンダ・アーサナ（四肢で支える杖のポーズ）に移行することができます。

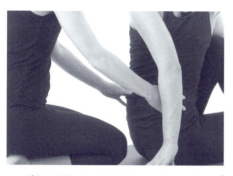

ニーダウンスタンス、またはヌーススタンスでヒップハンドルを使い、坐骨を基軸にしながら骨盤をニュートラルに保つよう促します。

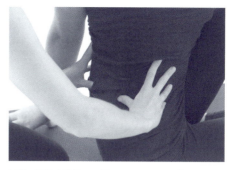

骨盤の頂点と肋骨の下部にフィンガースプレッドを使い、腰とウエストまわりを伸ばします。

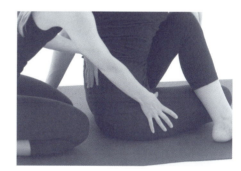

さらにポーズを深めるためには基礎部分に注目し、太ももの上部にクラスピングローテーションを使って太ももの外旋を促します。これは、オポジットローテーションを使っても深めることができます。四本の指で太ももを外旋させながら、仙骨の外側を上にスライドさせるようにして、骨盤をニュートラルな位置に戻していきます。

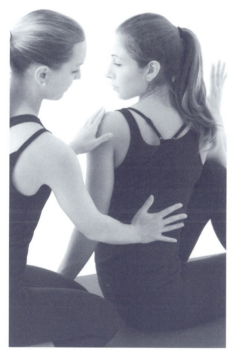

オープンパームを使ってねじりを促します。肋骨の下の方（ねじりを深められる側）に一方の手を置き、反対側の肩の上にもう一方の手を置きます。生徒が息を吸うタイミングでは、手を使って胸郭を持ち上げるように促し、吐く息では両手を使ってツイストをサポートします。

Modification
軽減のポーズ

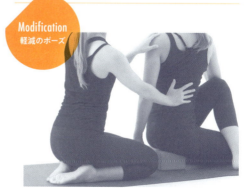

骨盤が後ろに倒れてしまって坐骨の上に座ることができなかったり、膝に圧迫感がある場合は、坐骨の下にブロックや枕などを置くようにしましょう。

Marichyasana C
(Sage Marichi's Pose C)

マリーチ・アーサナC
(賢者マリーチのポーズC)

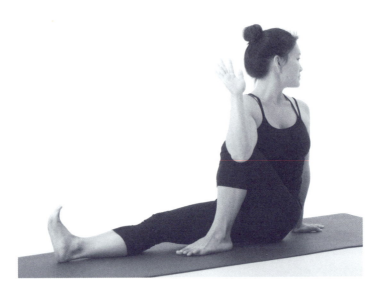

　ダンダ・アーサナ（杖のポーズ）から左膝を曲げ、左の踵を坐骨の手前まで引き寄せます。左手を左のお尻付近の床に置き、右手を上げて背骨、右肩、右腕をストレッチします。上体を左にねじりながら、右肘か右肩を左膝の左にもっていき、右腕で左膝を押すテコの力を使ってツイストを深めます。余裕があれば、右腕で左太ももとすねを外側に抱くように持っていき、背後に回した左の手首をつかみます。坐骨はしっかりグラウンディングさせ、右脚は力強く前に伸ばしておきます。吸う息ごとにわずかにツイストをゆるめ、吐く息ごとにツイストを深めます。ゆったりと呼吸を続けながら肩甲骨を引き下げ、胸を開き、目線を左に向けます。

　上級者の生徒は、エーカ・パーダ・バカ・アーサナ（一本足のツルのポーズ）を経て、チャトランガ・ダンダ・アーサナ（四肢で支える杖のポーズ）に移行することができます。

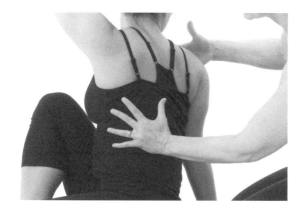

ダンダ・アーサナから、デモと誘導を使いながら両手で右足の踵を手前に引き寄せ、その力を利用しながら骨盤を起こし、背骨をしっかりと伸ばしながらそれを胸の広がりにつなげます。次に右手を右のお尻付近の床に置き、左手を万歳して左体側を伸ばします（訳注：左ページと逆方向になっています）。このとき、左右の肋骨の背面にオープンパームを使い、左体側の伸びをサポートし続けます。そうすることでツイストのはじめに、生徒が左肘か左肩を右膝の右に持っていく動きを助けます。

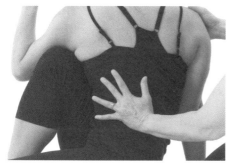

息を吸うタイミングで、オープンパームを使って生徒の背中の左側を上にスライドさせ、背骨の伸びを促します。

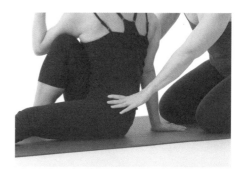

ニーダウンスタンスで座り、ヒップハンドルとクラスピングローテーションを使って左右の股関節が水平になるように強調します。坐骨を根付かせ、骨盤をニュートラルな位置に維持させましょう。

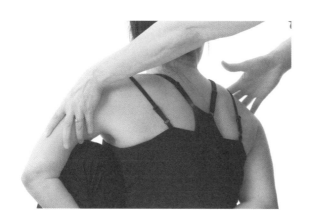

クラスピングローテーションを生徒の左上腕に使って内旋を促しながら、生徒は左腕で太ももと膝の両方を一緒につかむように模索し、同時に右手首をつかむために右腕を背中に回します。

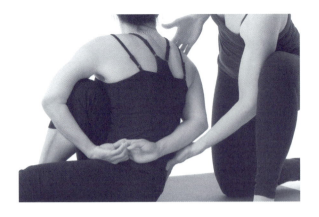

腕で膝を挟んだまま、後ろで手首をつかもうとするときに胸が崩れ落ちるようであれば、もっとやりやすいポジションに戻るよう言葉で伝えるか、オープンパームを使ってねじりを助けます。ねじりを助ける場合は、肋骨の下の方（ねじりを深められる側）（訳注：写真の場合では左の腰あたり）に一方の手を置き、反対側の肩の上にもう一方の手を置きます。生徒が息を吸うタイミングでは、手を使って胸郭を持ち上げるように促し、吐く息では両手を使ってツイストをサポートします。

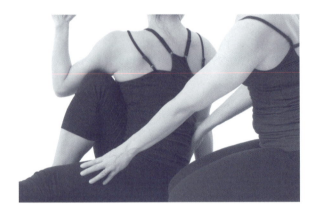

坐骨のグラウンディングと、伸ばした脚を通る強いエネルギーの流れをキープし続けるよう言葉で導きます。このとき、足首の屈曲と太ももの内旋もキープさせ、足、膝、つま先が上を向くようにします。ライトハンドを使って、このアライメントとエネルギーの流れをサポートしましょう。

Modification 軽減のポーズ

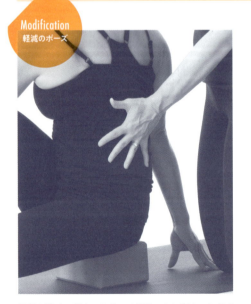

骨盤が後ろに倒れてしまって坐骨の上に座ることができなかったり、膝に圧迫感がある場合は、坐骨の下にボルスターかブロックを置くように勧めましょう。

Modification 軽減のポーズ

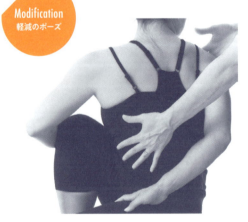

肩で膝を抱えるほど身体をねじることができない場合は、肘で抱えるように伝えるか、代わりに膝をつかみ、もう片方の手を床の上について背骨の伸びを助けるか、背中にまわして太ももの内側をつかむように試してみるとよいでしょう。

Parivrtta Janu Sirsasana
(Revolved Head to Knee Pose)

パリヴリッタ・ジャヌ・シールシャ・アーサナ
(ねじって膝に顔をつけるポーズ)

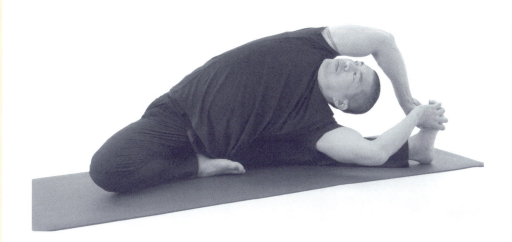

　ダンダ・アーサナ（杖のポーズ）から、左脚をウパヴィシュタ・コーナ・アーサナ（足を開く前屈のポーズ）のように伸ばし、右足の踵をバッダ・コーナ・アーサナ（合蹠のポーズ）のように引き寄せます。

　坐骨をグラウンディングさせながら背筋を伸ばして座り、左の太ももを固くして、身体を右にねじりながら左に傾けます。このとき、次のような段階を踏んで動きます。

(1) 左肘が左膝に、左腕が外旋しながら右股関節に向かうように意識した後、右腕を頭上に伸ばして上げます。
(2) 上体を天井に向けて開くようにねじったまま、左肘（または左肩）を左膝（または床）に近づけていき、余裕があれば万歳した右手で左足をつかみます。

　上を向くと首に負担がかかるようならば、頭を下に落とすか左手で頭を支えます。側屈のポーズでは、背骨の伸びを強く意識しましょう。背骨の背面ではなく、側面の伸びを意識するのです。また、両手で簡単に左足をつかめるようなら、左手で右太ももを外に下に押すようにしながら、ストレッチを深めます。

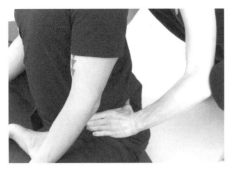

ヒップハンドルとクラスピングローテーションを使って骨盤がニュートラルな位置を保つように促します。必要なら坐骨の下に何かを敷いて、骨盤の前傾を助けます。

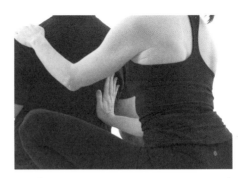

オープンパームを使って左へのねじりを促します。生徒の肋骨背面の下部に自分の右手を当て、吸う息で持ち上げ、吐く息で回転するように促します。また、左肩の上に左手を乗せることで、ねじりをさらにサポートしやすくなります（訳注：これ以降の写真ではメイン写真と左右が入れ替わっています）。

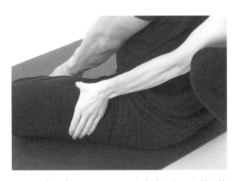

クラスピングローテーションを左太ももの上部に使う、もしくは左太ももの上に自分の膝を置いて、グラウンディングと外旋を促します。

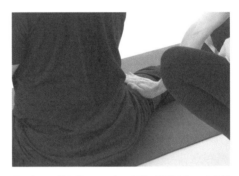

ライトハンドを使って、右の大腿四頭筋がしっかり収縮して硬くなっていることを明確にし、右膝とつま先をまっすぐ上に向けるように促します。足首はしっかりと背屈させましょう。

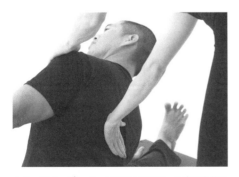

もう一度オープンパームを使いますが、今度は身体の両脇に手を置き、上体の伸びとわずかな回転を促して、伸ばした右脚よりさらに遠くへ身体を倒すようなイメージで背骨の伸びを助けます。

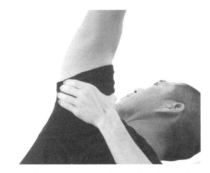

クラスピングローテーションを使って左上腕を外旋させ、再びオープンパームを身体の両側に使って回転と伸びを促します。

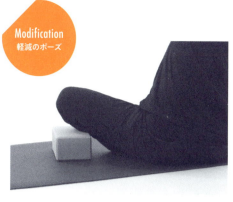

左脚、左股関節、または左太ももの内側に負担がかかるなら、膝の下にブロックを置きます。

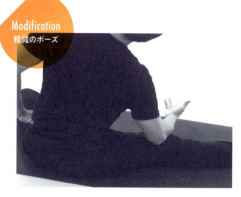

側屈の際に背骨が極端に横に曲がってしまう場合は、背筋を伸ばして座って左に身体をねじり、そしてわずかに右に傾けることにとどめるよう促します。

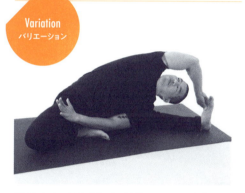

伸ばした方の足先を両手で簡単につかめる生徒には、下の方の手を逆サイドの太ももの上に置いて、太ももを押しながら外旋させます。

Swastikasana

(Peace Pose)

スワスティカ・アーサナ
(平和のポーズ)

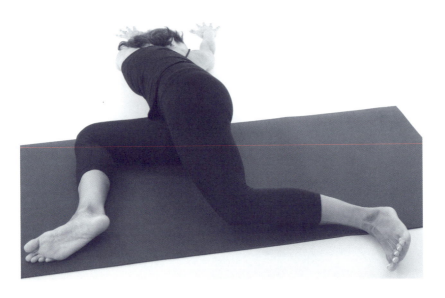

　ダンダ・アーサナ（杖のポーズ）から、両足を手前に引き寄せて膝を立て、股関節から60センチほどのところに置きます。両方の膝を右側の床に倒し、太もも、下腿、足がそれぞれ直角になるように配置してから、右股関節を起点に上体を右に回転させ、両手を右側に下ろします。これらの動作を言葉で誘導し、実演して見せます。この状態からさらに身体を右にねじり、少しずつ胸を床につけるように促します。

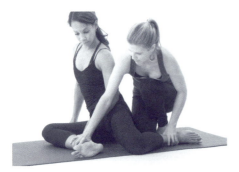

ライトハンドを使って、生徒の両脚の足首、膝、股関節が正しく垂直に配置されるように補助します。

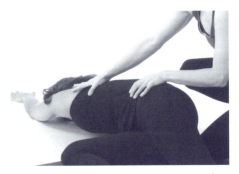

ライトハンドを上側の股関節の上、そして同じサイドの肩甲骨に使い、両手を互いに引き離すように押して、上体を伸ばしながらツイストをわずかに深めます。

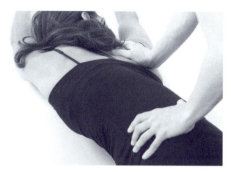

上になっている方の股関節に置いたライトハンドはそのままで、もう片手のライトハンドを反対側の肩甲骨に置き、両手を互いに引き離すように押してさらにねじりを深めます。

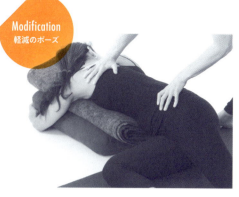

Modification
軽減のポーズ

腰が痛む場合は、身体の下に大きいボルスターを置いて、よりリラックスできるポジションをつくりましょう。

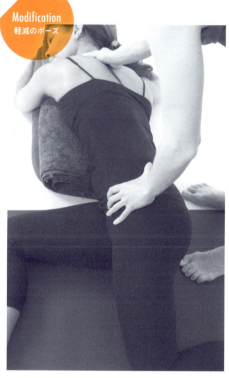

Modification
軽減のポーズ

頭を膝と同じ方向に向けて、首にかかる負担を減らします。

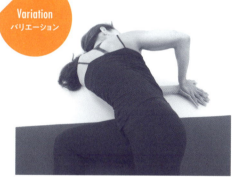

Variation
バリエーション

下側の腕をねじりを深める方向にスライドさせ、両手を合掌させて両肘を互いに遠ざけます。

Bharadvajrasana A

(Sage Bharadvaj's Pose A or Simple Noose Pose A)

バラドヴァージャ・アーサナA
(賢者バラドヴァージャのポーズA、または単純な引き結びのポーズA)

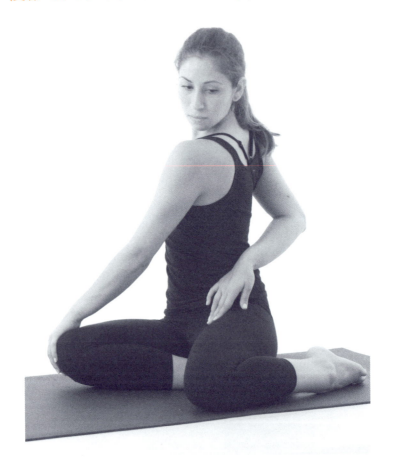

　ダンダ・アーサナ（杖のポーズ）から上体を右に傾け、両膝を曲げて両足を左後ろに引き、右足首を左太ももの下に敷きます。身体を右にねじり、右手を後ろに回して服の端、左太ももの内側、あるいはパドマ・アーサナ（蓮華坐）にした足をつかみます。左手は右の膝をつかみます。坐骨を根付かせ、息を吸うたびに背骨を伸ばし、息を吐くたびに手でつかんでいる力を利用して身体をねじります。胸の中心に向けて背骨の上部を引き込む感覚を作りながら、肩甲骨を引き下げ、鎖骨を開きます。胴体を右にねじりながら、顔を左に向け、顎を左肩に向かってわずかに引きます。

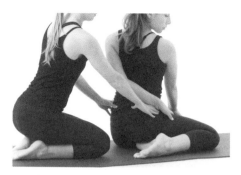

ヒップハンドルとクラスピングローテーションを使って、骨盤をニュートラルな位置に保ちながら、坐骨を根付かせるよう促します。必要なら坐骨の下に何かを敷いて、骨盤がもっと楽に前傾できるようにします（訳注：メインの写真とはねじる方向が逆になっています）。

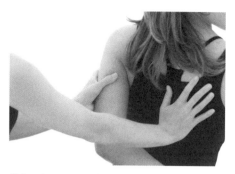

背後にまわしている腕の上腕部にクラスピングローテーションを使い、内旋を促します。このことで背後での腕の配置が楽になり、右の内ももや衣服の端をつかむことを助けます。

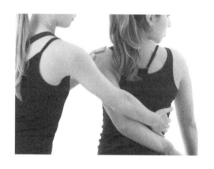

オープンパームでねじりを促します。右手を生徒の肋骨背面の下部に当て、吸う息で持ち上げ、吐く息で回転するよう促し、左手は生徒の左肩に置いてねじりの動作をさらに補助します。

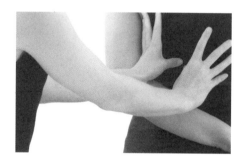

フィンガードローを使って、肩甲骨を引き下げるよう促します。

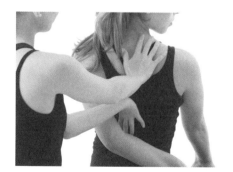

生徒の胸が崩れ落ちてしまうようなら、肩甲骨の下にライトハンドを使って背骨を引き上げるように促します。このとき、胸骨を引き上げながら胸に向かって背骨を引っ張る感覚をつかむよう、言葉で促します。

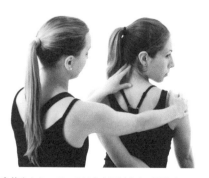

身体をねじっているほうと反対向きに頭を向けるよう言葉で促します。軽いフィンガースプレッドを首の後ろに使って、顎が床と平行になるか、わずかにたくし込むかたちになるように導きます（首にかかる圧力には、十分注意してください）。

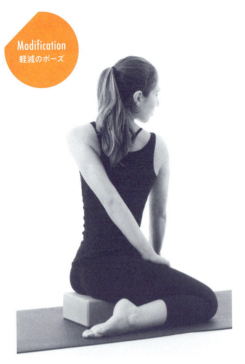

Modification 軽減のポーズ

骨盤が後ろに倒れてしまって坐骨の上に座ることができない場合は、坐骨の下にブロックなどを置くようにしましょう。

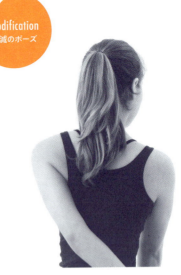

Modification 軽減のポーズ

また、首に問題を抱えている生徒には、頭を水平に保ち、首のねじりを最小限にとどめるよう促しましょう。

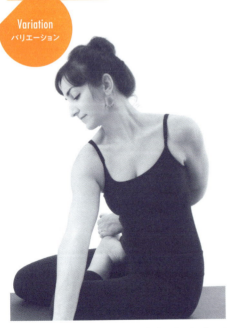

Variation バリエーション

このアーサナが簡単にできて膝に支障がなければ、バラドヴァージャ・アーサナB（賢者バラドヴァージャのポーズB、または単純な引き結びのポーズB）も行います。

Bharadvajrasana B
(Sage Bharadvaj's Pose B or Simple Noose Pose B)

バラドヴァージャ・アーサナB
(賢者バラドヴァージャのポーズB、または単純な引き結びのポーズB)

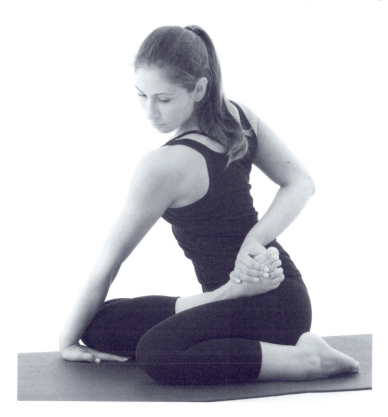

　膝に十分気を付けながら慎重に進めていきましょう。バラドヴァージャ・アーサナA（賢者パドラヴァージャのポーズA、または単純な引き結びのポーズA）と同じように始めますが、左足の踵を左股関節の近くに引いてヴィラ・アーサナ（英雄坐）の形に、右足を半蓮華坐の形にします。身体を右にねじり、右手を後ろに回して衣服の端、左の太もも内側、あるいはパドマ・アーサナ（蓮華坐）の足をつかみ、左手は右の膝をつかみます。余裕があれば、右手のひらを右膝下の床につけ、手先を踵の方に向けてみましょう。

　坐骨を根付かせ、息を吸うたびに背骨を引き伸ばし、吐くたびに手でつかんでいる力を使ってねじりを深めます。胸の中心に向けて背骨の上部を引き込む感覚をつくりながら、肩甲骨を引き下げ、鎖骨を開きます。胴体を右にねじりながら顔を左に向け、顎を左肩に向かってわずかに引きます。

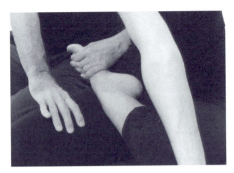

右足のヴィラ・アーサナのアライメントをより深めるために、クラスピングローテーションを使って右太もも内旋をサポートします（これ以降の写真ではメインの写真と左右が入れかわっています）。

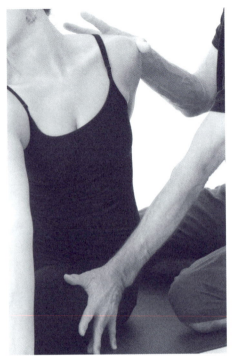

左ももの上部にクラスピングローテーションを使い、蓮華坐の脚の外旋を助けます。

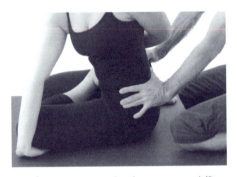

ヒップハンドルとクラスピングローテーションを使い、骨盤をニュートラルな位置に保ちながら坐骨を根付かせるように促し、必要なら坐骨の下に何かを敷いて、骨盤がより楽に前傾できるようにします。

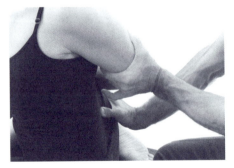

左腕の上腕部にクラスピングローテーションを使って内旋を促します。このことで背後での腕の配置が楽になり、蓮華坐の足や右の内もも、または衣服の端をつかむことを助けます。

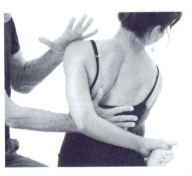

オープンパームでねじりを促します。右手を生徒の肋骨背面の下部に当て、吸う息で持ち上げ、吐く息で回転するよう促し、左手は生徒の左肩に置いてねじりの動作をさらに補助します。

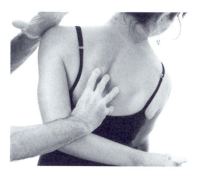

フィンガードローを使って、肩甲骨を引き下げるよう促します。

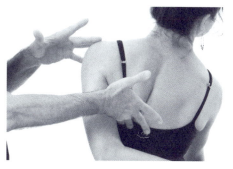

生徒の胸が崩れ落ちてしまうようなら、肩甲骨の下にライトハンドを使って背骨を引き上げるように促します。このとき、胸骨を引き上げながら胸に向かって背骨を引っ張る感覚をつかむよう、言葉で促します。

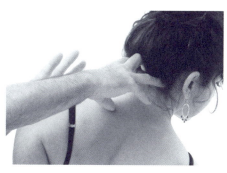

身体をねじっているほうと反対向きに頭を向けるよう言葉で促します。軽いフィンガースプレッドを首の後ろに使って、顎が床と平行になるか、わずかにたくし込むかたちになるように導きます（首にかかる圧力には、十分注意してください）。

Modification 軽減のポーズ

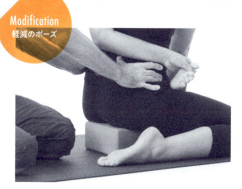

骨盤が後ろに倒れてしまって坐骨の上に座ることができない場合は、坐骨の下にブロックなどを置くようにしましょう。また、首に問題を抱えている生徒には、頭を水平に保ち、首のねじりを最小限にとどめるよう促しましょう。

Supta Parivartanasana
(Reclined Revolved Pose)

スプタ・パリヴァルタナ・アーサナ
（仰向けでねじるポーズ）

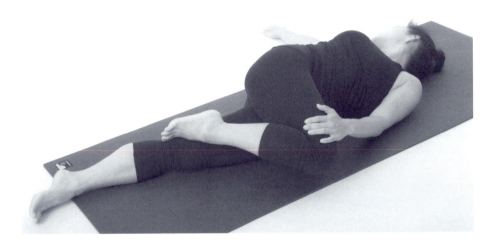

　仰向けで寝ころび、アパーナ・アーサナ（ガス抜きのポーズ、または膝を胸につけるポーズ）のように両膝を胸に向けて引き寄せます。両腕は広げ、手のひらは下に向けましょう。視線を右手の先に向け、右膝を左に崩していき、左脚の方はまっすぐ伸ばして床におろし、右膝をそのまま左へ移動させていきます。このとき、左膝も曲げることで、腰にかかる負担を軽減することができます。ねじった状態では、膝を床につけることよりも、肩を床につけることを優先するよう生徒に促します。そうすることで、腰からではなく、胸椎からねじることができます。

　このポーズを使ってコアを強化したい場合は、両手と両肩をしっかり床に押し付けながら脚を動かし、吸う息でねじり、吐く息で中央に戻すようにします。

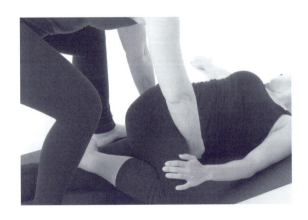

床に近い方の股関節を中央に配置することが難しい生徒には、骨盤を持ち上げて身体がまっすぐになるよう手助けをします。このとき講師は、膝を曲げた姿勢でサポートするようにし、自分の腰の負担にも十分注意を払いましょう。

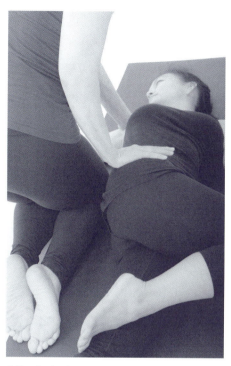

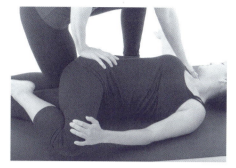

同じアジャストは、ワンニーダウンスタンスでも行えます。

生徒の曲げた膝と反対側にニーダウンスタンスで座り、床から遠い方の股関節の上と肩にオープンパームを使い、股関節を足先の方に向かって押し（ねじるのではなく腰を伸ばすように）、同時に肩を軽く床に押します。

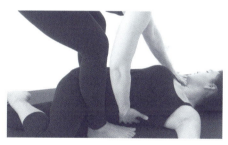

別のやり方としては、マウンテンスタンスで生徒のお腹のあたりをまたいで膝を曲げ、踵を後ろにスライドさせます。次に、軽くかつしっかりと自分の両膝を絞りながら、ふくらはぎで生徒の太ももと骨盤を後ろに向けて押し、同時にオープンパームを生徒の胴体と肩に使ってねじりを促します。

Modification
軽減のポーズ

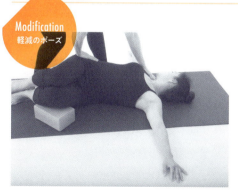

生徒が腰に問題を抱えている場合は、両膝を曲げたまま行うように伝えます。ブロックを下になっている膝の下に置いたり、両膝の間にはさむようにします。穏やかなオープンパームを使って、生徒の肩が床につくように促します。

Variation
バリエーション

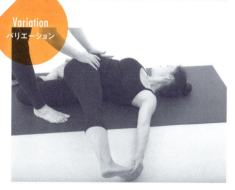

まっすぐになっている方の膝を曲げ、反対側の手でその足をつかみ、同時にもう一方の脚を十分伸ばし、その脚に手を沿わせたり、足をつかんだり、あるいは足の周りにストラップを巻いてそれをつかむように伝えます。こうすることで、自分自身でねじりの強度を調整することができ、大腿筋膜張筋と腸脛靭帯を深くストレッチできるようになります。

CHAPTER 9

Seated and Supine Forward Bends and Hip Openers

座位、背骨の前屈、股関節を開くポーズ

「前屈」と「股関節を開くポーズ」は、深い鎮静が得られるアーサナで、私たちを内的でダイナミックな神秘と生命の世界に深くいざなってくれます[1]。古典的な座位の前屈ポーズの（股関節を開くポーズでもある）パシュチモッターナ・アーサナ（西に伸ばすポーズ、あるいは座位前屈のポーズ）は、「西側をストレッチするポーズ」という意味を持つサンスクリット語です。ヨガの練習は、伝統的に昇る太陽に向かって始めるため、「西を伸ばす」というのは、練習の夕暮れ時（終盤）を意味することになります。パシュチモッターナ・アーサナで、私たちが自分の身体を折り曲げるということは、自然と深い内省をもたらすことになります。そこで何が湧き起こるかによって、感情的に満たされたり、困難と出くわしたりします。

ほかの前屈ポーズ、たとえばバーラ・アーサナ（子供のポーズ）のようなポーズは、私たちを深く育んでくれます。母親の胎内で9ヵ月間前屈の姿勢をとっているので、自分自身を養い守りたいとき、自然にこの胎児のポジションに戻ってくるのです。

また前屈ポーズは、骨盤と腹部の臓器を刺激するため、前屈による微妙なエネルギーの効果が低い位置にあるチャクラに集まり、しばしば身体の奥深くで抑え込まれている原初的な感情があらわになります。

呼吸をゆったりと保ちながら、少なくとも数分間前屈を維持していると、自分自身の感情と安全に向き合うことができるようになります。私たちは普段、背面の大部分を直接見ることができません。前屈は、傷つきやすい身体の背面を伸ばし、そしてむき出しにするのです。ラグ・ヴァジュラ・アーサナ（小さい稲妻のポーズ）のような後屈ポーズで、見知らぬものへの恐れが強まることがしばしば生じるのと同様に、私たちは前屈するときに、背面の筋肉を固定してしまう傾向があります。

身体を完全な前屈へと解放するために、次の一連の筋肉群を解放することが必要に

なります。

　足底筋膜から始まり、アキレス腱を通り、下腿の腓腹筋、ヒラメ筋まで動いていく筋群、そしてハムストリングスと、太ももの背面や内側にある内転筋群。骨盤の背面まわりと腰に分布する大殿筋、梨状筋、そして腰方形筋。そして背中全体を走る筋群、主に脊柱起立筋と多裂筋、広背筋です（Aldous 2004）。

　この一連の筋肉の解放には忍耐を必要としますが、身体の背面が徐々に解放されてくると、その時にこそ前屈のよさと出会うことができます。ただし、貪欲に追求しすぎると、腰やハムストリングスを痛めることにもなりかねません。

　椎間板に損傷がある生徒は、腰ではなくハムストリングスと股関節のストレッチに焦点を当てることができるアーサナ、たとえばダンダ・アーサナ（杖のポーズ）やスプタ・パーダーングシュタ・アーサナA、B（仰向けで親指をつかむポーズA、B）を続けながら、繊細な意識と忍耐をもって前屈を模索することが必要になります。

　多くの立位のアーサナと、すべての前屈は骨盤内部とそのまわりの筋肉をストレッチします。また座位、仰向け、うつぶせの姿勢で股関節を開くポーズもあります。身体を安定させるにしても、解放するにしても、股関節の柔軟性がそのカギを握る大切な要因となります。

　にも関わらず、椅子に座っている時の習慣的な姿勢や、激しい運動の経験などが遺伝的特質と結びつき、股関節が身体の中でもっとも硬い部位のひとつになってしまうことが少なくありません。そうなると、結果として可動域が制限され、腰を傷める可能性が増してしまいます。

　股関節を開くことは、安全に後屈や前屈を深める際、そしてパドマ・アーサナ（蓮華坐）などの脚を組む瞑想ポーズで楽に座る際に、最も大切な要素となります。また、股関節を開くポーズを行う際は、膝にかかる圧力が調整されている必要があります。股関節周辺の筋肉をストレッチのような姿勢で、骨盤と足の位置を固定すると、多くの場合、膝に負荷をかけてしまい、膝の靱帯を捻挫するか、膝とその周囲に付着する筋群を痛める可能性が生じます。

　以下に紹介する、股関節に関連するすべての筋肉に注意を向けるようなバランスの取れた練習を通じて、私たちは立位、後屈、前屈など、さまざまなポーズからの恩恵を受け取り、さらには股関節の正常な可動域を広げ、維持することが可能になります。

・**股関節屈筋群**：主要な股関節屈筋群である腸腰筋と大腿直筋が硬いと、骨盤が引っ張られて前傾し、腰は前弯がちになります。股関節屈筋群が硬いと、後屈も制限さ

れます。

　アンジャネーヤ・アーサナ（ローランジのポーズ）とヴィーラバドラ・アーサナⅠとⅡ（英雄のポーズⅠとⅡ）のような立位のアーサナは、これらの筋群をストレッチするのに非常に効果的です。また、スプタ・ヴィラ・アーサナ（仰向けの英雄坐）やエーカ・パーダ・ラージャカポタ・アーサナⅠ（一本足のハト王のポーズⅠ）の準備ポーズは、さらに股関節屈筋に的を絞って解放することができます。

・**股関節伸筋群**：股関節伸筋群が硬いと坐骨が膝裏に向かって引っ張られ、腰が平らになり、胸椎が後弯する可能性があります。

　股関節伸筋群、特にハムストリングスと大殿筋下部繊維が硬いと、前屈が制限されます。股関節伸筋群は、脚を伸ばした前屈の際にもっとも直接的に伸ばされます。

・**股関節外転筋群**：股関節外転筋群、特に中殿筋が硬いと、弱い内転筋群とともに、立位のランジポーズで前の膝が外側に開いてしまう主な原因になります。これはガルダ・アーサナ（ワシのポーズ）やゴームカ・アーサナ（牛の顔のポーズ）で脚をクロスしようとする生徒にとって厄介な存在となり、仙腸関節にかかる圧力の源でもあります。逆に、可動域が制限されているためにポーズがきつく感じる、とくにゴームカ・アーサナなどは、股関節外転筋群をもっともよくストレッチするポーズでもあります。

・**股関節内転筋**：硬い内転筋は、弱い外転筋とともに、立位のランジポーズにおいて前の膝が内側に向いてしまう原因となり、さまざまな立位、アームバランス、座位のアーサナにおいて両脚を開くことを妨げます（大腿骨骨頭が比較的短い場合や、腸骨大腿靱帯もまた可動域を制限しますが、このような制限の場合も、内転筋の硬さによって引き起こされているとしばしば考えられてしまいます）。ウパヴィシュタ・コーナ・アーサナ（足を開く前屈のポーズ）やバッダ・コーナ・アーサナ（合蹠のポーズ）は内転筋群を開くための古典的な座位のアーサナです。

・**内旋筋群**：内旋筋群が硬いと、ターダ・アーサナ（山のポーズ）で立った時に両膝が互いに内に向かう原因となり、またパドマ・アーサナやヴィーラバドラ・アーサナⅡに向かって開くことを制限します。内旋筋群に密接に関連しているのはウパヴィシュタ・コーナ・アーサナとバッダ・コーナ・アーサナです。

・**外旋筋群**：身体のなかで最も強力な筋である大殿筋は、大腿骨の主要な外旋筋です。

多くのダンサーに見られるように、外旋筋が硬くなったり使い過ぎたりすると、膝や足先が外側に向く原因となり、多くの立位のアーサナでミスアライメントを起こし、仙腸関節を圧迫します。ゴームカ・アーサナとスプタ・パリヴァルタナ・アーサナ（仰向けでねじるポーズ）は効果的にこれらの筋群をストレッチします。

Dandasana

(Staff Pose)

ダンダ・アーサナ
（杖のポーズ）

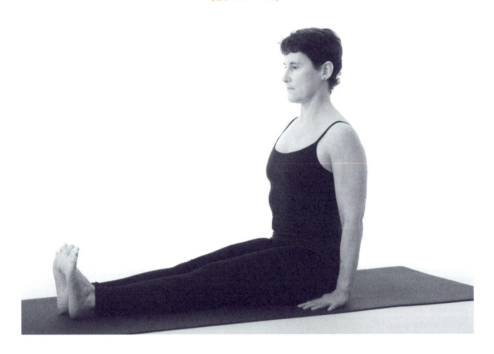

　ダンダ・アーサナは、すべての座位前屈のアーサナの基礎となります。座位前屈で最も大切なポイントは、坐骨をしっかりと根付かせることです。坐骨からお尻の肉を引き離すことは、ハムストリングスの付着部の最も弱い部分を過度にさらすことになるので避けましょう。背筋を伸ばして座り、両脚を前に伸ばして骨盤をニュートラルにします。仙骨が後ろに傾くようなら、ボルスターの上に座ることで骨盤をニュートラルな状態（前後左右に傾いていない状態）に保ち、背骨の自然な伸びが得られるようにします。坐骨を根付かせ、足首は背屈、膝は過伸展させることなく、太ももを固くして内旋させます。恥骨を下に、仙骨をわずかに内側に引き込み、背骨を伸ばし、肩甲骨を引き下げ、両手を床につき、胸を広げ、頭を空に向かわせます。

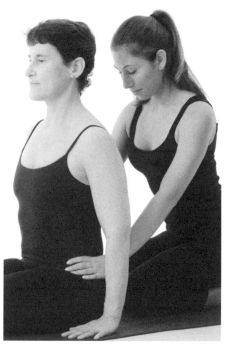

ヒップハンドルを使って坐骨をしっかり根付かせたら、クラスピングローテーションを使って、骨盤をニュートラルな位置に導きます。

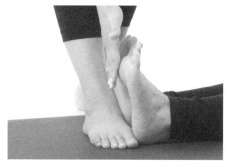

自分の足を生徒の足裏に当て、脚から踵を通る強いエネルギーの流れを促しましょう。あるいは、手を使って生徒の足がしっかり背屈するように導き、足裏の小指側は手前に引きながら、母指球を通る強い圧力を促しましょう。

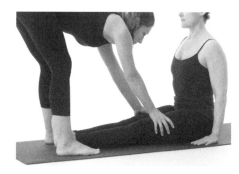

太ももにライトハンドかクラスピングローテーションを使って内旋を促します。内旋によって骨盤の前方への動きが楽になります。

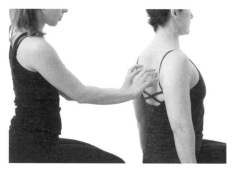

肩の先端から下に向かってライトハンドを使い、肩甲骨の引き下げを促します。浮遊肋を柔らかくして身体の内側に引き込みながら、胸骨を引き上げるよう、言葉で促します。肩甲骨にフィンガードローを使っても、この指示をより強調することができます。

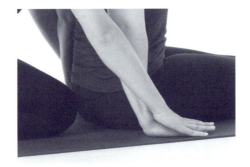

ライトハンドを生徒の手の上に使い、より能動的に手のひらを床に根付かせるように促します。

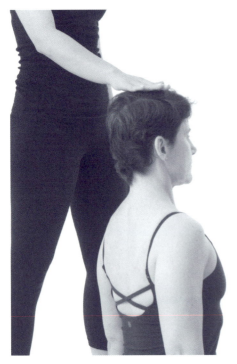

生徒の頭頂にライトハンドを使い、坐骨をさらに強く根付かせながら、できる範囲で背筋を伸ばすよう言葉で促します。

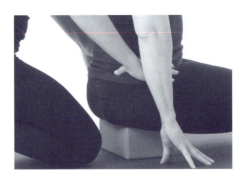

坐骨の前方に体重をかけ（骨盤をニュートラルにして）、背筋を伸ばして座ることができない生徒には、ブロックやボルスターを使って坐骨を底上げします。

Modification
軽減のポーズ

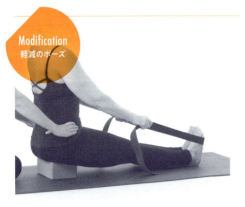

足のまわりにストラップを巻き付けつかみ、引っ張る力を使って両脚を伸ばせば、骨盤をさらに前へ、背骨をより高く伸ばし、胸の中心をさらに広げることができるようになります。

Paschimottanasana
(West Stretching Pose or Seated Forward Fold)

パシュチモッターナ・アーサナ
(西に伸ばすポーズ、あるいは座位前屈のポーズ)

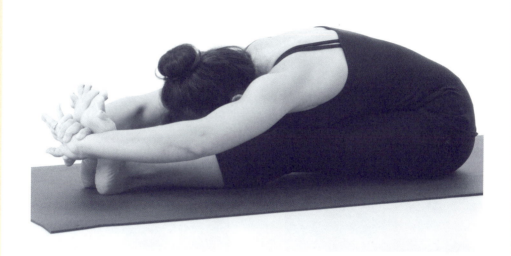

　背筋を伸ばしてダンダ・アーサナ（杖のポーズ）の姿勢になります。背骨は曲げず、足に向かって両手をできるだけ遠くまで伸ばします。手で足のあたり（あるいは足に巻き付けたストラップ）をつかみ、その力を使って両脚を活性化させ、背骨を伸ばし、骨盤を前方に傾けていきます。骨盤を前に傾けることによって、両脚の真上に向けて胴体を前傾させていきます。このとき、両肘を互いに離すように開き、肩甲骨を引き下げるようにします。

　あらためて坐骨をしっかりとグラウンディングさせながら、吸う息ごとに背骨を伸ばし、吐く息ごとに上体を前に倒していきます。

　顔を脚につけようとするのではなく、胸の中心を引き上げながら前に伸ばしていくような意識を持ちましょう。両脚を活性化させ（伸ばすような力を入れ）続けながら、時間をかけて身体の背面をゆるめていきます。

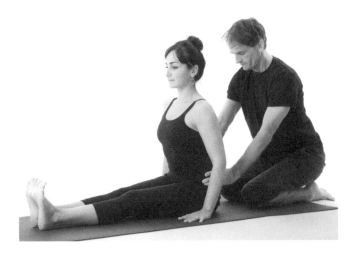

ダンダ・アーサナの段階で、ヒップハンドルを使って坐骨をしっかりと根付かせます。さらに、クラスピングローテーションを使って骨盤を前傾させ、ニュートラルな位置に向けて調整します。多くの生徒にとっては、ダンダ・アーサナの姿勢（形）が、すでにパシュチモッターナ・アーサナになっていることを理解しておきましょう。この２つアーサナの違いはただ、「骨盤をさらに前方に回転させる意識があるかどうか」です。

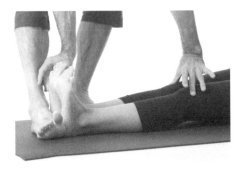

自分の足を生徒の足裏に当て、脚の活性化を促します。また、ライトハンドを使ってつま先と膝がまっすぐ上に向くように調整しましょう。

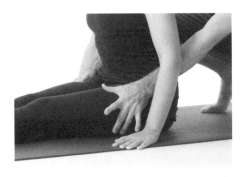

坐骨を根付かせながら、脚と踵からエネルギーを放射させるように、両脚の強い働きを保つよう言葉で促します。ライトハンドを使って、太ももをわずかに内旋させるよう促します。

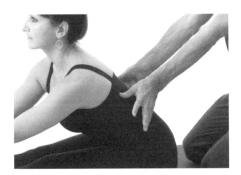

脚か足の側面をつかみ、そのつかんだ手の力を利用して脚をさらに活性化させ、背骨と上体を上向きに伸ばすように言葉で促します。肋骨の側面と背面の下部にフィンガースプレッドを使うか、背中に対して上向きのライトハンドを使い、この伸びをさらに促します。

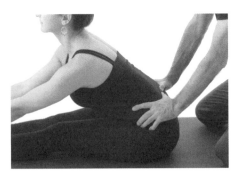

ここでもう一度ヒップハンドルとクラスピングローテーションを使い、骨盤をさらに前傾させるように促します。同時に、背骨の自然なカーブを保ちながら、脚か足の側面をつかんだ手を利用して、前屈しながら胸骨を引き上げておくように言葉で促します。

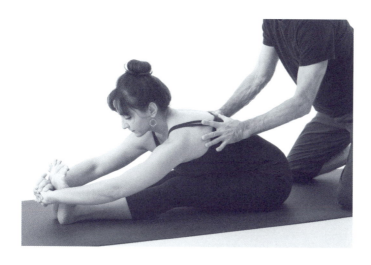

骨盤を前傾させることで、上体を45度の角度まで倒すことができたら、吐く息で背骨を前に折りたたみ、吸う息で45度の角度まで戻しながら、背骨の伸びと胸の開放を深めていきます。この動きを繰り返しながら、少しずつ動きを小さくしていくよう言葉で誘導します。生徒が息を吸って上体を起こし始めたら、背骨の丸みの頂点のすぐ下あたりの肋骨側面に沿ってオポジットローテーションを使い、前屈しているときも背骨を長く伸ばすように促します。

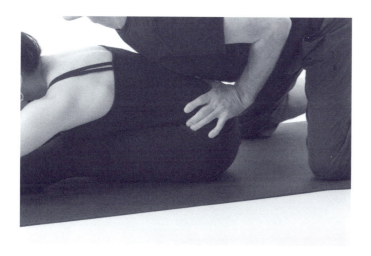

生徒との関係にもよりますが、自分の胸骨を生徒の背骨のカーブの頂点から5〜10センチほど下にあてて、生徒が息を吸うのに合わせて講師の胸骨を背骨に沿ってわずかに上にスライドさせ、息を吐くときにはさらに前方に押してこの動きを補助することも可能です。これはヒップハンドルとクラスピングローテーションを使っているときに最適な方法です。あるいは前に手を伸ばして、生徒の両足の外側をつかんでもよいでしょう。

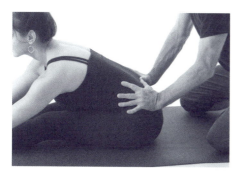 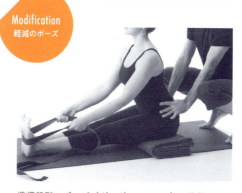

Modification
軽減のポーズ

吸う息で前屈から起き上がるよう言葉で促しながら、あらためてヒップハンドルと強いクラスピングローテーションを使って、骨盤の後方回転を促すことで、より楽に戻ってくることができるようになります。

準備段階のポーズ（ダンダ・アーサナ）の姿勢で正しく座れない場合、ブロックやボルスターなど坐骨の下に敷き、足にストラップを巻き付けて（あるいは両脚に手を添え）、両手を引く力を使って骨盤を前傾させ、背骨をさらに高く伸ばすよう促しましょう。

307

Janu Sirsasana
(Head to Knee Pose)

ジャヌ・シールシャ・アーサナ
(膝に顔をつけるポーズ)

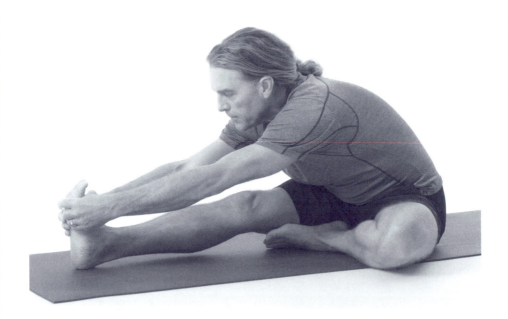

　ダンダ・アーサナ(杖のポーズ)で背筋を伸ばして座り、左の踵を右ももの内側、骨盤近くに引き寄せ、左膝は床かブロックの上におろします。坐骨を左右同じ高さに保ち、しっかりとグラウンディングさせながら、胸骨が右足のほうを向くようにわずかに胴体を回転させます。前屈する際は、パシュチモッターナ・アーサナ(西に伸ばすポーズ、あるいは座位前屈のポーズ)と同じように行い、お腹は手前に引き込み、引き上げておくようにします。常に坐骨のグラウンディングをしっかりと意識し、右の大腿四頭筋を硬くします。息を吸うたびに胸をわずかに引き上げて、背骨を十分に伸ばします。息を吐くたびに、アーサナをより深めるようにします。

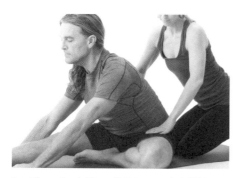

ヒップハンドルを使って坐骨をしっかりと根付かせ、伸ばしている膝に圧力がかかっていないかどうか生徒に確認しながら、クラスピングローテーションを使って骨盤の前傾を促します。

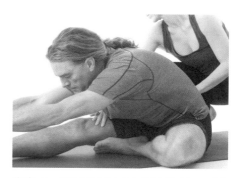

伸ばしているほうの太ももの中ほどにライトハンドを使い、太ももの働きを明らかにしながら、同じ脚の足首を背屈させ、脚を通してエネルギーが流れるように言葉で促します。

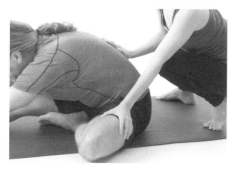

曲げているほうの太もも上部にクラスピングローテーションを使い、外旋を強調します。

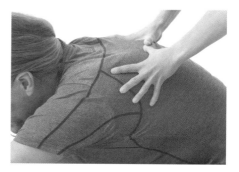

オープンパームを使い、広がった肩甲骨を内転させ、同時にオポジットローテーションを使い、親指で肩甲骨の内側を引き下げながら、他の指（特に薬指と小指で肋骨の外側を前に押し出すこと）で胸を前方に開くように促します。

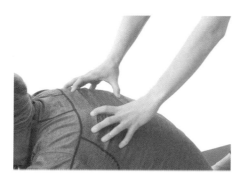

フィンガードローを使って肩甲骨を引き下げるように促します。

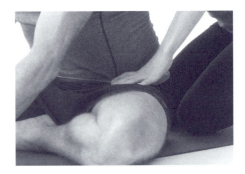

吸う息で前屈から起き上がるよう言葉で促しながら、あらためてヒップハンドルと強いクラスピングローテーションを使って、骨盤の後方回転を促すことで、より楽に戻ってくることができるようになります。

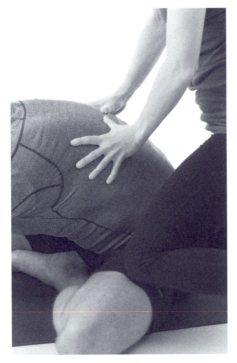

生徒の曲げた太もも上部の外側に、自分の膝を置いて外旋を促します。同時に、クラスピングローテーションを使って骨盤の前傾を促すか、胸郭の脇に沿ってオープンパームを使い、前に伸ばした上体の引き上げを促します。

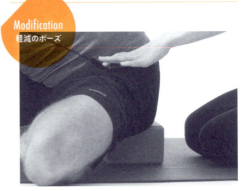

Modification
軽減のポーズ

骨盤が後ろに倒れてしまって坐骨の上に座ることができない場合は、坐骨の下にブロックかボルスターを置きます。

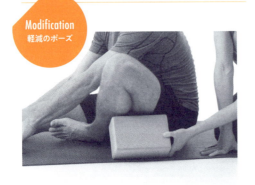

Modification
軽減のポーズ

曲げた膝に緊張がある場合は、膝の下にブロックかボルスターを置きます。

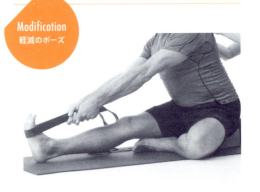

Modification
軽減のポーズ

前屈すると胸が崩れ落ちてしまう場合、足にストラップを巻き付けるとよいでしょう。ストラップを軽くたぐり寄せる力を使って骨盤を前傾させ、上体と胸骨を引き上げながら、肩甲骨を引き下げ、胸を広げるようにします。

Marichyasana A
(Sage Marichi's Pose A)

マリーチ・アーサナA
(賢者マリーチのポーズA)

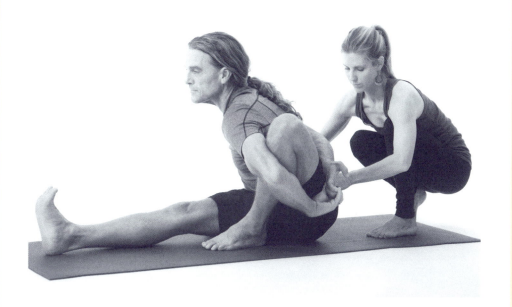

　ダンダ・アーサナ（杖のポーズ）で背筋を伸ばして座り、左の踵を左の坐骨に引き寄せます。右手を右のお尻付近の床に置き、胴体をわずかに右に傾けながら、左腕を上に伸ばします。股関節を蝶番のようにして、ゆっくり上体と左腕を前方へ伸ばし、左腕を左のすねの低い位置に巻き付けながら、背中の後ろから右手を巻き付けて左手首をつかみます。吸う息で背骨と胸を持ち上げ、吐く息で前屈を深めましょう。左足で立ちあがろうとするときのように、しっかり床を踏みしめます。息を吸うたびに胸をわずかに持ち上げて、背骨を十分に伸ばします。息を吐くたびに、アーサナをより深めるようにします。

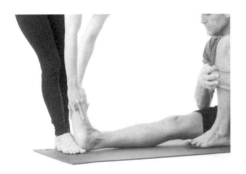

自分の足を生徒の踵に押し当て、前に蹴り出すように伝えた上で、ライトハンドを使って右のつま先と膝がまっすぐ上に向くようにし、右太ももを軽く内旋させることによって、このアライメントをさらに強調します。

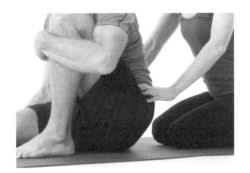

ヒップハンドルを使って坐骨をしっかりと根付かせ、クラスピングローテーションを使って骨盤の前傾を促します。

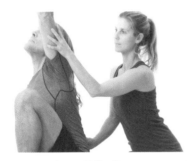

腕を空に向けて上げるよう言葉で促し、ライトハンドを体側と肩に上向きに使って、体側、肩、腕の伸びを促します。

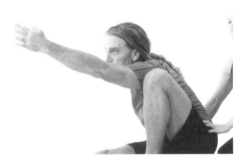

生徒が腕を前に伸ばしてから、曲げた膝に巻きつけるために引き戻すとき、ヒップハンドルとクラスピングローテーションをあらためて使って、強い坐骨のグラウンディングを持続させ、骨盤の前傾を最大にします。背骨を丸めることよりも、この骨盤の動きが前屈の最大の源となります。

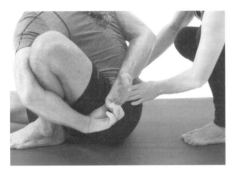

生徒が背後にまわした両手をつかんだら、これまでと同様にヒップハンドルとクラスピングローテーションを使い、吸う息で背骨を持ち上げるように促します。

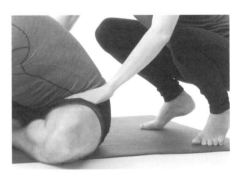

吸う息で前屈から起き上がるよう言葉で促しながら、あらためてヒップハンドルと強いクラスピングローテーションを使って、骨盤の後方回転を促すことで、より楽に戻ってくることができるようになります。

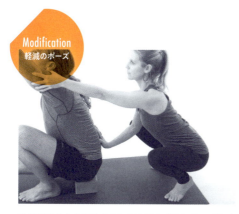

Modification 軽減のポーズ

坐骨できちんと座ろうとしても前かがみになってしまう場合は、坐骨の下にブロックかボルスターを置きます。

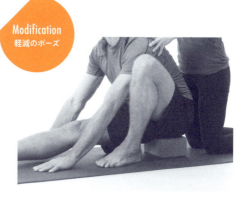

Modification 軽減のポーズ

手を巻き付けて背後でつかむことができない場合は、両手を床に置いたまま坐骨をエネルギッシュにグラウンディングさせ、背筋を伸ばして座り、骨盤を少しだけ前傾させようとするか、足にストラップを巻いて同じことを試してみます。

Akarna Dhanurasana
(Shooting Bow Pose)

アカルナ・ダヌラ・アーサナ
(弓を引くポーズ)

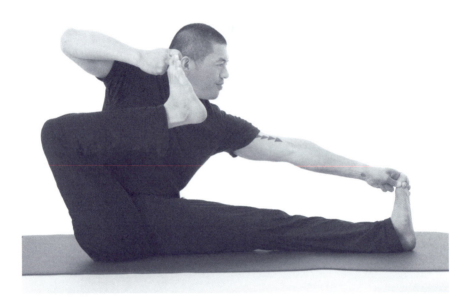

　マリーチ・アーサナA（賢者マリーチのポーズA）と同じように、片方の足を坐骨のそばまで引き寄せたら、両方の足の親指をつかみながら坐骨をグラウンディングさせ、背骨を引き上げます。曲げた方の足をゆっくりと持ち上げ、耳のほうに引き寄せます。能動的に伸ばした脚、骨盤の前傾、背骨の伸び、胸の開放、安定した呼吸など、ダンダ・アーサナ（杖のポーズ）の要素を確認していきます。

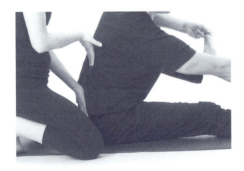

一方の手をオープンパームにして、生徒の仙骨に当てて骨盤の前傾を促し、もう一方の手をライトハンドにして、生徒の背中で上にスライドさせて上体を持ち上げるように促します。

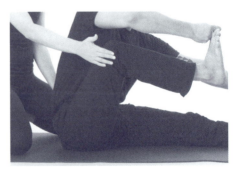

生徒の仙骨にオープンパームを当てたまま、持ち上げた膝にライトハンドを使い、外に広がりがちな膝を、肩か耳の方向へ持っていくよう促します。

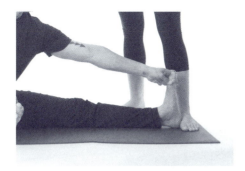

片足を生徒の踵に押し当て、背屈させた脚からエネルギーを放出するように言葉で促します。

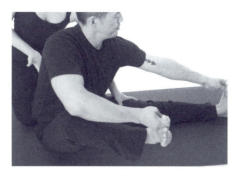

伸ばした脚の太ももをオープンパームで押し、グラウンディングを促しながら、もう一方の手を使って骨盤を前に、背骨を高く伸ばすよう促します。

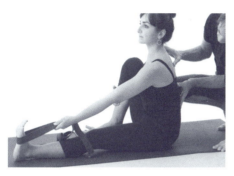

生徒の肩から下向きにフィンガードローかライトハンドを使い、肩を耳から遠ざけるように促します。

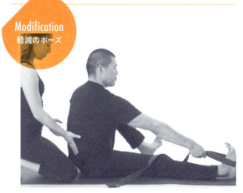

Modification 軽減のポーズ

前かがみになってしまう生徒には、伸ばした足にストラップを巻き付け、親指ではなく膝をつかむように提案しましょう。

Balasana

(Child's Pose)

バーラ・アーサナ
（子供のポーズ）

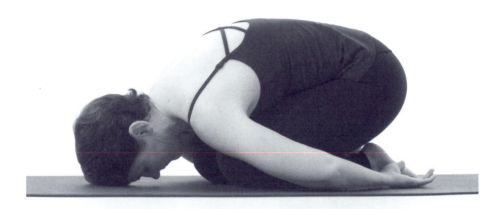

　四つん這いの姿勢からお尻を後ろに倒していき、大丈夫そうであればお尻を踵の上におろし、両手は脚の横にそって床に委ねます。両膝を少し引き離すことで股関節が楽になり、腰や膝にかかる負担も和らげることができます。リラックス系のアーサナの中でも、特にバーラ・アーサナは安らぎと内なる静寂をつくり出すことができます。完全に脱力して委ね、内側を深くリラックスさせながら、呼吸に意識を向けるよう生徒を誘導します。

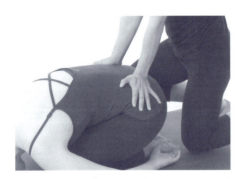

生徒の仙骨にオープンパームを使い、その手を下と外にスライドさせ、仙腸関節にかかる圧力を軽減します。

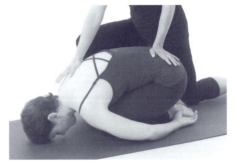

一方の手をオープンパームにして生徒のどちらかの骨盤の上に置き、もう一方の手を反対側の肩甲骨の下あたりに当て、両手を互いに引き離すように押します。

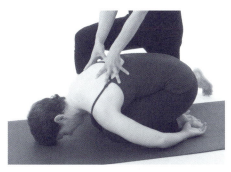

フィンガードローを生徒の肩甲骨に使い、首まわりにさらにスペースをつくるよう促します。

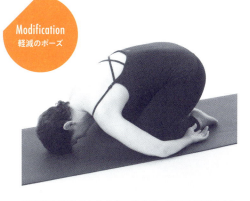

Modification
軽減のポーズ

股関節を踵までおろせない場合は、両膝を広げるよう伝えます。このことで股関節が解放されて楽になり、腰や膝からの負担を和らげることができます。

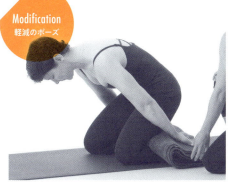

Modification
軽減のポーズ

膝に緊張がある場合も、両膝を広げるバリエーションを提案してみます。同時に、たたんだブランケット（厚みが10センチ以上にならないこと）を膝の後ろに置いてもよいです。

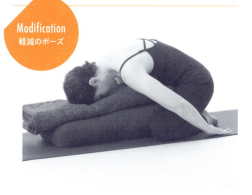

Modification
軽減のポーズ

膝を開いてもで完全に前屈できない生徒には、膝の間にボルスターなどを置き、そこに頭を乗せるようにしても構いません。

Virasana
(Hero Pose)

ヴィラ・アーサナ
（英雄坐）

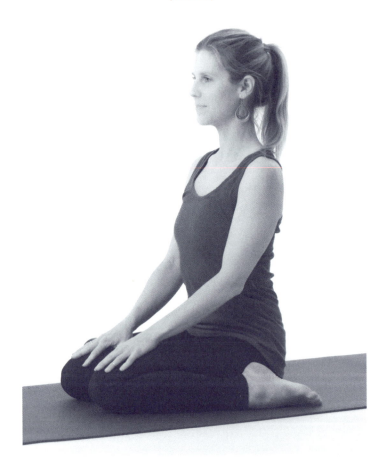

　膝立ちになって両足先を後ろに流し、手の親指でふくらはぎの真ん中、膝裏に近い部分を押します。そのまま親指をふくらはぎの真ん中を通して下にスライドさせ、ふくらはぎの筋肉を中央から左右に押し広げながら、坐骨を踵のあいだの床（あるいはブロックかボルスターの上）におろしていきます。膝をつかみ、坐骨を根付かせ、大腿骨を内旋させ、骨盤を前傾させることでニュートラルな位置に保ち、背骨を長く伸ばし、肩甲骨を引き下げ、胸を広げます。坐骨の根付きを保ちながら、息を吐くたびに会陰を軽く引き上げ直してムーラバンダを深め、背骨をエネルギー的に強く伸ばします。頭は背骨の延長線上で浮かぶがままにしておき、深く安定した呼吸をします。これはすべてのプラーナーヤーマの練習のための優れたアーサナの一つです。

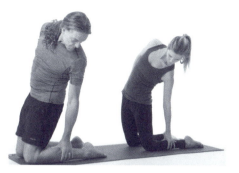

膝立ちから踵の間に座る際、親指の先でふくらはぎの真ん中あたりを押すことで、膝への負担を和らげるよう、デモして見せながら言葉でも誘導します。膝がねじれてしまうので、腓腹筋を外側に押し出さないようにしましょう。

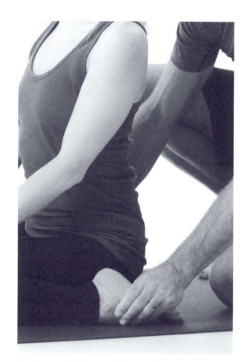

ライトハンドを使って、生徒の足先がまっすぐ後ろ向きになるようにサポートします。

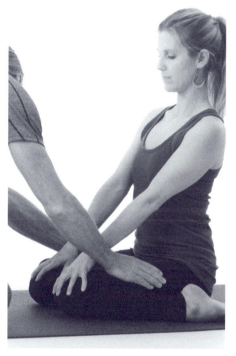

太ももにクラスピングローテーションを使い、内旋を助けます。

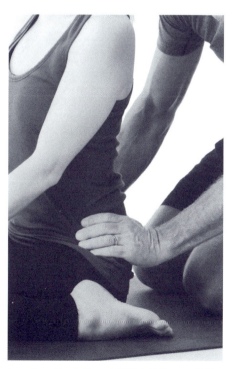

ヒップハンドルを使って股関節を根付かせ、骨盤をニュートラルな位置に導きます。

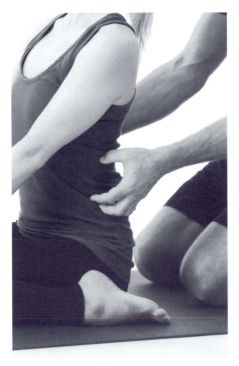

フィンガースプレッドを肋骨側面のすぐ下のスペースに使い、背骨を引き上げて伸ばすように促します。

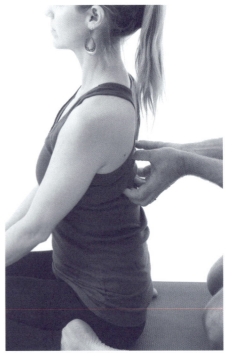

フィンガードローを肩甲骨下部に使って肩甲骨の引き下げを促し、浮遊肋を柔らかくして内部に引き込み続けるよう言葉で伝えます。

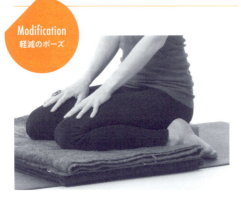

Modification 軽減のポーズ

足の底屈が不快な（あるいは十分に底屈できない）生徒には、すねの下にブランケットを敷いて足首がその縁にくるようにして、足をヨガマットにおろすように伝えます。

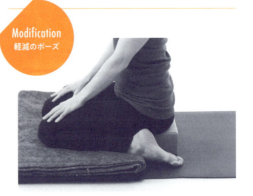

Modification 軽減のポーズ

膝に負荷を感じたり、前かがみになってしまったり、坐骨の前方に体重をかけることができない場合は、踵のあいだにブロックを置くように勧めます。

Tiriang Mukha Eka Pada Paschimottanasana

(Three Limbs Facing One Foot West Stretching Pose)

トリアンガ・ムカ・エーカ・パーダ・パシュチモッターナ・アーサナ
（三肢の背面を伸ばすポーズ）

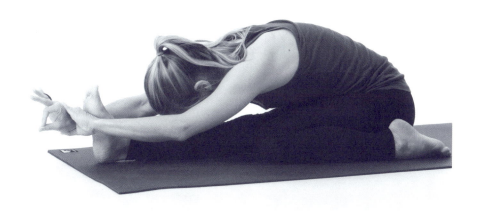

左脚を曲げやすくするために、ダンダ・アーサナ（杖のポーズ）から右側に上体を傾け、左脚をヴィラ・アーサナ（英雄坐）の形にします。坐骨を左右均等に根付かせ、ジャヌ・シールシャ・アーサナ（膝に顔をつけるポーズ）のように前屈します。左の坐骨をより強く根付かせるようにしながら左の太ももを内旋させ、骨盤を前傾させることで前屈を深めていきます。

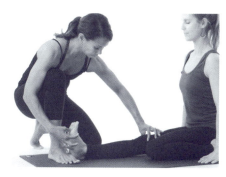

片足を生徒の右の踵に押し当て、その踵を蹴り出すよう生徒に伝えます。ライトハンドを使って右のつま先と膝がまっすぐ上に向くように正し、右太もものわずかな内旋を促すことで、このアライメントをさらに強調します。

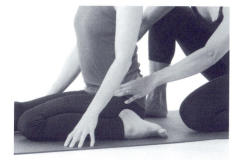

ヒップハンドルを使って坐骨をしっかりと根付かせてから、クラスピングローテーションを使って骨盤の前傾を促し、胸骨を伸ばした右足の方に合わせる（真正面には向けない）よう、言葉で促します。

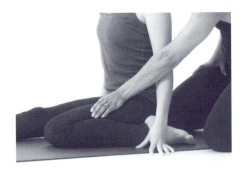

曲げた方の太ももにクラスピングローテーションを使って内旋を促します。

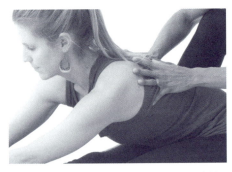

生徒の肩甲骨の上に両手を広げて置き、親指を内側に向けます。オポジットローテーションで親指は下向きに、他の指は前方にスライドさせながら、胸骨を前方に引き上げて背骨を伸ばし、胸が崩れ落ちないように言葉で促します。

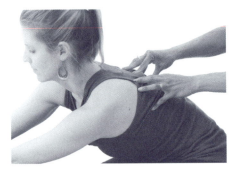

フィンガードローを使って、肩甲骨の引き下げを促します。

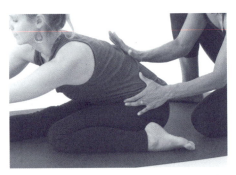

ヴィラ・アーサナの形になっている股関節をヒップハンドルの手で下向きに押し、背骨のカーブの頂点のはるか下方から、生徒の背中に沿ってオープンパームを上向きにスライドさせます。

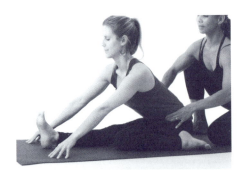

吸う息で前屈から起き上がるよう言葉で促しながら、あらためてヒップハンドルと強いクラスピングローテーションを使って骨盤の後方回転を促すことで、より楽に戻ってくることができるようになります。

Modification
軽減のポーズ

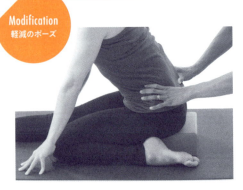

坐骨できちんと座ろうとしても前かがみになってしまう場合は、坐骨の下にブロックかボルスターを置きます。

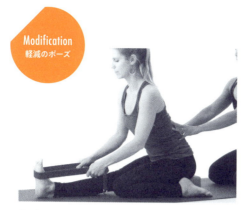

伸ばした方の足をつかもうとすると背骨を曲がってしまう場合、足にストラップを巻き付けるよう提案しましょう。

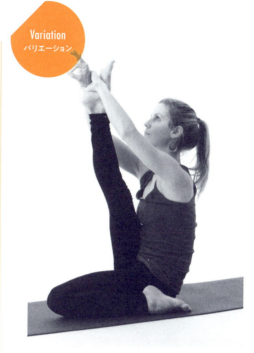

このアーサナから直接クラウンチャ・アーサナ（サギのポーズ）に移行します。

Upavista Konasana
(Wide-Angle Forward Fold Pose)

ウパヴィシュタ・コーナ・アーサナ
（足を開く前屈のポーズ）

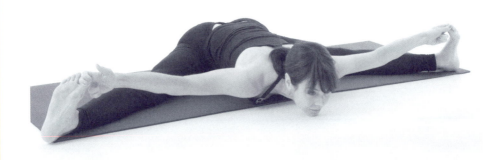

　ダンダ・アーサナ（杖のポーズ）から、両脚を外転させて開脚します。骨盤がニュートラルな位置になるように、必要であれば（毛布などの）プロップスを使います。つま先と膝頭をまっすぐ上に向け、太ももを固くして背骨を伸ばし、胸の中心を広げます。骨盤の前傾を助けるために、背後の床に両手をつきます。手を床から離しても、背筋を伸ばして坐骨で座れるようなら、両腕を前に伸ばし、床に置いた手を使って胴体を前方に引き伸ばします。坐骨は根付かせたまま、脚を活性化させ、膝頭を真上に向けます。呼吸とともに骨盤の前傾を通して前屈し、最終的には胸を床に付け、足をつかみます。背中を丸めて身体を折り曲げることよりも、背骨を長く伸ばし、胸を開くことに意識を向けましょう。視線は下か、水平方向に向けます。

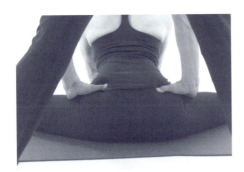

準備姿勢で背筋を伸ばして座っている生徒に対して、ヒップハンドルとクラスピングローテーションを使い、坐骨をグラウンディングさせ、骨盤の前傾を促します。

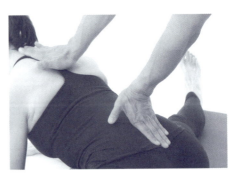

生徒が前屈を始めると、身体が丸くなって崩れがちになります。その際は、胸骨を引き上げ続けるように言葉で促しながら、ライトハンドの手を背中の中ほどに、もう一方の手を片方の肩に置き、タッチによる指示も与えます。

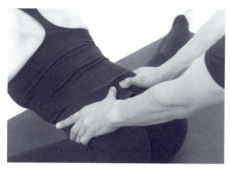

講師の手が十分に大きい場合は、親指をできるだけ仙骨に近いところに置いて上にスライドさせながら、クラスピングローテーションを生徒の太ももの上部に使い、太ももが定位置にとどまるよう手で促します。このときクラスピングローテーションが、オポジットローテーションの動きをしています。

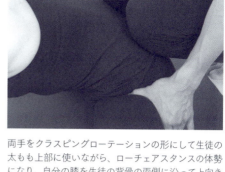

両手をクラスピングローテーションの形にして生徒の太もも上部に使いながら、ローチェアスタンスの体勢になり、自分の膝を生徒の背骨の両側に沿って上向きにスライドさせ（背骨そのものに触れてはいけません）、骨盤の前傾と腰のスペースをさらに強調します。

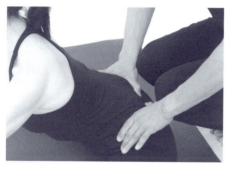

吸う息で前屈から起き上がるよう言葉で促しながら、ヒップハンドルで仙骨を下に向けて親指をスライドさせることで、より楽に戻ってくることができるようになります。

Modification
軽減のポーズ

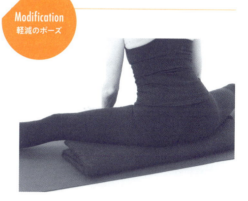

背筋を伸ばして坐骨で座ることができない生徒には、ブロックかボルスターを提案しましょう。

Modification
軽減のポーズ

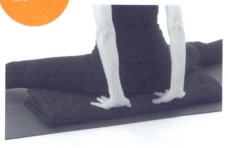

背筋を伸ばして座れるものの、骨盤を前傾させられない生徒には、背後の床に両手をついて背骨を引き上げ、骨盤の前傾を意識するよう言葉で伝えます。

Variation
バリエーション

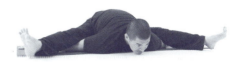

ウパヴィシュタ・コーナ・アーサナが完全にできるようになったら、クールマ・アーサナ（カメのポーズ）を行っていきましょう。

Kurmasana

(Tortoise Pose)

クールマ・アーサナ
（カメのポーズ）

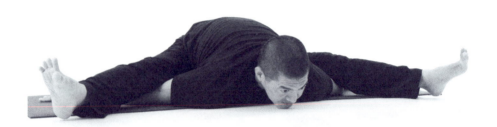

　ウパヴィシュタ・コーナ・アーサナ（足を開く前屈のポーズ）から両脚をわずかに閉じ、膝を持ち上げてスペースをつくり、その隙間に腕を通します。少しずつ両脚を閉じていき、最後は肩まで近づけるようにします。坐骨をグラウンディングさせながら、両脚をまっすぐに伸ばし、足指を広げ、視線は地平線を見るように前方へ向けます。坐骨をグラウンディングさせることと、両脚と背骨を伸ばすことに集中します。最終的には両脚を背中の後ろで組んで上に持ち上げて、ドヴィ・パーダ・シールシャ・アーサナ（両足を後頭部につけるポーズ）になり、ティッティバ・アーサナ（蛍のポーズ）、バカ・アーサナ（ツルのポーズ）を経て、チャトランガ・ダンダ・アーサナ（四肢で支える杖のポーズ）へと移行していきます。

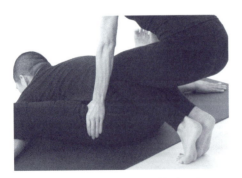

ローチェアスタンスの体勢で親指の付け根で立ち、クラスピングローテーションを使って生徒の太ももの自然な回旋をキープしながら、自分の膝を生徒の骨盤のすぐ上から肋骨下部にかけて、腰方形筋上をゆっくりとスライドさせます。

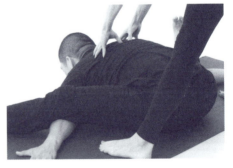

フィンガードローを生徒の肩甲骨に使いながら、口頭で胸を持ち上げ、胸骨を前方に向けて突き出すよう促します。

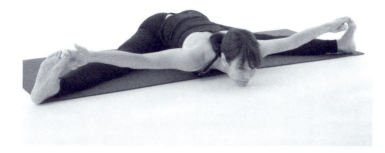

クールマ・アーサナができない場合は、このポーズの修正ポーズではなく、ウパヴィシュタ・コーナ・アーサナにとどまるようにします。

Baddha Konasana

(Bound Angle Pose or Cobbler's Pose)

バッダ・コーナ・アーサナ
(合蹠(がっせき)のポーズ)

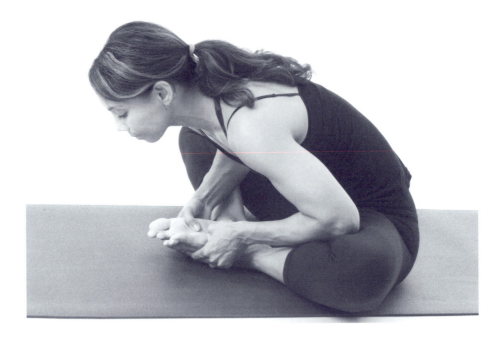

　ウパヴィシュタ・コーナ・アーサナ（足を開く前屈のポーズ）の準備姿勢から、膝を曲げて両足裏を合わせます。膝にかかる負担を和らげるために、膝下にブロックを置いてもOKです。骨盤の前傾を助けるために、背後の床に両手をつきます。手を床から離しても、背筋を伸ばして坐骨で座れるようなら、両足をつかんで膝を左右に開き、踵を押し付け合いながら膝を外側に伸ばすようにして床に近づけていきます。骨盤を前傾させて、胸の中心を水平方向に向けて突き出します。バリエーションとして、腕を完全に前に伸ばし、手のひらを床に押し付け、その力を利用して胸の中心を持ち上げ、背骨を伸ばし、股関節の前傾を深めるように生徒に誘導しましょう。坐骨を根付かせたまま踵を互いに押し合い、肩甲骨を引き下げ、胸の中心を開き、呼吸とともに背骨を伸ばしながら、股関節から身体を前傾させます。肘を使って太ももを後ろに押し、膝を外側に向け、胸を前に向けて突き出します。おへそをつま先の方へ、胸骨を水平線に向かわせる感覚を導くことで、生徒の背中が丸まる傾向を最小限にし、腰や首にかかる負担を減らすことができます。

　膝の内側や鼠径部に痛みを感じるようなら、膝下にブロックを置くように勧めましょう。

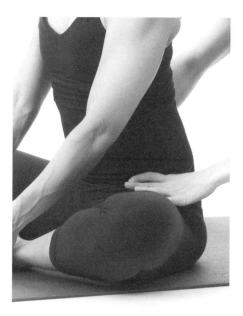

ヒップハンドルを使って、ニュートラルな骨盤を促します。

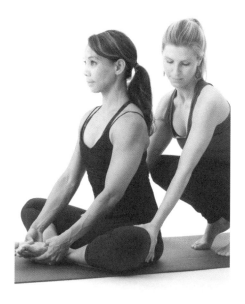

生徒の太ももの上部にクラスピングローテーションを使い、外旋をサポートします。このとき、膝に負荷がかかっていないか繰り返し生徒に確認し、もし膝に緊張が生じたらすぐにアジャストを中止します。

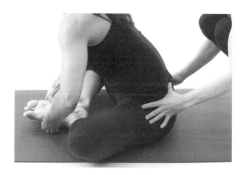

講師の手が十分に大きい場合は、親指で生徒の仙骨を上向きにスライドして骨盤の前傾を促しながら、他の指はオポジットローテーションで太ももの外旋を促します。

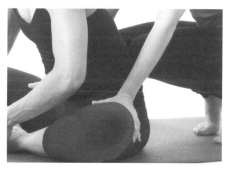

両手をクラスピングローテーションの形にして生徒の太もも上部に使いながら、ローチェアスタンスの体勢になり、自分の膝を生徒の骨盤上部から肋骨背面の下部にかけてスライドさせます（膝は背骨の両側を通るようにして、背骨そのものに触れないようにします）。

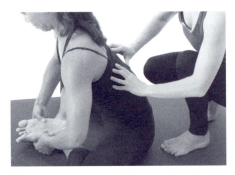

生徒の背中が丸まってしまう場合は、上体を少し戻すよう生徒に伝え、フィンガープレスかフィンガードローを使って、肩甲骨の引き下げを手伝いながら、胸骨を持ち上げるように伝えます。

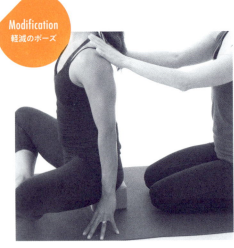

Modification
軽減のポーズ

もし生徒が、坐骨の前部で正しく座ることができなかったり、膝が股関節より高く上がってしまう場合は、ブロックやボルスターを坐骨の下に置くよう勧めてから、ヒップハンドルを使って生徒の骨盤がニュートラルになるように導きます。

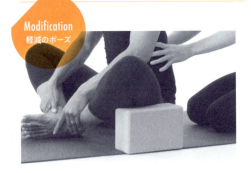

Modification
軽減のポーズ

生徒が膝の内側の痛みなどの問題を訴えたら、ブロックや硬いボルスターを膝下に置くよう勧めた後、改めて骨盤を中立にし、背骨を高く伸ばし、胸の中心を広げるように促しましょう。

Supta Baddha Konasana
(Reclined Bound Angle Pose)

スプタ・バッダ・コーナ・アーサナ
（仰向けの合蹠のポーズ）

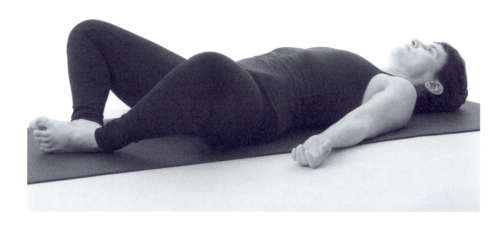

　バッダ・コーナ・アーサナ（合蹠のポーズ）への準備姿勢（直立状態）から、両手を後ろについて身体を倒していき、両肘で身体を支えた後、床まで身体を下ろしていきます。膝や太ももの内側に強い痛みを感じるときは膝下にブロックを置き、腰や首に強い痛みがあるときは、背中の下にボルスターを置いて身体を保護します。

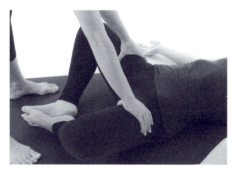

膝にかかる負荷に気を配りながら、生徒の太ももにライトハンドを使い、外旋と外転を促します。

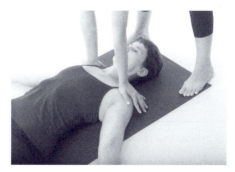

ライトハンドを使って生徒の肩を床につけ、胸の中心が自然と広がるようにします。

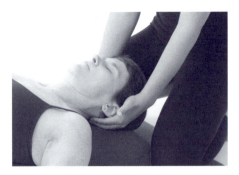

生徒の頭蓋骨の下縁部に、指先を本当にやさしく押し当てながら、ソフトに生徒の首を引き伸ばします。

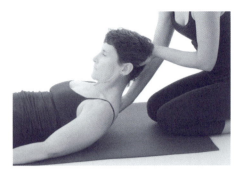

座り姿勢に戻る際、生徒の背中にライトハンドを使って、楽に戻れるようサポートします。

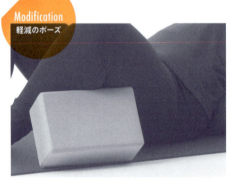

Modification
軽減のポーズ

生徒が太ももの内側や膝に問題や緊張を訴えたら、膝の下にブロックを置くように勧めましょう。

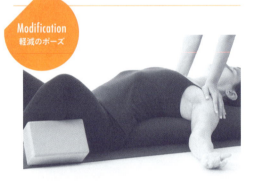

Modification
軽減のポーズ

背中を後ろに倒すと膝や腰に負荷を感じる場合は、ボルスターを（必要なら複数）背中の下に置くよう勧めます。

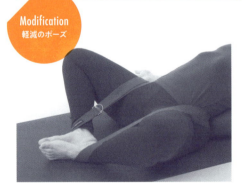

Modification
軽減のポーズ

膝に痛みを感じずに背中を倒すことができるなら、骨盤上部にストラップを巻いて太ももと足首の上を通して足にぐるりと巻き付けるようにして、仰向けになる指示をする前にピンと張るようにしっかりつかみます。

Ubhaya Padangusthasana
(Both Big Toes Pose)

ウバヤ・パーダーングシュタ・アーサナ
（両足の親指をつかむポーズ）

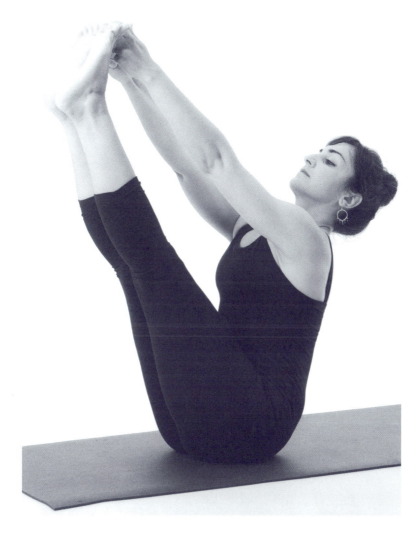

　ダンダ・アーサナ（杖のポーズ）で座り、両膝を曲げて中指と人差し指で足の親指をつかみます。そこからゆっくりと両脚を伸ばしていき、指で引っ張る力を使って骨盤を前傾させ、背骨が引き上がって自然に伸びるように、言葉で誘導しながらデモして見せます。
　余裕があれば、ゆっくり肘を曲げ、胸骨をつま先の方に向けて突き出すよう誘導します。

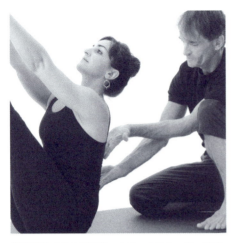

準備姿勢で足の親指をつかみ、そこから脚、背骨、腕を伸ばしていくと、たいていの生徒は前かがみになってしまいます。一方の手をライトハンドにして、仙骨を身体の内側に押し込みながら（骨盤の前傾）、もう一方の手もライトハンドの形で胸椎に沿ってスライドさせ、胸骨の引き上げを促します。

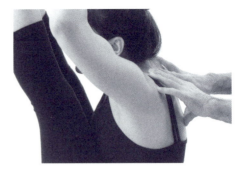

肘を曲げる際、胸骨をつま先に向けて吊り上げるように言葉で促しながら、ライトハンドを肩の上端に使い、肩を引き下げて耳から離すように促します。

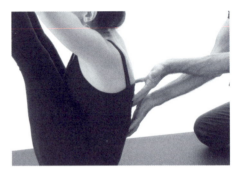

生徒が上体を脚に近付けるにつれて、身体が前かがみになる傾向があります。そのときは、もう一度片手をライトハンドにして生徒の仙骨にあて、上方に向けてよりしっかりと押して前かがみになる傾向を食い止めます。

Modification 軽減のポーズ

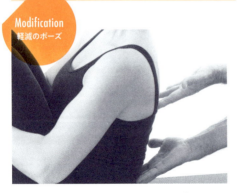

足の親指をつかむときに、膝が曲がったり身体が前かがみになる生徒には、膝を曲げてその膝裏を持つように伝えながら、ライトハンドにした手を仙骨に当て、骨盤の前傾を助けます。

Modification 軽減のポーズ

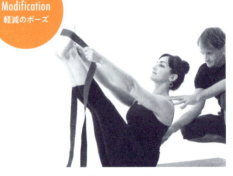

ハムストリングスが硬い生徒が、上の膝をつかむバリエーションで上達してきたら、ストラップを足に巻き付けるバリエーションを勧め、同じアジャストを施します。

Urdhva Mukha Paschimottanasana
(Upward-Facing West Intense Stretch Pose)

ウールドヴァ・ムカ・パシュチモッターナ・アーサナ
（上向きの背中を伸ばすポーズ）

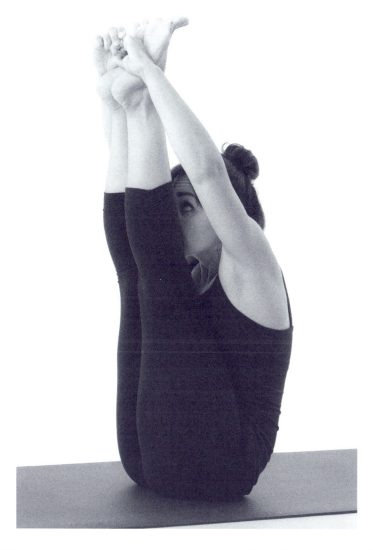

　準備姿勢はウバヤ・パーダーングシュタ・アーサナ（両足の親指をつかむポーズ）と同じですが、足の親指をつかむのではなく、両足の外側をそれぞれの手で持つか、両足裏にまわした手首をもう一方の手でつかむよう、デモンストレーションをしながら誘導を行います。そこからは、ウバヤ・パーダーングシュタ・アーサナと同じようにポーズを完成させます。

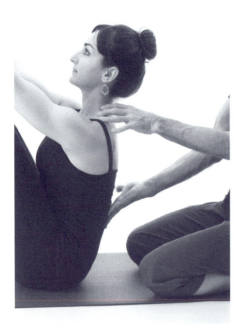

肘を曲げる際、胸骨をつま先に向けて吊り上げるように言葉で促しながら、ライトハンドを肩の上端に使い、肩を引き下げて耳から離すように促します。

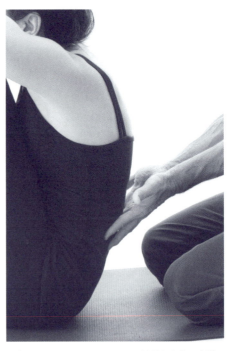

一方の手をライトハンドにして、仙骨を身体の内側に押し込みがら（骨盤の前傾）、もう一方の手もライトハンドの形で胸椎に沿ってスライドさせ、胸骨の引き上げを促します。

Modification
軽減のポーズ

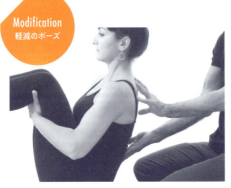

足の指や足裏にまわした手首をつかむときに、膝が曲がったり身体が前かがみになる生徒には、膝を曲げてその膝裏を持つように伝えながら、ライトハンドにした手を仙骨に当て、骨盤の前傾を助けます。

Modification
軽減のポーズ

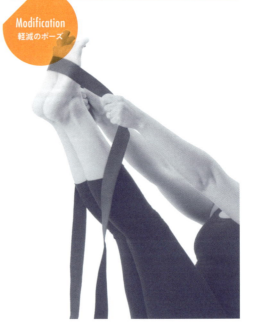

ハムストリングスが硬い生徒が、上の膝をつかむバリエーションで上達してきたら、ストラップを足に巻き付けるバリエーションを勧め、同じアジャストを施します。

Supta Padangusthasana A and B
(Reclined Big Toe Pose A and B)

スプタ・パーダーングシュタ・アーサナA、B
(仰向けで親指をつかむポーズA、B)

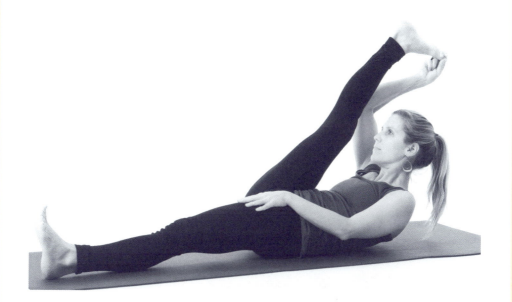

　セートゥ・バンダ・サルバンガ・アーサナ(橋のポーズ)と同じように仰向けになって、両足をお尻の近くまで引き寄せてから、右の足をつかんで右脚を伸ばします。必要ならストラップを使いましょう。次に左脚を床の上にまっすぐに伸ばし、踵を押し出しながら太ももを内旋させ、膝とつま先が上を向くようにします。両脚をまっすぐに強く保ったまま、吐く息で上体を持ち上げて、顎をすねに近付けます。胸骨をお腹から引き離すように持ち上げながら、恥骨を前に下に向けて回転させます。背中を床におろし、顔を左に向け、右脚を外転させながらゆっくりと右に伸ばしてバリエーションBに移行しましょう。右脚を遠くに伸ばすことよりも、左のお尻を床につけたままにすることに意識を向けます。

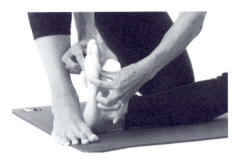

自分の足を生徒の左の踵に当て、踵を蹴り出すように伝えます。次に、ライトハンドを使って、左のつま先と膝が上を向くようにしたら、左の太ももを軽く内旋させ、このことでつま先と膝のアライメントが強化されることを意識させましょう。

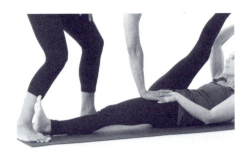

バリエーションAで、吐く息のタイミングで顎をすねに向かって上げるよう誘導しながら、自分の足で生徒の踵を押し続け、オープンパームを使って左の太ももを押し下げます。この姿勢を5呼吸ほど保つように誘導したら、ゆっくりと身体を床におろしてバリエーションBの準備をします。

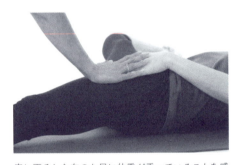

床に下ろした左のお尻に体重が乗っていることを感じ、グラウンディングを保ち続けるよう言葉で促します。右脚は、左のお尻のグラウンディングが変化しない範囲内で、右に伸ばします。オープンパームで生徒の太ももか股関節を押して、この根付きの感覚をサポートします。

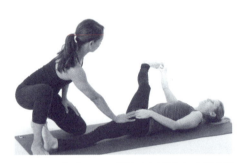

右脚を右に伸ばして元の位置に戻す動作を5回繰り返してから、外転させて右に伸ばすポジションを保つように伝えます。

Modification 軽減のポーズ

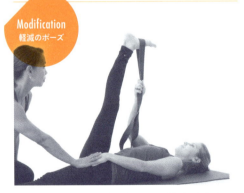

右の親指をつかんで右脚をまっすぐに伸ばそうとすると、肩が床から離れてしまう生徒には、足の周りにストラップを巻き付けるよう勧めましょう。ストラップを巻きつけた場合でも、言葉と手を使った誘導方法は同じです。

Variation バリエーション

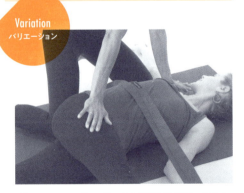

バリエーションBのポーズを5呼吸ほど保ったあと、右脚を中央に戻してから左に倒し、右腕は右の床上に伸ばしながら、左手を使って右脚を左側に引き寄せ、右脚の外側を伸ばすシンプルなストレッチを行いましょう。

Apanasana
(Wind-Relieving Pose or Knees to Chest Pose)

アパーナ・アーサナ
(ガス抜きのポーズ、または膝を胸につけるポーズ)

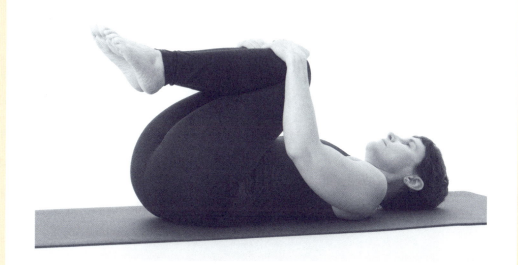

仰向けで寝ころび、膝を穏やかに胸に近づけます。息を吸いながら膝をわずかに胸から遠ざけ、吐く息で膝を抱き寄せます。簡単な動作ではありますが、腰が楽な範囲で行うよう生徒に伝えましょう。腰にかかる負荷を減らすために、身体を左右に揺らしたり、円を描くように両膝を回してみましょう。

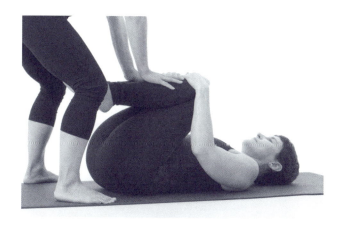

このアーサナでは、講師が手で行う誘導はほとんどありません。ごく軽いライトハンドを使って、太ももをより胸に近付けるように促しましょう。

Gomukhasana

(Cow Face Pose)

ゴームカ・アーサナ
(牛の顔のポーズ)

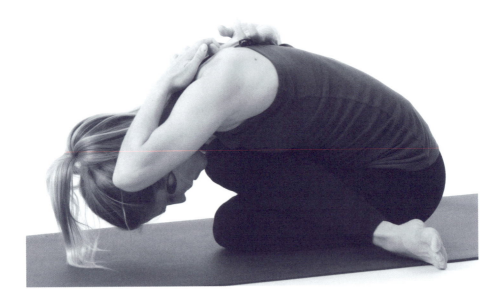

　アルダ・マッツェンドラ・アーサナ（半分の魚の王のポーズ）と同じようにポーズを進め、上の膝が下の膝の真上に来るようにクロスしたら、左右の踵を股関節のほうに引き寄せます。
　両膝を十分にクロスさせることができない場合は、脚を組んだ状態のまま両手を前の方について、一度四つん這いになり、ブロックを坐骨の下に敷いてから、ゆっくりとその上に座ります。
　（写真では）右膝が上になっているので、左腕の方を頭上に伸ばし、肘を曲げて手を背中側に下向きにおろしながら、右腕を下から背中に回して上向きに伸ばし、左手の指をつかみます。必要ならストラップを使用しましょう。
　坐骨を根付かせて息を吸い、背骨と胸を引き上げてから、息を吐きながら前屈をします。あらゆる座位の前屈ポーズと同様に、背骨を伸ばして前屈するあいだは坐骨のグラウンディングを保ちます。
　膝や腰、肩を傷めないように注意しましょう。胸の中心を開き、呼吸を安定させます。左右を入れ替える際は、膝を単純に組み替えても構いませんし、上になっている方の足先方向に上体をねじって両手を床につき、一度ゆっくり立ち上がります。そのまま床についている両足の位置を変えないまま、中腰でぐるりと一回転してもう一度座ると、組んでいる脚の上下が自動的に入れ替わります。
　あるいはサーランバ・シールシャ・アーサナⅡ（頭立ちのポーズⅡ）の形になってから、空中で両脚を組み替えましょう。

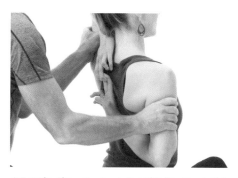

クラスピングローテーションを上腕に使って、上げた方の腕は外旋、もう一方の腕は内旋させ、腕のポジショニングをサポートします。

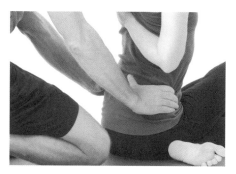

ヒップハンドルとクラスピングローテーションを使って、前屈の源になるように、骨盤のグラウンディングと前傾をサポートします。

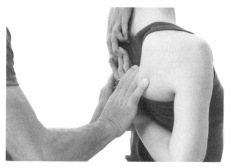

前屈の準備として、肩甲骨にフィンガードローを使って肩を引き下げ、耳から離すよう促します。

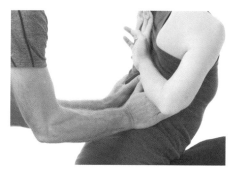

それでも前屈が難しい場合は、オポジットローテーションを肋骨の側面と背面に使い、胸の引き上げと背骨の伸びをサポートします。

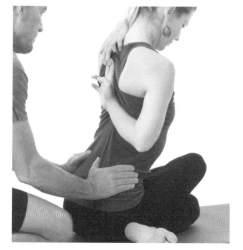

前屈から戻る際は、ヒップハンドルと、逆さにしたクラスピングローテーションを使って、楽に戻って来られるようサポートします。

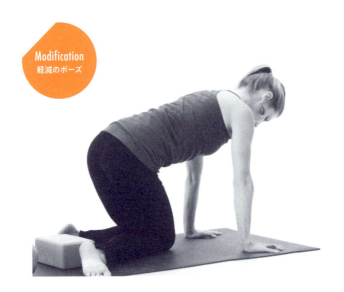

Modification 軽減のポーズ

坐骨で座って背筋を伸ばすことができなかったり、膝を組むことができない場合は、もっと楽に膝を組めるように、一度両手を前の方について、脚を組んだまま四つん這いになるよう伝えます。

踵の間にブロックを置くことで、坐骨を根付かせるときに前かがみにならず、膝をクロスして座れるようにします。

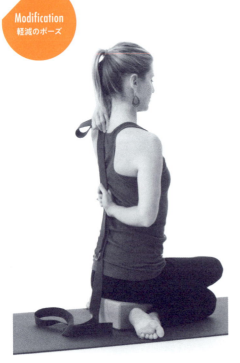

Modification 軽減のポーズ

背中で指をつかめない場合は、両手の間の距離をストラップで補います。

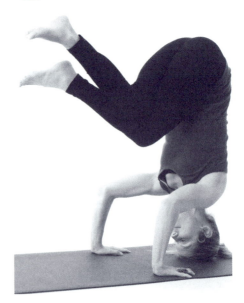

Variation バリエーション

シールシャ・アーサナⅡ（頭立ちのポーズⅡ）で左右の脚を入れ替えます。

Ardha Baddha Padma Half Bound Lotus West Intense Stretch Pose

(Half Bound Lotus West Intense Stretch Pose)

アルダ・バッダ・パドマ・パシュチモッターナ・アーサナ
(片脚を半蓮華坐で前屈するポーズ)

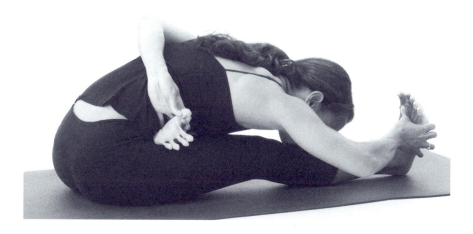

　ダンダ・アーサナ(杖のポーズ)から左脚を引き寄せて半蓮華坐を組み、左手を背中から回してその足をつかみます。坐骨を根付かせ、伸ばした脚を軽く内旋させて能動的に保ったまま、息を吸って背骨と胸の中心を持ち上げ、吐く息で前屈をします。もし曲げた膝が床から浮いてしまうなら、股関節が十分に開くまで直立の姿勢を保つように生徒に伝えましょう。左右非対称のアーサナですが、左右対称であるかのような感覚が得られるように促しましょう。

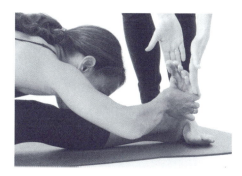

自分の足を生徒の右の踵に当て、踵を蹴り出すように伝えます。次に、ライトハンドを使って、右のつま先と膝が上を向くようにしたら、右の太ももを軽く内旋させ、このことでつま先と膝のアライメントが強化されることを意識させましょう。

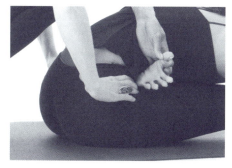

ヒップハンドルを使って坐骨をしっかりと根付かせ、クラスピングローテーションで骨盤の前傾を促しながら、胸骨はまっすぐ前に出すのではなく、右足の方に向けるように言葉で促します。

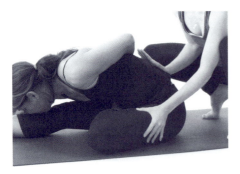

蓮華坐にしている太ももの上部に、クラスピングローテーションを使って外旋を促しながら、フィンガープレスで腰を引き上げるよう促します。

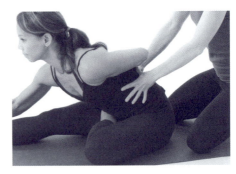

骨盤を前傾させることで、上体を45度の角度まで倒すことができたら、吐く息で背骨を前に折りたたみ、吸う息で45度の角度まで戻しながら、背骨の伸びと胸の開放を深めていきます。この動きを繰り返しながら、少しずつ動きを小さくしていくよう言葉で誘導します。生徒が息を吸って上体を起こし始めたら、背骨の丸みの頂点のすぐ下あたりの肋骨側面に沿ってオポジットローテーションを使い、前屈しているときも背骨を長く伸ばすように促します。

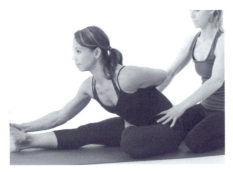

吸う息で前屈から起き上がるよう言葉で促しながら、あらためてヒップハンドルと強いクラスピングローテーションを使って、骨盤の後方回転を促すことで、より楽に戻ってくることができるようになります。

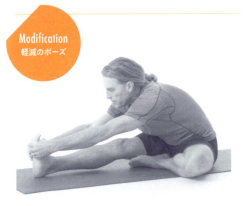

Modification 軽減のポーズ

もし半蓮華坐の脚にできない場合は、ジャヌ・シールシャ・アーサナ（膝に顔をつけるポーズ）の形にとどまりながら、股関節の内旋筋群と内転筋群を伸ばす意識を持ち続けるように伝えましょう。

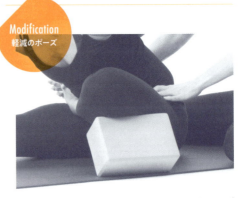

Modification 軽減のポーズ

半蓮華坐にした膝が床から浮いてしまう場合は、プロップスを膝下に置くよう勧めます。膝への圧力を強めるようなアジャストは、決して行わないようにしてください。

Agnistambhasana
(Fire Log Pose or Two-Footed King Pigeon Pose)

アグニ・スタンバ・アーサナ
（薪のポーズまたは両足のハトの王のポーズ）

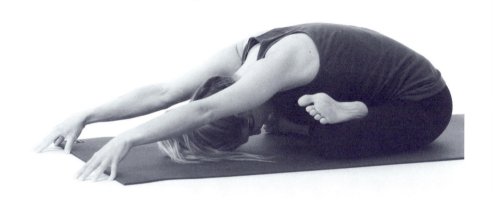

　あぐらの姿勢で両手をお尻の後ろの床につき、身体を後ろに傾けてから、左右のすねが平行になるまで、左右の踵を前にスライドさせていきます。そこから少しずつ骨盤を前傾させ、上体をまっすぐな状態に戻していきます。この姿勢で両手を床から離し、背筋を伸ばすことができるようなら、左右のすねを、薪を積むように重ね、一方の足首と他方の膝がちょうど上下になるように配置します。それから、膝まわりの筋肉と靱帯を強く保ちながら前屈していきます。足首を強く背屈させることで膝を保護し、股関節の伸びを促すことができます。

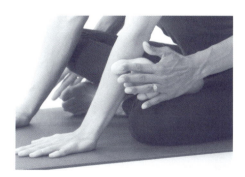

ライトハンドを使って生徒の両足裏を押して十分に背屈させ、その状態をキープするよう言葉で伝えます。

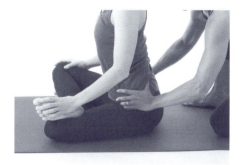

骨盤を前傾していく際、坐骨をしっかり根付かせるように伝え、膝に圧力や鋭い痛みがないか生徒に尋ねながら、ヒップハンドルとクラスピングローテーションを使って、この動きをサポートします。もし痛みがある場合は元の姿勢に戻りましょう。

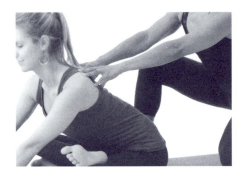 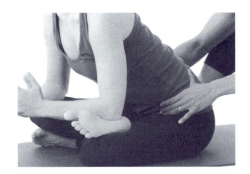

骨盤を前傾させる際、フィンガードローかライトハンドを使って肩甲骨を引き下げるよう促しながら、言葉で胸骨を持ち上げるように伝えます。

前屈が深まって肘を膝の上に乗せることができるなら、両膝を強く押してその力を利用して胸骨を上げるよう言葉で伝えます。同時にヒップハンドルとクラスピングローテーションをあらためて使って、骨盤の前傾をさらに促します。

Modification 軽減のポーズ

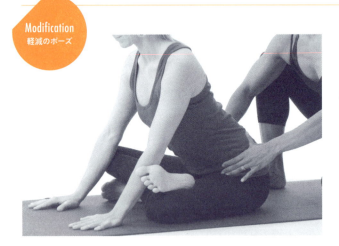

脚の前に手が置けるくらい前屈ができる場合は、指先で床を手前に引く力を使って胸骨を上げ続け、股関節で前屈する動きに集中するよう言葉で促します。ポーズを解く際は、ヒップハンドルとクラスピングローテーションを逆に使って、生徒が楽に身体を起こせるようサポートします。

Modification 軽減のポーズ

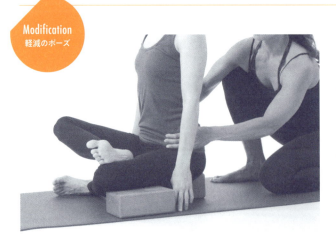

左右の踵を反対の膝の上下に持ってくることが難しい場合は、脚を組んで股関節を開く別のポーズ、特に針の糸通しのポーズ（※訳注：p.348 スチランドラ・アーサナのこと）を練習するよう伝えましょう。坐骨前面で背筋を伸ばして座ることができない場合は、坐骨の下にブロックを置くとよいでしょう。

Eka Pada Raj Kapotasana I
(One-Leg King Pigeon Pose I)

エーカ・パーダ・ラージャカポタ・アーサナ I
（一本足のハト王のポーズ I）

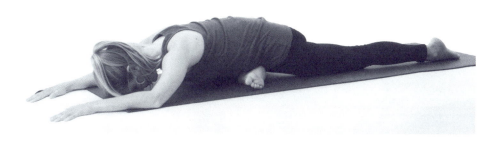

　股関節を開くこのポーズは、同じ名前の後屈ポーズの準備ポーズです。そのため「I」とネーミングされています。アド・ムカ・シュヴァーナ・アーサナ（下を向いた犬のポーズ）で、右膝を右手のすぐ外側に持ってきて、左脚全体を床に下ろします。その状態で次の3点を満たすように、右側の坐骨を必要なだけ高くして姿勢を安定させます。
（a）坐骨がしっかりと安定している。
（b）左右の股関節が水平になっている。
（c）右膝の内側にまったく圧力がかかっていない。

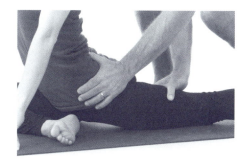

ライトハンドを使って、生徒の脚が股関節からまっすぐ後ろに伸び、膝が真下を向くようにサポートします。次にその足を床に根付かせるよう言葉で伝え、その力を使って太ももを内旋させます。クラスピングローテーションを同じ太ももに使い、この動きをサポートしましょう。

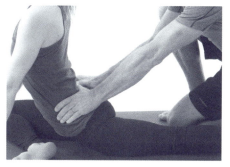

ヒップハンドルを使って、生徒の股関節が左右同じ高さになるように位置を整えたら、親指を生徒の仙骨に沿って押し下げ、腰のスペースを広げます。

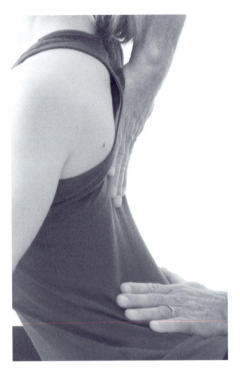

一方の手を、オープンパームで生徒の仙骨を踵に向けて押し下げながら、もう一方の手もオープンパームにして背中を上にスライドさせ、お尻から背骨、胴体へ、上方へのより深い解放を促します。

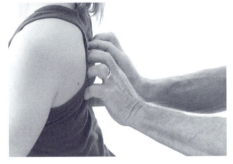

フィンガードローを使って、肩甲骨の引き下げを促します。

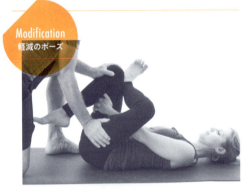

Modification
軽減のポーズ

生徒が前側の膝の緊張を訴えたり、股関節が床から15センチ以上浮いてしまうようなら、股関節がもっと開くようになるまで、この「スチランドラ・アーサナ」を練習するように勧めましょう。

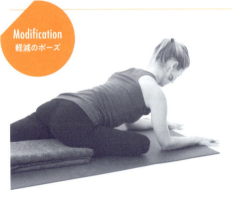

Modification
軽減のポーズ

もし、左右の坐骨を均等に床にグラウンディングさせられない場合は、ブロックかブランケットを、曲げたほうの脚の坐骨の下に敷いて、膝や仙腸関節にかかる負担を和らげます。

Eka Pada Sirsasana
(One Leg behind Head Pose)

エーカ・パーダ・シールシャ・アーサナ
(足を後頭部につける座位のポーズ)

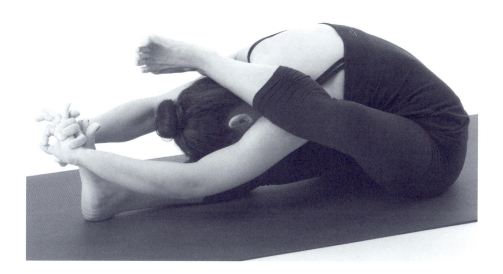

　ダンダ・アーサナ(杖のポーズ)から、左足を手前に引いて膝をつかみ、その力を利用して骨盤を前傾させ、背骨を伸ばします。アシュタヴァクラ・アーサナ(八曲がりのポーズ)の最初の3つの準備ステップを踏んでから、左脚の下腿を左肩の後ろから背負います。

　背筋を伸ばして座り、両手で合掌してから、ジャヌ・シールシャ・アーサナ(膝に顔をつけるポーズ)の解説に従って前屈します。このアーサナを無理に行ってしまうと、左膝や首、腰を傷めてしまいます。

　膝を安定させるために、左足首を強く屈曲させ、股関節を十分に開くために、上体の引き上げと背骨の伸び、さらに鎖骨の広がりを意識します。

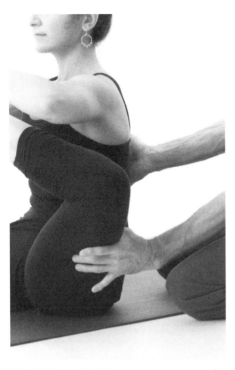

ライトハンドを使って、生徒が背中に脚を回すサポートをします。上げた脚の太ももにクラスピングローテーションを使って、股関節を外旋させる動きを強調し、膝にかかる負担を減らします。脚が背中につかないで首に触れている状態ならば、このアーサナにチャレンジする前に、股関節を開く練習を続けるように勧めましょう。

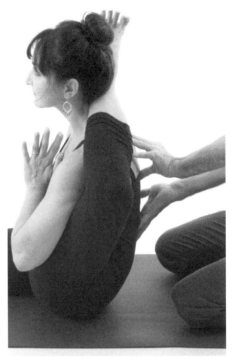

脚を背中に回している状態で、ライトハンドを腰から上向きに、肩から下向きに使い、背骨と上体の引き上げを促します。

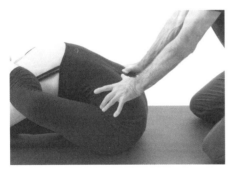

ヒップハンドルとクラスピングローテーションを使って、前屈の源としての骨盤の前傾を促します。

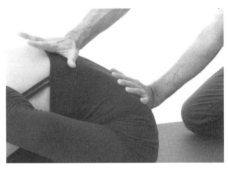

もし生徒が45度以上深く前屈することができるなら、仙骨にオープンパームで下向きの圧力をかけながら、もう片方の手もオープンパームで、腰から背骨のカーブの頂点に向かって上方にスライドさせます。

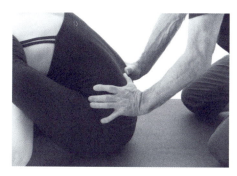

あらためてヒップハンドルと逆向きのクラスピングローテーションを使い、生徒が楽に座位に戻れるようサポートします。

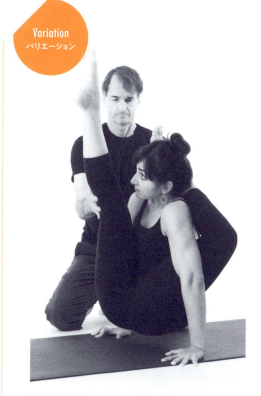

Variation
バリエーション

腕で支えるバリエーションを行う際は、上体を一度戻してから両手で床を押し、両腕をまっすぐにしてお尻を持ち上げ、伸ばした脚を顎の方に引いて、チャコーラ・アーサナ（ヤマウズラのポーズ）に入ります。
そこからチャトランガ・ダンダ・アーサナ（四肢で支える杖のポーズ）や、この後に解説する坐法などに移行していきます。

Sukhasana

(Simple Pose)

スカ・アーサナ
(安坐)

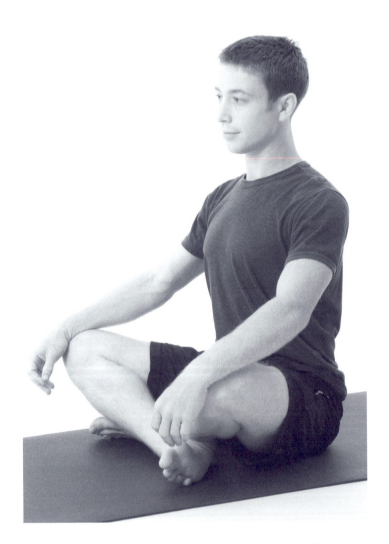

ダンダ・アーサナ(杖のポーズ)から両膝を曲げ、あぐらになります。

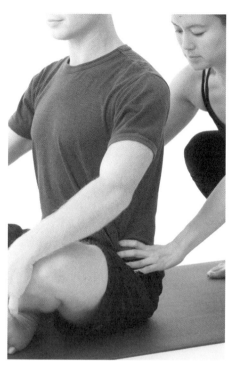

ヒップハンドルとクラスピングローテーションを使って坐骨を根付かせ、坐骨の前部にさらに体重を乗せるように促します。

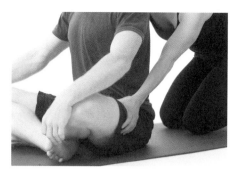

太ももの上部にクラスピングローテーションを使い、外旋と外転をサポートします。このとき、膝に負荷がかかっていないか何度も生徒に確認し、もし生徒が膝の緊張を訴えたらこのアジャストは中止します。

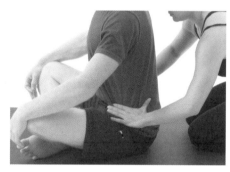

講師の手が十分大きければ、四本の指で太ももの外旋を促しながら、オポジットローテーションで親指を仙骨から上向きにスライドさせ、骨盤をニュートラルな位置にするサポートをします。

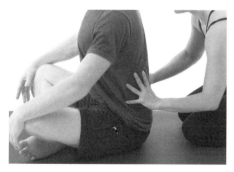

骨盤上部の縁と肋骨下部の縁の間にフィンガードローを使い、腰の伸びをサポートします。

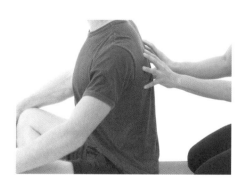

肩甲骨に沿ってフィンガードローを使い、肩甲骨の引き下げを促します。肋骨前面の下部が前に突き出ないようにしながら、身体のコアを持ち上げるように言葉で伝えます。

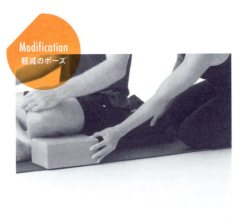

生徒が膝の内側や太ももに緊張を訴えた場合は、ブロックを膝の下に置きます。

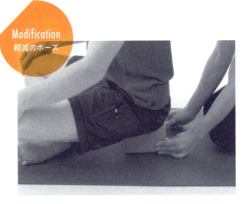

坐骨の先端で座ることができない生徒には、ブロックか硬いボルスターの上に座るようにします。

Padmasana
(Lotus Pose)

パドマ・アーサナ
(蓮華坐)

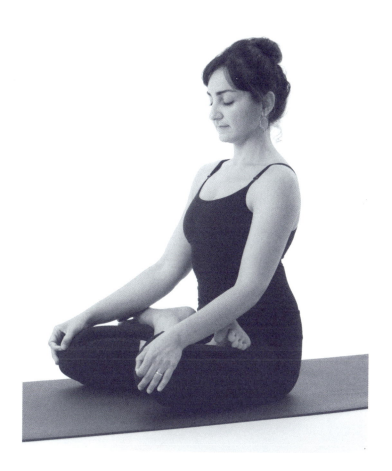

　パドマ・アーサナを行うにあたり、股関節の解放を強く意識して、決して膝に負担がかからないようにしましょう。坐骨で座り背筋を伸ばします。あぐらの姿勢から右足をつかみ、左股関節に引き寄せます。右の股関節、内もも、鼠径部をリラックスさせ、大腿骨を外旋させて右膝を床に下ろし、逆の脚も同様に行います。

　坐骨をグラウンディングさせながら、骨盤をニュートラルな位置に保ち続け、背骨の自然な伸びと、胸の中心の広がりをキープします。どのタイミングでも、決して無理に膝を押し下げないようにしましょう。膝に手を置き、鼻先か床の一点を見つめるように伝えます。

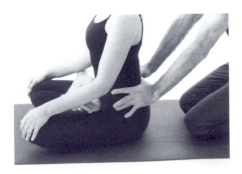

ヒップハンドルとクラスピングローテーションを使って坐骨を根付かせ、坐骨の前部にさらに体重を乗せるように促します。

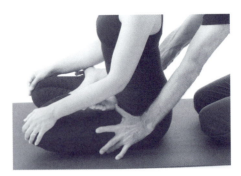

このとき、膝に負荷がかかっていないか何度も生徒に確認し、もし生徒が膝の緊張を訴えたらこのアジャストは中止します。

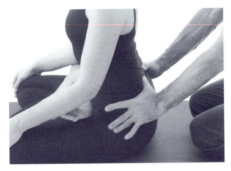

講師の手が十分大きければ、四本の指で太ももの外旋を促しながら、オポジットローテーションで親指を仙骨から上向きにスライドさせ、骨盤をニュートラルな位置にするサポートをします。

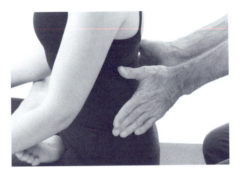

フィンガースプレットを使って、胸郭から肋骨を持ち上げるようにして、より脊柱を長く保ちます。

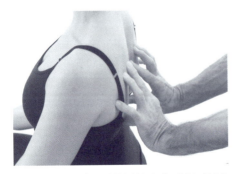

口頭で脊柱を伸ばして胸骨を持ち上げるように伝えながら、肩甲骨が背中の中心に向くように、フィンガードローを使って促します。

Modification
軽減のポーズ

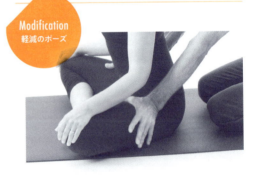

完全な蓮華坐が組めない場合は、アルダ・パドマ・アーサナ（半蓮華坐）かスカ・アーサナ（安坐）を行うように勧めましょう。

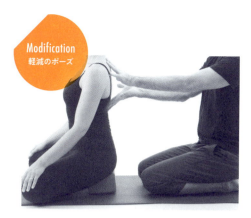

Modification 軽減のポーズ

坐骨の先端で座れない場合は、ブロックや硬いボルスターの上に座るように勧めます。

Baddha Padmasana
(Bound Lotus Pose)

バッダ・パドマ・アーサナ
(縛られた蓮のポーズ)

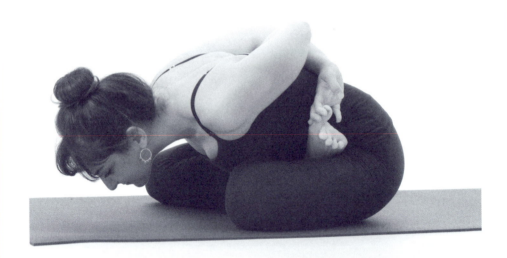

　パドマ・アーサナ(蓮華坐)から両腕を背中に回し、それぞれ反対側の足をつかみます。足をつかむことができない場合は、肘か前腕をつかんでもOKです。吸う息で背骨を伸ばし、吐く息で前屈をします。前屈した状態で、ゆっくりと10回ほど呼吸を行います。このアーサナを通して呼吸を洗練させ、より深く静かな内面へと向かいます。

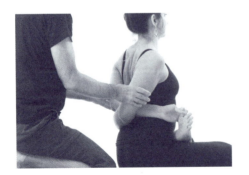

生徒が両腕を後ろに回すとき、クラスピングローテーションを生徒の上腕に使って内旋をサポートします。

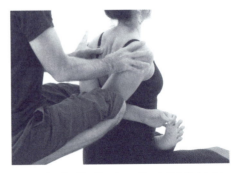

生徒の肘に膝を軽く押し当て、腕の内旋を促すためにクラスピングローテーションを使って、生徒が足をつかむことができるように補助します。

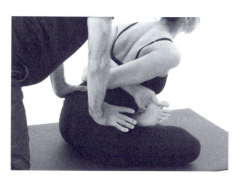

あらためてヒップハンドルと逆方向のクラスピングローテーションを使って、生徒が楽に前屈から座位に戻れるようにサポートします。

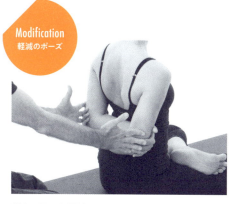

Modification
軽減のポーズ

背中に回した両腕で足をつかむことができない場合は、足のまわりにストラップを巻き付けるか、肘をつかむように促します。

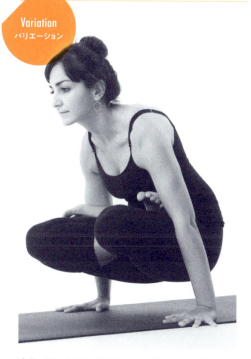

Variation
バリエーション

座位に戻ったあと、両手をお尻の横におろし、床をしっかり押して身体を持ち上げ、トーラ・アーサナ（天秤のポーズ）に移行し、カパラバティ呼吸法を108回繰り返します。

Hanumanasana

(Divine Monkey Pose)

ハヌマーン・アーサナ
（猿王のポーズ）

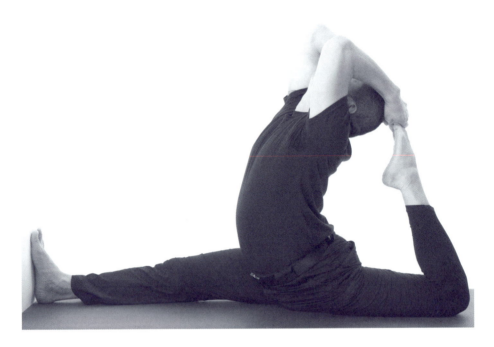

　アンジャネーヤ・アーサナ（ローランジのポーズ）から両手を床につき、お尻を後ろに引いて後ろの膝の真上あたりに移動させ、前の脚をまっすぐに伸ばした状態で1、2分、この姿勢をキープします。お腹がマットの正面に向かうよう意識しながら、後ろ脚がまっすぐになるまで、前脚の踵をゆっくり前にスライドさせていきます。

　多くの生徒は、このアーサナの完成形に移行することができないので、ブロックを
(1) 前脚の坐骨の下
　　もしくは
(2) 手を支えるためにお尻の両脇
　　に置くとよいでしょう。

　前脚の坐骨をしっかりとグラウンディングさせながら、左右の股関節をマットの正面に均等に向けることが大切です。これによって、背骨を伸ばすための対称的な基礎がつくられ、腰を痛めるリスクを軽減することができます。背骨を直立させて安定した姿勢がつくれたら、少しずつ前足の背屈を強め、大腿四頭筋を活性化させてハムストリングスをゆるめます。左右の股関節がマットの前面に対して均等になっていれば、後ろの脚をより楽に股関節からまっすぐ伸ばすことができるでしょう。この姿勢から後屈のバリエーションを行う際は、特に後ろ側の脚の内旋を強調しましょう。

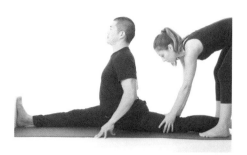

ライトハンドを使って、生徒の後ろ脚が股関節からまっすぐ後ろにのび、膝が真下に向くように促します。次に、足を根付かせた力を使って太ももを内旋させるように言葉で促し、クラスピングローテーションを太ももに使ってこの動きをサポートします。

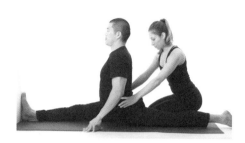

ヒップハンドルを使って、生徒の左右の股関節が水平に位置するようサポートした後、親指を生徒の仙骨に沿って押し下げ、腰にさらなるスペースをつくり、骨盤がニュートラルになるよう促します。

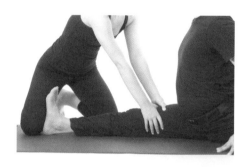

自分の足か膝を生徒の前足の踵に当て、その踵を前に押し出し、太ももを内旋させるように伝え、同時に太ももにクラスピングローテーションを使って、この動きをサポートします。

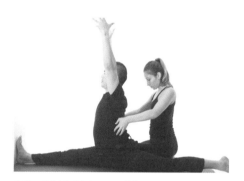

生徒により近づくために、背後でヌーススタンスになり、フィンガースプレッドを肋骨の両脇と骨盤の間に使って、背骨と上体を持ち上げるように促します。

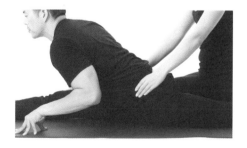

このアーサナで前屈をする際は、骨盤を水平に保ちながら（後ろ脚側の骨盤は後方にずれがちになります）、ヒップハンドルを使って骨盤から動くように促します。

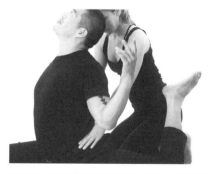

このアーサナで後屈をする際は、持ち上げた足の方に両手を導く前に、ヒップハンドルを使って生徒のバランスを安定させます。

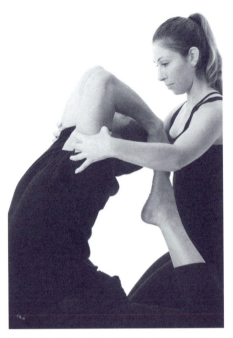

後屈に入ったら、生徒の上腕部にクラスピングローテーションを使って外旋を助け、頭を足の方に下ろすときに、両肘を一緒に引き上げる動きをサポートします。

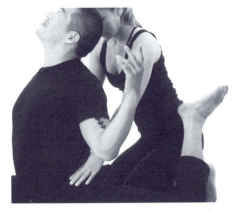

生徒が後屈からゆっくりと元に戻るとき、ヒップハンドルを使って生徒の左右のバランスを安定させる手助けをします。

Modification
軽減のポーズ

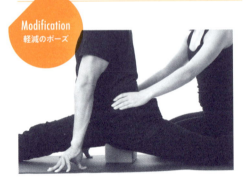

骨盤を水平にした状態で、前脚の坐骨を床にグラウンディングさせることができない場合は、その坐骨の下にブロックを置くとよいでしょう。

Modification
軽減のポーズ

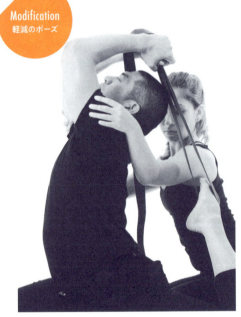

持ち上げた足を両手でつかむことができない生徒には、足にストラップを巻くよう勧めます。

CHAPTER 10

Inversions

逆転

　身体を逆さまにすると、世界は逆転して見えます。身体を逆転させ、重力との馴染みの薄い真逆の関係を経験すると、とても単純な動きでさえ、混乱を引き起こしてしまうことがあります。このような視覚や神経レベルでの変化は、身体内で逆転する重力の影響を通して、「この世界に自分が存在している」という感覚をさらに深めるチャンスをつくり出してくれます。逆さになることで脳にみずみずしい血液が流れ込み、心が澄みわたり、神経が穏やかになり、すべてのことが目覚めていながらも静かであるように感じ、ゆったりと瞑想へと誘われていくのです。

　例えばサーランバ・シールシャ・アーサナI、II（頭立ちのポーズI、II）のように、はじめはとても難しいと感じる逆転ポーズであっても、練習を積むことで、その逆ポーズであるターダ・アーサナ（山のポーズ）と同じくらい安定するようになり、このアーサナに数分間とどまることができようになります。サーランバ・シールシャ・アーサナであれサーランバ・サルヴァーンガ・アーサナ（肩立ちのポーズ）であれ、生徒はそれらの練習を通して、他のさまざまなアーサナに安定性と快適さをもたらす、より繊細な筋協調を発達させます。その結果、アド・ムカ・ヴリクシャ・アーサナ（下を向いた木のポーズまたはハンドスタンド）にも、よどみなく出入りする動きが得られるようになるのです。

　逆転ポーズの一番の身体的リスクは首にありますが、ヴィパリータ・カラニ（能動的な逆転ポーズ。身体の上下を逆さにして、逆転させておくポーズ）はこの限りではありません。首にかかるリスクを最小限に抑えたやり方で逆転ポーズを練習するには、生徒に明確かつ系統立てた指導をすることがとても大切になります。頚椎に問題がある生徒には、首に負担がかかるようなアーサナは練習しないように勧めましょう。

Inversion and Menstruation
逆転ポーズと月経

　月経中に女性が完全な逆転ポーズを練習するべきかどうかについて、ヨガの指導者の間でも、かなりの混乱と意見の不一致があります。指導者の中には、これらのポーズが月経の流れを逆転させると主張する人もいて、さらにこの逆行する月経が子宮内膜症を引き起こすという主張にまで発展することもしばしばあります。しかし、逆転ポーズが経血の自然な流れを乱すという、医学的根拠はありません。もしそのような医学的根拠があるとしたら、月経時にはアド・ムカ・シュヴァーナ・アーサナ（下を向いた犬のポーズ）でさえ禁じられるだろうし、子宮と膣が重力に対して反対になるという理由で、仰向けではなく腹ばいの姿勢になることすら疑問視する必要も出てくるでしょう。重力との関係における月経の問題をさらに見ていくと、NASAの医療部門は、無重力環境における月経の出血に何の変化も認められないことを見出し、経血の正常な排出の要因として重力は無関係で、膣内で蠕動運動を行う筋肉の収縮と膣内部の圧力を提示しています。

　これはまた、四足歩行の哺乳類が、重力に対して垂直な方向性を持たないにもかかわらず、月経に問題がない理由でもあり、そして月経中の女性が睡眠中に仰向けでも腹ばいでも、子宮と膣が重力に対して逆向きになっていても、正常な経血を保っている理由でもあります。月経と逆転の問題について生徒に助言する際に、ヨガのベテラン指導者であるBarbara Benagh（2003）は、「月経中の逆転ポーズを避けるための説得力のある議論や研究は必要がないことと、月経は個人差があるうえ、サイクルごとに大きく異なる可能性があるので、女性一人ひとりが自分で決める責任があると考えます」と述べています。

　サーランバ・シールシャ・アーサナⅠ、Ⅱやサーランバ・サルヴァーンガ・アーサナを練習したことがない生徒は、ヴィパリータ・カラニでも、本格的な逆転ポーズのほとんどの効果を受けることができます。ヴィパリータ・カラニはおそらく、最も静かで深い、回復効果のあるアーサナのひとつです。このポーズはまた、特に激しい練習の後やストレスの多い日、または気持ちが落ちこんでいるときなど、すべての人にとって効果的なアーサナです。

Halasana

(Plow Pose)

ハラ・アーサナ
(鋤のポーズ)

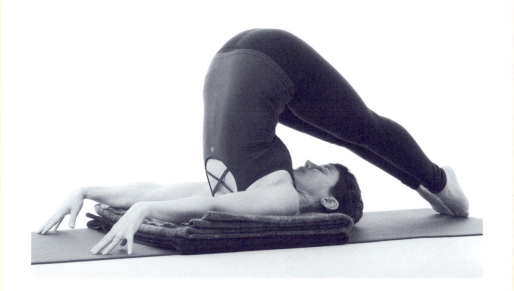

　仰向けに寝て手のひらを床に押し付けます。吐く息で両足を持ち上げ、そのまま頭を越えて床、あるいはブロックや椅子、壁につけます。背後で両手を組み、肩をわずかに下方にすくめて体重がさらに肩にかかるようにします。もし首や背骨の上部に圧力がかかっている場合は、一度ポーズを解き、折りたたんだブランケットを1、2枚、腕と肩の下に敷いてやり直します。両足をしっかりと押し下げ（可能ならつま先を寝かせ）、太ももを引き締めながら持ち上げ、背骨を伸ばしながら恥骨をお腹から引き離します。腕と足をしっかりとグラウンディングさせておきましょう。鎖骨を引き下げながら胸を広げ、背骨を心臓に向かって押し、坐骨を上に向けて押し出しながら、背骨を長く伸ばします。

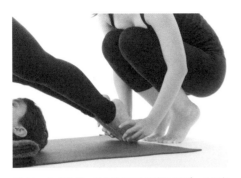

ライトハンドを使って生徒の両足を押し下げ、その力を利用して両脚の十分な伸びと活性化を促します。また、恥骨をお腹から引き離すように持ち上げるよう伝え、腰を長く伸ばし、坐骨を肩の真上でさらに高くしておきます。

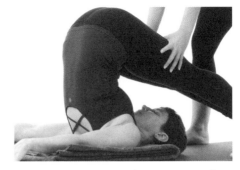

生徒の太ももにクラスピングローテーションを使い、内旋を促します。このことで骨盤を前傾させやすくなり、よりニュートラルな状態に骨盤を保ちやすくなります。

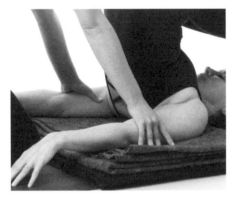

生徒の腕をライトハンドで押して、能動的なグラウンディングを促します。

Salamba Sarvangasana
(Supported Shoulder Stand)

サーランバ・サルヴァーンガ・アーサナ
(肩立ちのポーズ)

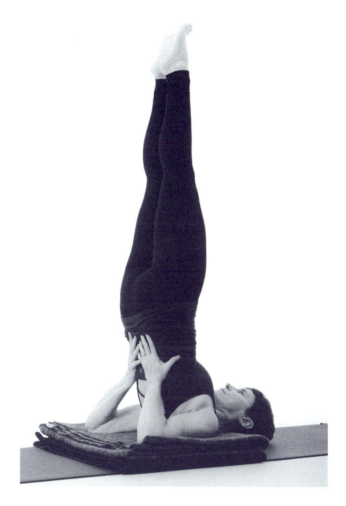

　サーランバ・サルヴァーンガ・アーサナを練習する際、はじめのうちは、ほとんどの生徒は首が床に押し付けられた状態になります。しかし、背中上部や肩、腕、胸の広がりと強さが培われていくと、首は床に押し付けられなくなります。ですからこのポーズが上達するまで、または首に不快感がある場合は、折りたたんだブランケットを台にして、肩が毛布の端から5〜10センチほど内側にくるように横になるよう伝えます。この状態から両脚を頭上に持ち上げると、肩は毛布の上にとどまりますが頭は床につき、首が少し楽になります。仰向けの状態から、以下のようにポーズを誘導していきましょう。

両腕を身体の脇におろしたまま、息を吐きながら手のひらで床を押し、両脚をゆっくりと頭上に引き上げて、ハラ・アーサナ（鋤のポーズ）の形になります。もし足が床に届かない場合は、アルダ・サルヴァーンガ・アーサナ（半分の肩立ち）のポーズになって手と肘でお尻を支えるか、一度元の姿勢に戻り、椅子や壁を使って足が頭を越える状態を作りましょう。

　頭頂の延長線上あたりに足を付けた状態から背後で両手を組み、肩をわずかに下方にすくめて体重がさらに肩にかかるようにします。

　両足でしっかり床を踏みしめて脚を活性化させ、大腿骨の上に押し上げることで骨盤の前傾を助け、腰椎をさらに長く伸ばすようにします。可能なら足を底屈させますが、必要ならつま先を反り返して立て、ブロックや椅子、壁にあてることも考慮します。その状態から、背中のできるだけ床に近い部分に両手を当てて支え、両脚をゆっくりと持ち上げて上方に伸ばします。このとき、片膝ずつ曲げて上げる方法が最も簡単で、そのうち両脚をまっすぐして一緒に上げられるようになります。

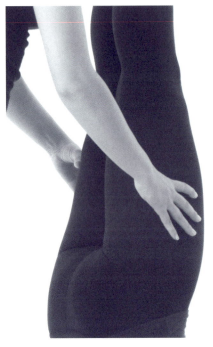

生徒の太ももにクラスピングローテーションを使い、両脚を合わせてわずかに内旋させます。

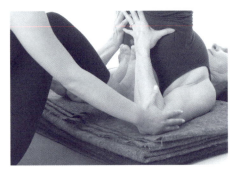

生徒の背中側に座って両肘をつかみ、手のすぐ下あたりに、自分の両足を当てます。生徒の背骨の両脇に沿って、自分の両足を上にスライドさせながら（背骨そのものは押さないこと）、両手を使って、生徒の肘を肩のアライメント（肩幅）に向けて寄せていきます。

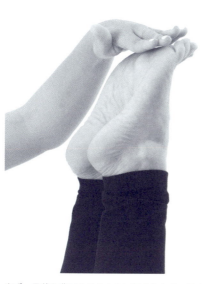

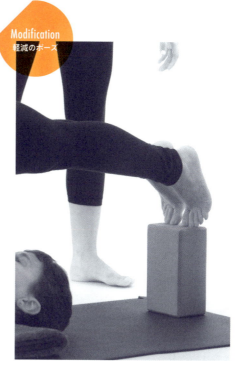

まず、足首を背屈させるように伝えた上で、ライトハンドを踵に当て、踵を蹴り上げるよう言葉で促します。次に、フィンガーフリックを使ってつま先を広げるように促しながら、母指球を蹴り上げるように言葉で伝えます。

生徒の足が頭の後ろの床に届かず、ハラ・アーサナの形に入れない時は、壁際で練習して壁に足をつけるか、椅子やブロック、硬いプロップスを足の下に置くように勧めましょう。

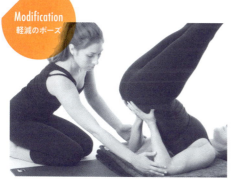

生徒の足が頭の後ろの床に届かず、ハラ・アーサナの形に入れない時に、壁や椅子、ブロックやプロップスが使えない場合は、両手を腰に当ててジャックナイフの姿勢（アルダ・サルヴァーンガ・アーサナ）をとるように伝えます。

Karnapidasana
(Ear-Squeezing Pose)

カルナ・ピーダ・アーサナ
(両脚で耳を挟むポーズ)

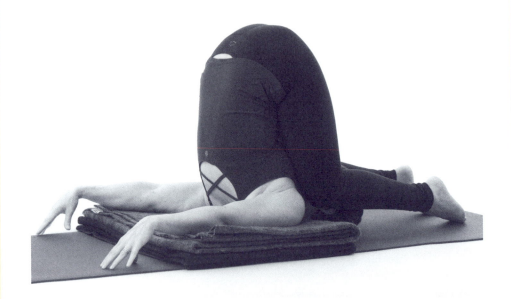

　ハラ・アーサナ(鋤のポーズ)で腕を床に押し付けながら、膝を耳の方に向けて下ろして両膝で耳を挟み込み、内側からの呼吸に耳を傾けます。ゆったりと呼吸を行いながら、首と腰に過度の負荷がかからないよう十分に注意するように促しましょう。何かしら手でサポートするというより、このアーサナでは一般的な言葉による誘導に意識を向けさせます。

Urdhva Padmasana
(Upward Lotus Pose)

ウールドヴァ・パドマ・アーサナ
（上向きの蓮華坐のポーズ）

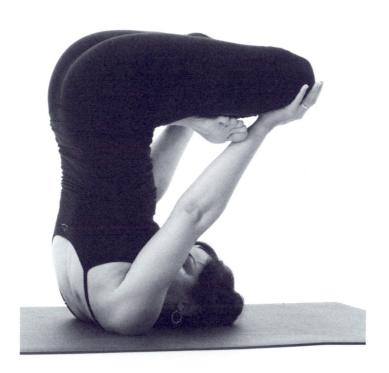

　サーランバ・サルヴァーンガ・アーサナ（肩立ちのポーズ）から、必要なら手で補助をしながら両脚をパドマ・アーサナ（蓮華坐）の形に組みます。一度蓮華坐に組んだ膝を持ち上げてから、片腕を伸ばして同側の膝を寄せて持ち、次にもう片方の手も膝に置きます。肩をグラウンディングさせ、胸を開き、背骨を伸ばし、その姿勢を安定させながら、滑らかで広がるような呼吸を行います。ムーラバンダを働かせ、視線を鼻先かお腹に向けます。

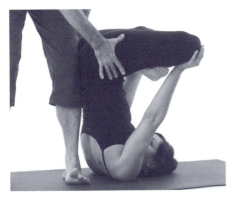

生徒が初めてこのアーサナを行う際は、生徒の背後に立って背中に自分の脚の側面を当て、ヒップハンドルを使って、生徒が肩と頭でバランスをとるサポートをします。生徒が自分でバランスをとれるように、サポートする脚はできるだけ軽く当て、ライトハンドを膝に近い太ももに沿って使い、生徒が両手を膝の真下に置くサポートをします。

Variation
バリエーション

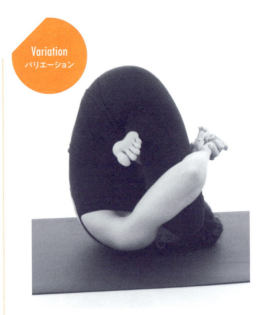

より深く身体を曲げて、ピンダ・アーサナ（胎児のポーズ）を行います。

Salamba Sirsasana I

(Supported Headstand I)

サーランバ・シールシャ・アーサナ I
(頭立ちのポーズ I)

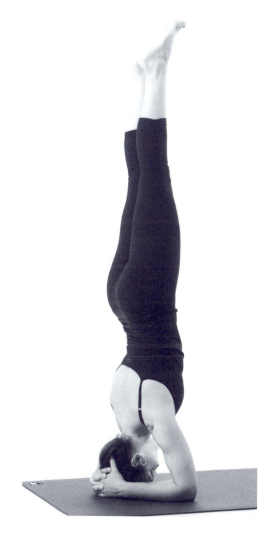

　サーランバ・シールシャ・アーサナを初めて行う生徒には、まず壁際で練習をさせます。2つの基本的な「根」となるものを教えます。つまり前腕と頭頂です。
　まず、両肘を肩幅に開いて腕の位置を決め、膝と前腕を床についた状態になります。
　そこから両手の指を組む際、手のひらを大きく開きつつも指を十分にゆるめ、手首の尺側（小指側）から肘にかけてしっかりと根付かせるようにします。

頭頂部は床に直接つけ、後頭部は組んだ両手の親指の付け根で軽く支えます。両脚をゆっくり伸ばしながら前腕でしっかり床を押し、肩甲骨を肋骨背面に向けて引き下げ、肩を手首から離すよう生徒に伝えます。このアライメントのまま肘に向かって数歩進み、お尻をできるだけ高く保ったまま肩の真上あたりまで持っていきます。この間、ずっと背骨は長く保ち続けるように促しましょう。安定したウジャイ呼吸法とドリスティ（視線の固定）を促します。

　肘をさらにしっかりと根付かせながら、膝を胸に、踵を股関節に引き寄せ、骨盤を上方に回転させて、両脚をゆっくりと天井に向けて伸ばしてみるよう生徒に伝えます。身体が逆転したら、前腕の根付きに意識を戻し、両肘が互いに引っ張り合っている感覚を作り出すよう促します。実際に動かすわけではありませんが、この感覚によって肩幅が広がり、広背筋が活性化されてポーズがさらに安定するでしょう。同時に、もう一つの「根」の感覚にも意識を向けましょう。頭頂部を十分にしっかりと床に押し下げることで、根付きと伸びの効果を引き起こし、脊柱起立筋と背骨に近い多裂筋を活性化させることができます。この動きで首にかかる圧力が和らぎ、背骨全体が伸び、グラウンディングの軽やかな感覚が作り出されます。最後に、両足首を合わせてつま先がすねに向くように足を強く背屈させ、踵をエネルギッシュに伸ばし、そこから足先を伸ばして蓮の花弁のようにつま先を広げるよう生徒に促します。サーランバ・シールシャ・アーサナⅠのポーズを解く一番簡単な方法は、両膝を曲げて胸に引き寄せ、ゆっくりとバーラ・アーサナ（子供のポーズ）まで身体を低くしていくことです。

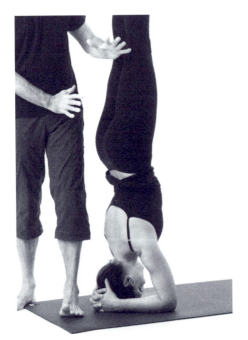

サーランバ・シールシャ・アーサナⅠを初めて行う生徒が壁から離れて練習する場合は、生徒の背後に立ち、生徒が後ろに倒れないようにしましょう。

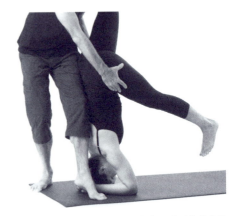

サーランバ・シールシャ・アーサナⅠに入る生徒をサポートする際は、生徒の背後に立って横向きになることで、自分の脚か膝の側面を生徒の背中に当て、ここを安定の拠り所にすることができます。生徒が両手に向けて足を数歩進ませたら、両手を使って、生徒が両脚を持ち上げバランスを取るサポートを行います。

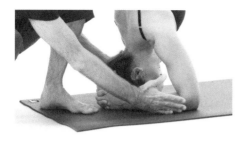

ライトハンドを使って、両肘を互いに寄せるようなエネルギッシュな動きを促しましょう。ただし実際には動かしません。

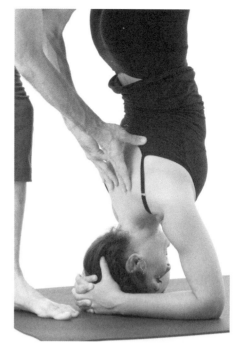

フィンガードローを生徒の首の下に使って、肩を手首から引き離して首周りにスペースをつくるよう促します。

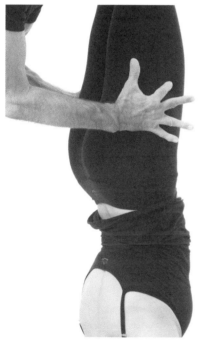

生徒の股関節にクラスピングローテーションを使い、骨盤を背骨に対してニュートラルな位置にします。

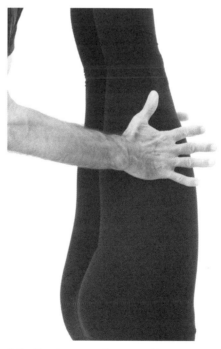

生徒の脚に沿ってオープンパームを使い、アライメントを整えるよう促します。

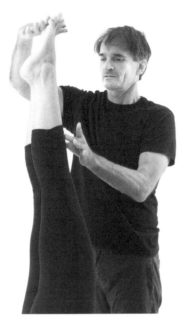

足首の背屈を言葉で促した後、ライトハンドを踵に使って、踵を蹴り上げるように伝えます。次にフィンガーフリックを使って、つま先を広げるよう促しながら、母指球を蹴り上げるように言葉で伝えます。

Salamba Sirsasana II
(Supported Headstand II)

サーランバ・シールシャ・アーサナ II
(頭立ちのポーズ II)

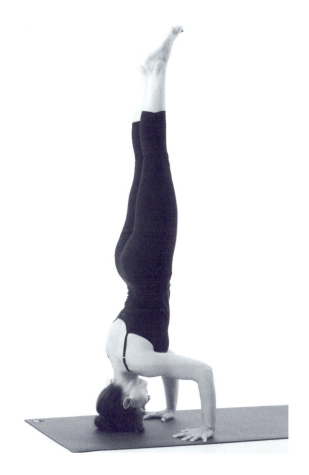

　四つん這いの姿勢から、頭頂部と両手首が三角形になるように配置します。肩甲骨を肋骨背面に向けてしっかりと引き下げながら、手首を肘の真下に、手首と肩が一直線上（同じ幅）になる位置を保つようにします。つま先立ちになって脚をまっすぐに伸ばし、ゆっくりと肘の方に数歩進みながら、お尻を肩の真上あたりに持っていきます。頭と手を押し下げた状態で、両脚を頭上に伸ばします。サーランバ・シールシャ・アーサナ I（頭立ちのポーズ I）と同様に、頭頂部を根付かせて背骨を伸ばします。肩甲骨を肋骨背面に向けてしっかりと引き下げながら、両肘が外に広がらないようにします。サーランバ・シールシャ・アーサナ I のように両脚を活性化させましょう。このアーサナで安定性と快適さを身につけて、この感覚を基本としてさまざまなアームバランスポーズに応用していきましょう。

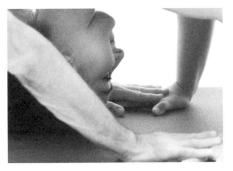

生徒の両手をライトハンドで押して、左右均等に根付かせます。

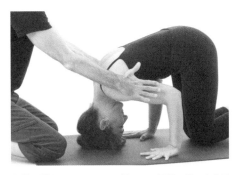

生徒の肘をライトハンドで押して、肩幅に保つようアライメントを整えます。

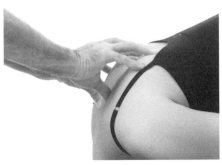

生徒の肩甲骨にフィンガードローを使い、肋骨背面に向けて引き下げることで、首にかかる圧力を和らげます。

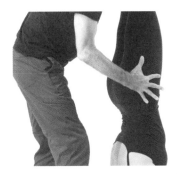

股関節にクラスピングローテーションを使い、背骨に対して骨盤をニュートラルな位置にします。

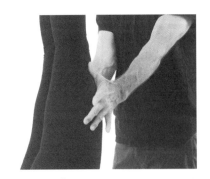

生徒の両脚にオープンパームを使ってアライメントを整えます。

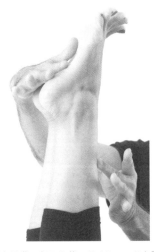

足首の背屈を言葉で促した後、ライトハンドを踵に使って、踵を蹴り上げるように伝えます。次にフィンガーフリックを使って、つま先を広げるよう促しながら、母指球を蹴り上げるように言葉で伝えます。

Viparita Karani

(Active Reversal Pose)

ヴィパリータ・カラニ
(能動的な逆転ポーズ)

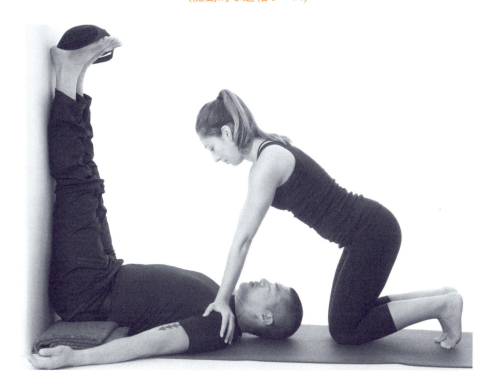

　壁に体側をつける形で横向きに座り、お尻を壁につけた状態でくるりと回ってゆっくりと仰向けになり、脚を壁に沿って上に伸ばします。もしハムストリングスが硬くて、お尻を壁につけたまま脚を上に伸ばすことができない場合は、お尻を壁から離すようにずらします。たたんだブランケットを腰の下に敷くと、腰と仙骨への負荷を軽減することができます。両手はお腹や胸の上に置いても構いませんし、床に腕を下ろして手のひらを上に向けても結構です。ストラップで両脚をまとめたり、両足の上にサンドバッグを置いて安定させてもよいでしょう。バッダ・コーナ・アーサナ（合蹠のポーズ）のように膝を曲げて左右の足裏を合わせたり、ウパヴィシュタ・コーナ・アーサナ（足を開く前屈のポーズ）のように広く開脚するなど、いろいろなバリエーションをためしてみるとよいでしょう。

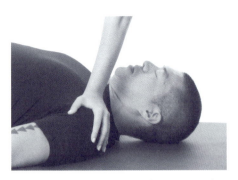

生徒の肩をライトハンドで押し、鎖骨をゆるめて胸を広げるよう促します。

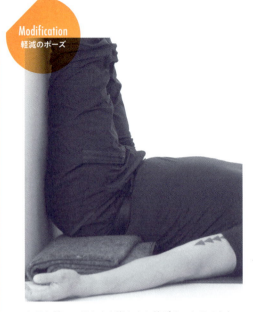

お尻を壁につけたまま脚を上に伸ばすことができない場合は、お尻の下にボルスターなどを敷いて骨盤を底上げしたり、お尻を壁から少し離してちょうどいい位置を探ります。

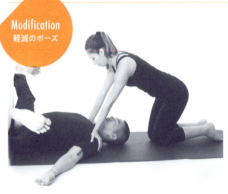

ウパヴィシュタ・コーナ・アーサナのように、広く開脚をします。

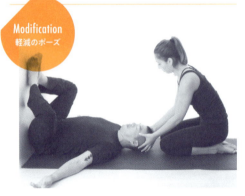

バッダ・コーナ・アーサナのように膝を曲げて左右の足裏を合わせます。

Savasana

(Corpse Pose or Final Relaxation Pose)

シャヴァ・アーサナ
（なきがらのポーズ、または最後のリラックスポーズ）

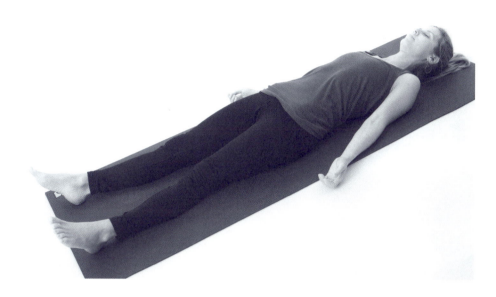

「なきがら（亡骸）」を表す「シャヴァ」という言葉に由来するシャヴァ・アーサナは、他のアーサナやプラーナーヤーマを練習した後に心身を休める究極のアーサナです。仰向けになってできるだけ楽に身体を投げ出し、腕は床におろして手のひらを上に向けます。腰に不快感がある場合は、膝の下に丸めたブランケットを置くように勧めましょう。胸を少し持ち上げて、肩甲骨を互いに少し寄せるようにしてからゆるめて、胸の中心を広げて仰向けになります。一度深く息を吸い込み、吐き出しながらすべてを手放し、自由に流れるまま、内側から湧き起こる自然な呼吸を行います。生徒が身体の隅々までスキャンし、緊張をほぐすための最小限の誘導を行いましょう。最終的に筋肉は、何もする必要がなくなります。いま起こっていることを、ただ観察するように促しましょう。

あらゆる筋肉や骨が互いに解き放たれ、身体のすみずみまで自由に解放されている感覚への気づきを促します。心も同じように、自然に思考が浮かんでは消え、流れに任せて執着することなく移り変わりながら、静かに澄みきってゆく。呼吸もまた同じように、一切の努力がなく自然に漂っています。少なくとも5分は、シャヴァ・アーサナにとどまりましょう。

早めに退出しなくてはならない生徒にも、最後にシャヴァ・アーサナで休んでから出るように勧めましょう。クラスでは柔らかい声で穏やかにシャヴァ・アーサナから目覚めさせ、意識を呼吸に戻すようにします。胸とお腹が上下するシンプルな動きを感じ、呼吸をだんだん深く意識的にすることでボディマインドの意識を取り戻すように誘導しながら、できるだけ少しずつ覚醒していくように導きます。そして指や手、つま先、足を少しずつ動かすよう

に促し、深く息を吸いながら両腕を万歳させてストレッチし、身体の右側を下にして身体を丸め、何度か呼吸して自身自身の感覚を取り戻した後、ゆっくりと起き上がって座ります。シャヴァ・アーサナから起き上がった後の時間は、理想的な瞑想の時間になります。

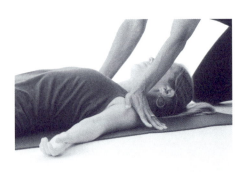

生徒の両肩にライトハンドを使って、肩を軽く押し下げます。

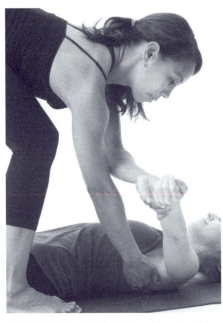

生徒の肩と腕を持ち上げて、肩甲骨に沿ってライトハンドで下にスライドさせてから、生徒の腕をゆっくり床に戻します。逆の腕も同様に行い、胸の中心にスペースをつくります。

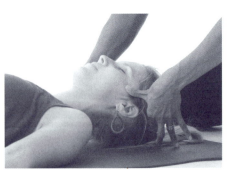

親指を生徒のこめかみでスライドさせた後、親指の先で第三の眼の上を数秒間押してから軽く手を離します。

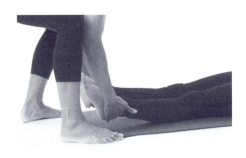

生徒の両脚を穏やかに持ち上げ、ゆっくりと左右に揺らしてからそっと床に戻します。両足の幅はもともと生徒が置いていた広さに戻します。

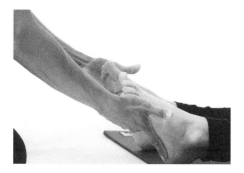

両足をぎゅっと握ってから離します。

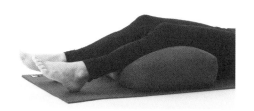

腰に不快感や何かしらの問題を抱えている生徒には、膝の下にボルスターを置くよう勧めます。

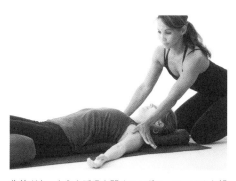

生徒がもっと心と呼吸を開くシャヴァ・アーサナを望んでいるなら、低めのボルスターかたたんだブランケットを肩甲骨の下か背骨に沿って敷くとよいでしょう。

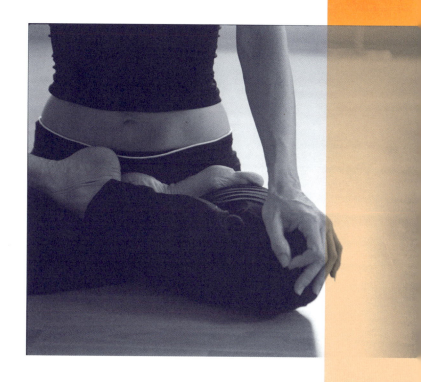

Part 3

ヨガ・アジャストメントの進化

CHAPTER 11

Guiding Yoga in the Twenty-First Century

21世紀におけるヨガ指導

　本書の冒頭で、ヨガが、過去数千年よりもここ75年で著しく発展してきたことに触れました。これが今日、そしてこれからの時代のヨガ講師と生徒にとって、何を意味するのかをお伝えするため、このあたりのことについて私の考えをもう少し詳しくお話ししてみたいと思います。ヨガが今後どのように変化し、発展していくのか。ヨガが発展していくプロセスの、今どの段階にいて、この先何が起きるのか、ヨガ講師として皆さんはどう考えていますか？

　私たちはあらゆるフィールドにおいて、一体それが何物で、どういう経緯を経て今日まで受け継がれ、そしてどこに向かっていくのか、さまざまな視点から定義したり、少なくとも特徴をつかもうとしたりします。ヨガに関しても、それがどのようにして生まれ、どう変化を遂げてきたか、実にさまざまな見解があります。とりわけ、ヨガの起源や歴史的な発展に関する文献やその解説については、それらの根拠を慎重に研究したり、系統的に考察したりするのではなく、個人的な主張や推測に基づいて解説されているものが多いのが事実です。こういった傾向を通して、ヨガ実践と伝承の歴史のなかで、多くの魅力的なストーリーが生み出されてきました。そのなかには、とても心を揺さぶるような美しい神話が多々あり、多くの人々にとってそれらは心の拠り所となっています。

　こういった書き方をすること自体、ある人々にとっては、彼らがヨガに対して抱いている宗教的な信条を考慮すると、ヨガそのものを冒涜していると思われなくもありませんし、受け入れがたいものになり得ると思います。

　ただ、このようなヨガに関する実に神話的、原理主義的な信念を尊重したとしても、いま私たちが断言できるのは、「ヨガというものはただ一つしか存在しない、あるいは理想化された純粋な形のヨガが何千年も前から枝分かれすることなく進化してきた」という、最も一般的で長く続いているヨガに関する主張は「神話」であるという

ことです。

　このような形で発展してきた「ただ一つのヨガ」という、やや現実離れした考えは、ヨガ研究者の David Gordon White's による最近のアンソロジー『Yoga in Practice』(2012) で考察されています。

　White's をはじめとしたアンソロジーの寄稿者たちは、少なくとも 2000 年の間、「人々は、自分たちが抱く独自のイメージの中でヨガを"再発明"してきた」ことと、「あらゆる時代のあらゆるグループが、独自のバージョンと独自の視点のヨガをつくり出してきた」と述べ、歴史的な情報源を丹念に調べて、多種多様なヨガの実践について明らかにしています。

　そしてそれらは、お互い交流するというよりは、夜の海ですれ違う船のように、互いを見逃してしまう可能性のほうが高く、脈々と続いてきた技術や目的の流れに沿うというより、それぞれのヨガが孤立、点在するような形で発展してきました。

　こういった個々のヨガは、時として互いに重なり合って情報交流をし、そしてまた孤立したりして、それはまるで陰影に富んだモザイクのように発展してきたのです。

　それでも、White's (2012) は、次のような「時間と伝統を超えて受け継がれた」4 つの原則を見出すことができると提唱しています。

1．完璧さと知を探求する方法としてのヨガ
2．意識を高め、拡大させる方法としてのヨガ
3．全知への道としてのヨガ
4．超自然な状態へと導く方法としてのヨガ

　それではここで、ハタヨガ、特にポーズの実践について要点を絞り、アーサナ実践の発展を考察していくことにしましょう。ハタヨガの発展について、White's や Shingleton (2010) は、最初にそれが記述された西暦 1000 年代に着目し、それ以前の数千年は省いています[1]。

　もっとも、今日のヨガ関連の文献によると、現在世界中のヨガクラスで行なわれているヨガの「実践」は、数千年前に実践されていたヨガと、本質的には同じであると述べられています[2]。

　昨今の文献のそういった主張の多くは、Shingleton が「正統派」と呼んでいる、「真実で正しいとされる実践方法」と結びついています。とりわけそれらは、ある一族やグル、または何か神聖なものを介して、「直接」その実践が伝承されていて、自分た

ちが実践しているその方法の正当性を誇示するために、さまざまな流派や系統は、自分たちこそが「正統派」であると主張します。例えば、私のヨガスタイルが3000年前に起源をもつもので、読者のあなたのスタイルが30年の歴史しか持っていないとすると、私のヨガは、オリジナルのヨガと多少なりとも結びつきが強いので、より正統であるということになります。

これらは単なる「学術的」な話しではありません（最も、学術的な話である以上は、より高いレベルの研究によって、多くの情報が得られるようにはなりますが……）。むしろ、これらはきわめて「実践的」な問題で、人がどのようにヨガを実践するようになって、どのようにヨガを他人と共有するかに大きな影響を与えます。

つまり、「このヨガこそがオリジナルであり、真実で正しい」と、何らかの形で主張されているヨガへの取り組みはふつう、理想化された（または神話化された）スタイルの練習を、特別な方法で、そして多くの場合は厳格な方法で、師から弟子へと継承されることに重きを置いています。この「師弟」という言葉は、重い力と意味を持っています。生徒がどのようにヨガの実践を経験するかを決定づけるほど、大きな影響力を持っている「現実的」な問題なのです。

師を意味する「グル」というサンスクリット語は、名詞では「知識を共有する人」を意味しますが、形容詞としては霊的な知識に関しての「大量の」、または「重い」という意味になります[3]。音節ごとに分けられた「グ」と「ル」は「闇」と「光」を指し、指導者としての役割とともに、その指導者は卓越した知識の光を分け与えることになる意味があると示唆する人もいます。(Grimes 1996)。

そういった語源や定義に関わらず、一般的に弟子にとって師は、学びと覚醒を深める上での究極の存在となります。ただし、師が本物で、弟子が従順に教えに身を捧げている場合のみ、その関係がうまくいくと言われています。弟子は、師の知力やメソッドに疑念を抱くことなく、ただ師の教えを吸収するために練習に励むだけなのです。

ヨガの師の一人であるパラマハンサ・ヨガナンダの信奉者の一人は、一人の師を持つことで「さまざまな道筋を探し求めることをやめ、師がヨガの最終目標に連れて行ってくれると信じ、心から従うことができる」という恩恵を見出したと述べています[4]。

確かに、このような考えに共鳴する人は多いでしょう。特に、自分にはある種の道筋が必要と感じていて、その道に沿って歩んでいけば、師の教えや作法に対する主張を通して、どのような困難も明確に説明されるはずと思っている人はそうでしょう。

師の知恵と権威に完全に身を任せ、師の教えを完全に信じ、その道において主張されている真実を十分に感じとることができる人は、日常的な混乱から解放され、ヨガ実践の中に純粋な感覚を見出せるようになるかもしれません。しかし、一人の師に師事することは、特にその師が力を乱用した場合に問題が生じる可能性があります。これは、師弟関係のなかにみられる共通の傾向で、一部の評者が強く指摘している点でもあります[5]。

道筋はたくさんあります。先に述べたように、ヨガには多くの道が存在するだけでなく、「これが純粋で正しい道である」と、自分が信じるものを維持しようと多くの努力がなされたとしても、すべての道筋は絶え間なく発展し続けている可能性は非常に高いでしょう。

20世紀に入ってヨガが西洋にやってくると、既知のさまざまな身体的・精神的な文化からいちはやく離脱しようという動きが急速に多様化していきました。それは、それまでヨガを実践していた人々にさえ、想像もできないような方法で発展しました。

原理主義的なヨガの信念に固執する人たちは、大いに落胆しましたが、1920年代にはヨガの実践に関するオープンで実験的な取り組みが幅広く見られるようになりました。

それからほぼ1世紀たって、このような試みは、ヨガの歴史上、ヨガの実践において最大の創造的発展に貢献していると言えます。これはなぜでしょうか？

どの時代においても、ヨガを深く実践する人々が、創造的な探求と新しい体験を通して、ヨガを常に発展させ続けてきたのは事実です。そして今日も世界中の何千万もの人々が「よりよく生きる」という意図を持ってヨガマットの上に立っています。

世界中のどの大陸でも、文化、年齢、性別、民族、宗教、信念を超えて、ほぼすべてのタイプに渡ってヨガを実践する人々がいます。ヨガの実践を通して、私たちはヨガ以外の実生活についての習慣も選択しているということができます。つまり、自分の価値基準や、差し迫って必要になるものや、最終目標はどこにあるのかを考え、選んでいるのです。

人生のより明確な意味と幸福を得るための努力を通して、ヨガ講師や書籍、その他の情報源から学んだことを、人々が改良して修正していっているのです。

たとえばティルマライ・クリシュナマチャーリヤ（彼はさまざまな種類の身体文化を統合し、アシュタンガ・ヴィンヤサを創作しました）や、彼の弟子であるB.K.S.アイアンガーによる、草分け的な創造性に見られるように、ヨガの実践がさらに身近なものになるよう改良されていったケースもあります。アイアンガーは、ヨガで利用す

る補助道具の多くを考案し、世に送り出してくれました。

　また、ダンスや曲芸、体操、武道、さまざまな宗教的儀式、そしてヨガとはまったく関係のない他の実践のなかにある考え方を引き出すような新しい工夫を、多くの事例で見出すことができます[6]。

　こういった工夫を試みた人物は、少なくとも潜在的にヨガ実践の創造的な発展に寄与しています。グルとは対照的に、私たち「ヨガ講師」は、自身の練習を深めようとしている生徒をサポートする形で、生徒と共にヨガを深めることに価値を見出すかもしれません。クラスのシークエンスを作成したり、その流れに誘導をつけたり、世界中の多様化した文化や創造的なイマジネーションからさまざまなアイデアを引き出してみたり。そういったことを通して生徒のヨガの深まりに貢献していくことに、価値を見出していくことになるかも知れません。

　原理主義的な道を大切にしている多くの人々は、神聖さを冒涜する創造性を否定するかもしれませんが、それでもきっとヨガは無数の方法で進化し続けることでしょう。

　古くから伝わる純粋な教えを受け継いでいると主張する師ではなく、意識レベルでの進化を遂げようとする道筋にいるオープンマインドなヨガ講師を選ぶ生徒が増えるにつれて、ヨガ講師に求められる包括的な知識と技術スキルの水準は上がるばかりです。現代におけるヨガの発展の、とても大切な項目のひとつに、「ボディマインドの性質と機能についての考え方」という、急速に拡大している分野があります。講師がボディマインドから学べるものは豊富にあります。これにより、アーユルヴェーダ（非常に進化している生命科学）やキネシオロジー、心理学、そして神経科学のようなさまざまな分野から生じる洞察と、伝統的な知恵の両方から支えられるような、揺るがない能力基準の構築に向けてのムーブメントが、ヨガコミュニティのなかで見られ始めています。

　21世紀のヨガ講師にとって、これは何を意味するのでしょうか？　私たちがこのストーリーを数百ページも戻って始めたのと同様、私たちの学びに終わりはありません。そのためにも、私たちは協力をし合い、ヨガ講師という職業がより正当なものとして評価されるよう、自らの基準を引き上げ続ける努力をしています。

　ヨガ指導者トレーニングのために200時間という最低基準がありますが、今後、「これは基本的な指導に必要となる、最低限の知識とスキルを教える時間数である」とい

う声が高まる可能性があります。現在のヨガアライアンスの基準に基づいて、講師に要求される年間継続教育の 10 時間も同じようにみなされるようになるでしょう。

　新しい指導者を訓練し、導き、継続的な支援を提供するために、私たちはもっと多くのことを行うことができるし、そうすべきだと考えています。ヨガの世界が発展し続け、人類の発達におけるアートと科学の発展に通じ続けているために、非常に経験豊富な指導者でさえも学びを継続し、自分のスキルや知識の開発をし続ける必要があります。

　幅広い能力を持つ講師を生徒に対して保証することは、雲の上の目標などではなく、むしろ私たちが果たさなければならない最低限の務めなのではないでしょうか[7]。今ここにあなたは存在します。呼吸する度に、あなたはヨガ講師として、生徒として、そして人間として、意識的に進化することができるのです。

　深く呼吸をして、あなたがなれる範囲での最高の講師になり続ける可能性に向けて、自分自身を開放し続けましょう。

　生徒が持ちうる最高の師、つまり生徒が自らの内側に師を見つけられるよう、彼ら一人ひとりを認め、サポートできる講師となるために。

アーサナのサンスクリット語・英語・日本語のリスト

アカルナ・ダヌラ・アーサナ

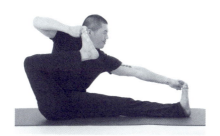

Shooting Bow Pose
弓を引くポーズ

アグニ・スタンバ・アーサナ

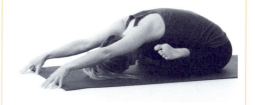

Fire Log Pose or Two-Footed King Pigeon Pose
薪のポーズまたは
両足のハトの王のポーズ

アシュタ・チャンドラ・アーサナ

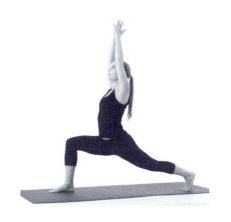

Crescent Pose or High Lunge Pose
三日月のポーズまたはハイランジのポーズ

アシュタヴァクラ・アーサナ

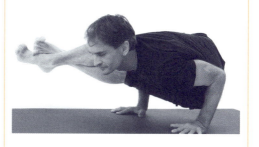

Eight-Angle Pose
八曲がりのポーズ

アド・ムカ・ヴリクシャ・アーサナ

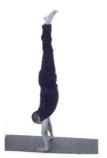

Downward-Facing Tree Pose or Handstand
下を向いた木のポーズまたは
ハンドスタンド

アド・ムカ・シュヴァーナ・アーサナ

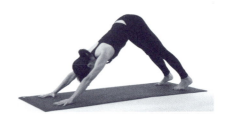

Downward-Facing Dog Pose
下を向いた犬のポーズ

アパーナ・アーサナ

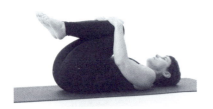

Wind-Relieving Pose or Knees to Chest Pose
ガス抜きのポーズ、または
膝を胸につけるポーズ

アルダ・ウッターナ・アーサナ

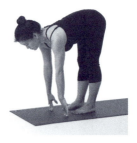

Half Standing Forward Bend Pose
半分起きた立位前屈のポーズ

アルダ・チャンドラ・アーサナ

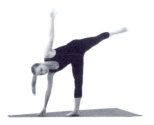

Half Moon Pose
半月のポーズ

アルダ・バッダ・パドマ・パシュチモッターナ・アーサナ

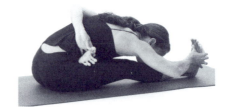

Half Bound Lotus West Intense Stretch Pose
片脚を半蓮華坐で前屈するポーズ

アルダ・バッダ・パドモッターナ・アーサナ

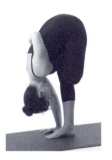

Half Bound Lotus Intense Stretch Pose
半蓮華坐の立位前屈のポーズ

アルダ・マッツェンドラ・アーサナ

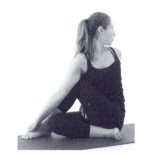

Half Lord of the Fishes Pose
半分の魚の王のポーズ

アンジャネーヤ・アーサナ

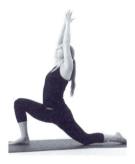

Low Lunge Pose
ローランジのポーズ

ヴィパリータ・ダンダ・アーサナ

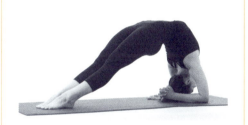

Inverted Staff Pose
逆さの杖のポーズ

ヴィラ・アーサナ

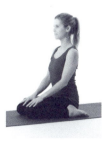

Hero Pose
英雄坐

ウールドヴァ・クックータ・アーサナ

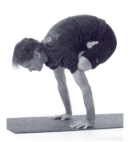

Upward Rooster Pose
持ち上がった雄鶏のポーズ

ウールドヴァ・ダヌラ・アーサナ

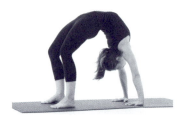

Upward-Facing Bow Pose or Wheel Pose
上向きの弓のポーズ、または車輪のポーズ

ウールドヴァ・パドマ・アーサナ

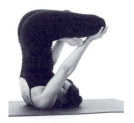

Upward Lotus Pose
上向きの蓮華座のポーズ

ウールドヴァ・ムカ・シュヴァーナ・アーサナ

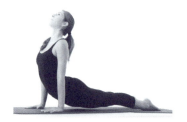

Upward-Facing Dog Pose
上を向いた犬のポーズ

ウールドヴァ・ムカ・パシュチモッターナ・アーサナ

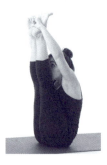

Upward-Facing West Intense Stretch Pose
上向きの背中を伸ばすポーズ

ウシュトラ・アーサナ

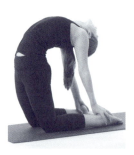

Camel Pose
ラクダのポーズ

ウッターナ・アーサナ

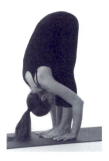

Standing Forward Bend Pose
立位前屈のポーズ

ウッターナ・パーダ・アーサナ

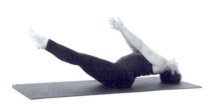

Extended Leg Pose or Flying Fish Pose
脚を伸ばすポーズまたはトビウオのポーズ

ウッターナ・プリスダ・アーサナ

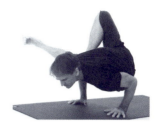

Flying Lizard Pose
飛んでいるトカゲのポーズ

ウッティタ・トリコーナ・アーサナ

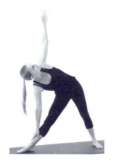

Extended Triangle Pose
三角のポーズ

ウッティタ・ハスタ・パーダーングシュタ・アーサナ

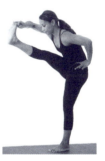

Extended Hand to Big Toe Pose
一本足のポーズ

ウッティタ・パルシュヴァ・コーナ・アーサナ

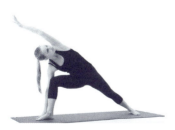

Extended Side Angle Pose
体側を伸ばすポーズ

ウットゥカータ・アーサナ

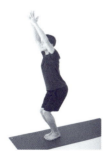

Chair Pose
腰掛けのポーズ

ウパヴィシュタ・コーナ・アーサナ

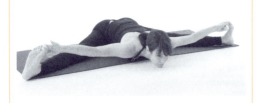

Wide-Angle Forward Fold Pose
足を開く前屈のポーズ

ウバヤ・パーダーングシュタ・アーサナ

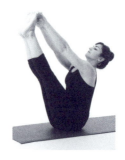

Both Big Toes Pose
両足の親指をつかむポーズ

ヴリクシャ・アーサナ

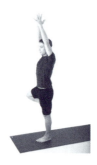

Tree Pose
立ち木のポーズ

ヴァシツァ・アーサナ

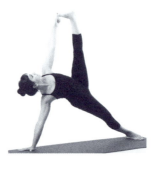

Side Plank Pose or Side Arm Balance
サイドプランクポーズまたはサイドアームバランス

ヴィーラバドラ・アーサナ I

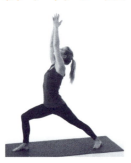

Warrior Pose I
英雄のポーズ I

ヴィーラバドラ・アーサナ II

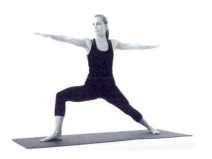

Warrior Pose II
英雄のポーズ II

ヴィーラバドラ・アーサナIII

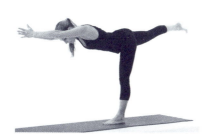

Warrior Pose III
英雄のポーズ III

ヴィパリータ・カラニ

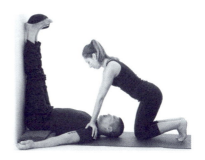

Active Reversal Pose
能動的な逆転ポーズ

エーカ・パーダ・ラージャカポタ・アーサナII

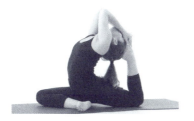

One-Leg King Pigeon Pose II
一本足のハト王のポーズII

エーカ・パーダ・シールシャ・アーサナ

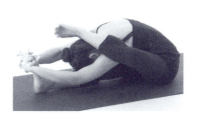

One Leg behind Head Pose
足を後頭部につける座位のポーズ

エーカ・パーダ・ラージャカポタ・アーサナI

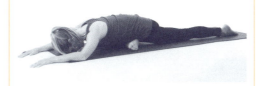

One-Leg King Pigeon Pose I
一本足のハト王のポーズI

エーカ・パーダ・カウンディヌヤ・アーサナA

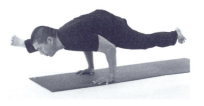

One-Leg Sage Koundinya's Pose A
一本足の賢者カウンディヌヤのポーズA

エーカ・パーダ・カウンディヌヤ・アーサナB

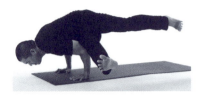

One-Leg Sage Koundinya's Pose B
一本足の賢者カウンディヌヤのポーズB

ガラベ・アーサナ

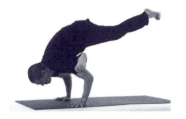

Flying Crow Pose
飛んでいるカラスのポーズ

カポタ・アーサナ

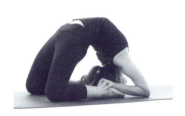

Pigeon Pose
ハトのポーズ

ガルダ・アーサナ

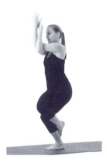

Eagle Pose
ワシのポーズ

カルナ・ピーダ・アーサナ

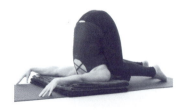

Ear-Squeezing Pose
両脚で耳を挟むポーズ

クールマ・アーサナ

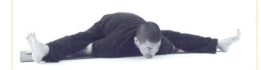

Tortoise Pose
カメのポーズ

クラウンチャ・アーサナ 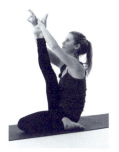 **Heron Pose** サギのポーズ	ゴームカ・アーサナ 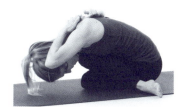 **Cow Face Pose** 牛の顔のポーズ
サーランバ・サルヴァーンガ・アーサナ 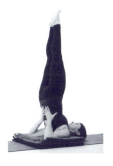 **Supported Shoulder Stand** 肩立ちのポーズ	サーランバ・シールシャ・アーサナ I 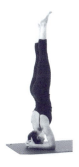 **Supported Headstand I** 頭立ちのポーズ I
サーランバ・シールシャ・アーサナ II 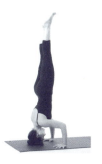 **Supported Headstand II** 頭立ちのポーズ II	シシューラ・アーサナ 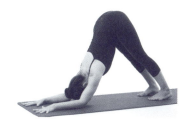 **Dolphin Pose** イルカのポーズ

シャヴァ・アーサナ

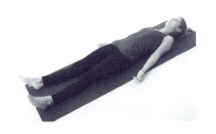

Corpse Pose or Final Relaxation Pose
なきがらのポーズ、または最後のリラックスポーズ

ジャタラ・パリヴァルタナ・アーサナ

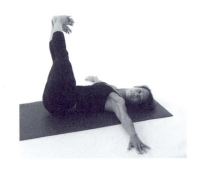

Revolving Twist Pose
ワニのポーズ

ジャヌ・シールシャ・アーサナ

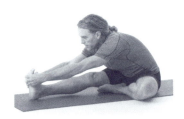

Head to Knee Pose
膝に顔をつけるポーズ

シャラバ・アーサナA

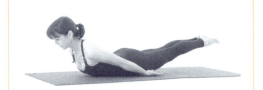

Locust Pose A
バッタのポーズA

シャラバ・アーサナB

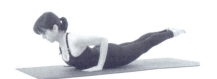

Locust Pose B
バッタのポーズB

シャラバ・アーサナC

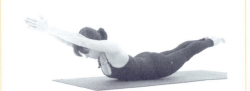

Locust Pose C
バッタのポーズC

スカ・アーサナ

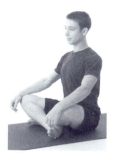

Simple Pose
安坐

スプタ・ヴィラ・アーサナ

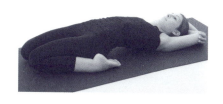

Reclined Hero Pose
仰向けの英雄坐

スプタ・パーダーングシュタ・アーサナA、B

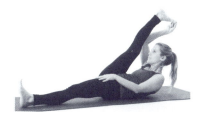

Reclined Big Toe Pose A and B
仰向けで親指をつかむポーズA、B

スプタ・バッダ・コーナ・アーサナ

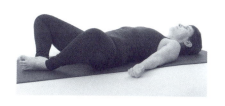

Reclined Bound Angle Pose
仰向けの合蹠(がっせき)のポーズ

スプタ・パリヴァルタナ・アーサナ

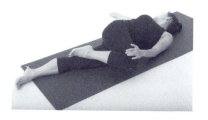

Reclined Revolved Pose
仰向けでねじるポーズ

スワスティカ・アーサナ

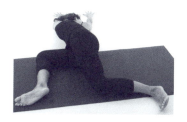

Peace Pose
平和のポーズ

セートゥ・バンダ・サルバンガ・アーサナ

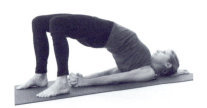

Bridge Pose
橋のポーズ

ターダ・アーサナ

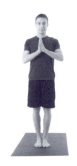

Mountain Pose
山のポーズ

ダヌラ・アーサナ

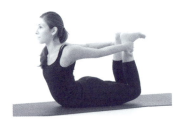

Bow Pose
弓のポーズ

ダンダ・アーサナ

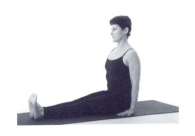

Staff Pose
杖のポーズ

チャトランガ・ダンダ・アーサナ

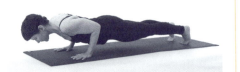

Four-Limbed Staff Pose
四肢で支える杖のポーズ

ティッティバ・アーサナ

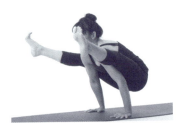

Firefly Pose
蛍のポーズ

ドヴィ・チャクラ・ヴァハーナ・アーサナ

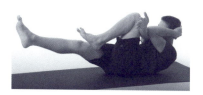

Yogic Bicycles
自転車こぎ

トーラ・アーサナ

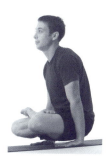

Scales Pose
天秤のポーズ

トリアンガ・ムカ・エーカ・パーダ・パシュチモッターナ・アーサナ

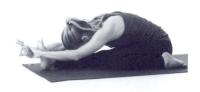

Three Limbs Facing One Foot West Stretching Pose
三肢の背面を伸ばすポーズ

ナタラージャ・アーサナ

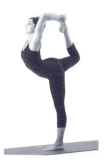

King Dancer Pose
踊りの王のポーズ

ナラヴィラーラ・アーサナ

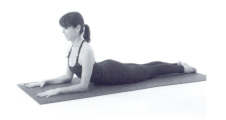

Sphinx Pose
スフィンクスのポーズ

パリプールナ・ナーヴァ・アーサナ

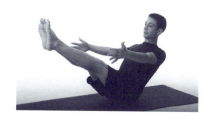

Full Boot Pose
舟のポーズ

パーダングシュタ・アーサナ 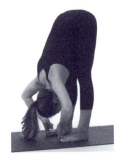 **Big Toe Pose** 足の親指をつかむポーズ	バーラ・アーサナ 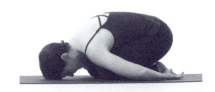 **Child's Pose** 子供のポーズ
パールシュヴァ・バカ・アーサナ 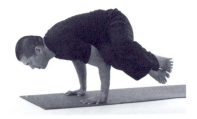 **Side Crane Pose** 横向きのツルのポーズ	パールシュヴォッターナ・アーサナ 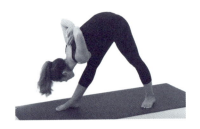 **Intense Extended Side Stretch Pose** わき腹を強く伸ばすポーズ
バカ・アーサナ 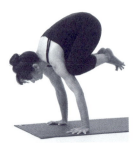 **Crane Pose** ツルのポーズ	パシュチモッターナ・アーサナ 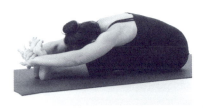 **West Stretching Pose or Seated Forward Fold** 西に伸ばすポーズ、あるいは座位前屈のポーズ

パーダ・ハスタ・アーサナ

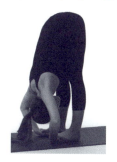

Hand to Foot Pose
手を足につけるポーズ

バッダ・コーナ・アーサナ

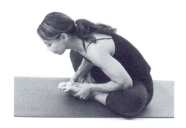

Bound Angle Pose or Cobbler's Pose
合蹠(がっせき)のポーズ

バッダ・パドマ・アーサナ

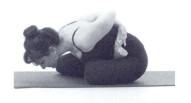

Bound Lotus Pose
縛られた蓮のポーズ

パドマ・アーサナ

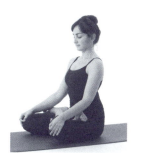

Lotus Pose
蓮華坐

ハヌマーン・アーサナ

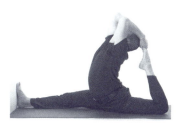

Divine Monkey Pose
猿王のポーズ

ハラ・アーサナ

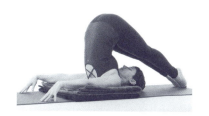

Plow Pose
鋤のポーズ

パラヴィ・アビナタ・アーサナ	バラドヴァージャ・アーサナA
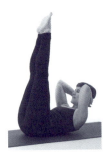	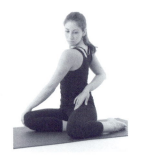
Pelvic Tilts 骨盤の傾き	**Sage Bharadvaj's Pose A or Simple Noose Pose A** 賢者バラドヴァージャのポーズA、または単純な引き結びのポーズA
バラドヴァージャ・アーサナB	パリヴリッタ・アルダ・チャンドラ・アーサナ
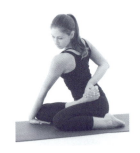	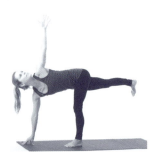
Sage Bharadvaj's Pose B or Simple Noose Pose B 賢者バラドヴァージャのポーズB、または単純な引き結びのポーズB	**Revolved Half Moon Pose** 半月ねじりのポーズ
パリヴリッタ・ジャヌ・シールシャ・アーサナ	パリヴリッタ・トリコーナ・アーサナ
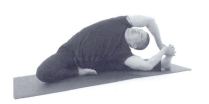	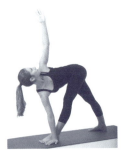
Revolved Head to Knee Pose ねじって膝に顔をつけるポーズ	**Revolved Triangle Pose** 三角ねじりのポーズ

パリヴリッタ・パールシュヴァ・コーナ・アーサナ

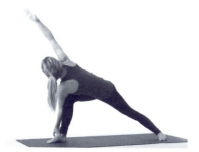

Revolved Extended Side Angle Pose
ねじりの体側を伸ばすポーズ

パリヴリッタ・ハスタ・パーダーングシュタ・アーサナ

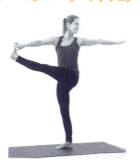

Revolved Hand to Big Toe Pose
一本足ねじりのポーズ

ピーンチャ・マユーラ・アーサナ

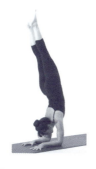

Feathered Peacock Pose or Forearm Balance
クジャクの羽のポーズまたはアームバランス

ピンダ・アーサナ

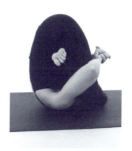

Embryo Pose
胎児のポーズ

ファラカ・アーサナ

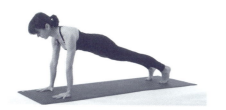

Plank Pose
プランク・板のポーズ

ブージャンガ・アーサナ

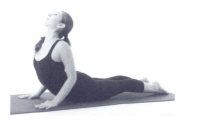

Cobra Pose
コブラのポーズ

ブジャピーダ・アーサナ

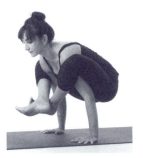

Shoulder-Squeezing Pose
肩を絞るポーズ

プラサリータ・パードッターナ・アーサナA

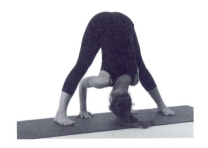

Spread-Leg Forward Fold Pose A
開脚前屈のポーズA

プラサリータ・パードッターナ・アーサナC

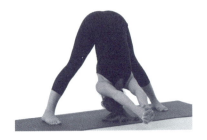

Spread-Leg Forward Fold Pose C
開脚前屈のポーズC

ベーカ・アーサナ

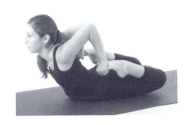

Frog Pose
カエルのポーズ

マーラ・アーサナ

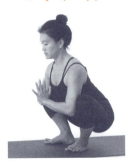

Garland Pose
花輪のポーズ

マツヤ・アーサナ

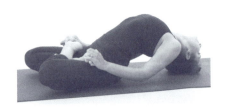

Fish Pose
魚のポーズ

マリーチ・アーサナA

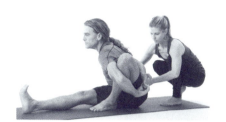

Sage Marichi's Pose A
賢者マリーチのポーズA

マリーチ・アーサナC

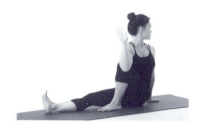

Sage Marichi's Pose C
賢者マリーチのポーズC

ラグ・ヴァジュラ・アーサナ

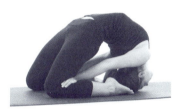

Little Thunderbolt Pose
小さい稲妻のポーズ

ロラ・アーサナ

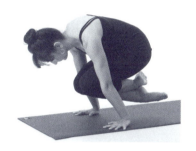

Dangling Earring Pose
ペンダントのポーズ

Glossary
用語集

【あ】

アーサナ	坐法、ヨガのポーズ、八支則の三番目
アージュニヤー・チャクラ	第三の眼のチャクラ
アートマン	真の自我、意識
アーナンダ	エクスタシー、至福、愛
アーユルヴェーダ	古代インドの生命の科学、インドの伝統的医学
アヴィディヤー	無明
アカルナ	耳に向けて
アグニ	火
アシュタヴァクラ	インドの賢者でサンスクリット学者、アシュタヴァクラ・アーサナの由来
アステーヤ	不盗。5つある禁戒のひとつ
アド	下向きの
アド・ムカ	下を向いた
アナーハタ・チャクラ	心臓のチャクラ
アヌローマ	性分に逆らわない。動きや呼吸に注意を向ける
アパーナ	骨盤または下腹
アパーナ・アーサナ	ガス抜きのポーズ
アパーナ・ヴァーユ	下向きに動くプラーナー
アパリグラハ	不貪、禁戒のひとつ
アヒムサー	非暴力、不殺生
アルダ	半分
アンジャネーヤ	猿の神
アンタラ	内部
アンタラ・クンバカ	吸気の後の保息

イーシュヴァラ	至高の存在。ブラフマンが形をとったもの
イダー	ナーディー（エネルギーが流れる管）のひとつ。左鼻孔から始まり、頭頂部へ移動し、脊柱の基部に降りる。
ヴァータ	アーユルヴェーダの3つの気質のひとつで「風」と訳されることがある
ヴァーユ	風。生き生きとした空気の流れ
ヴァクラ	曲がっている
ヴァシツァ	ヴェーダの賢者のひとり
ヴァジュラ	稲妻
ヴィーラバドラ	戦士の名前
ヴィシュッダ・チャクラ	純正。咽頭領域にあるチャクラ
ヴィシュヌ	ヒンドゥー教における神の主要な形。保存、バランス、持続可能性を支配する
ヴィドヤ	知識、学び、伝承、科学
ヴィパリタ	逆、反転した
ヴィヤーナ	プラーナー・ヴァーユのひとつ
ヴィラ	英雄、勇敢な
ヴィローマ	性分や物事の道理に逆らう
ヴィンヤサ	特別な方法で並べる。呼吸と動きを意識的につなぐ
ウールドヴァ	上向き
ヴェーダ	人類最古の経典
ヴェーダーンタ	文字通り「ヴェーダの終わり」。支配的なヒンドゥー教の哲学的伝統
ウジャイ	勝ち誇った
ウジャイ・プラーナーヤーマ	基本的なヨガの呼吸
ウシュトラ	ラクダ
ウダーナ	プラーナー・ヴァーユのひとつ
ウッターナ	直立して強く伸ばす
ウッターナ・アーサナ	立位前屈のポーズ
ウッティタ	伸ばされた
ウットゥカータ	厄介な、力強い、猛烈な
ウディヤナ	上方に飛ぶこと、バンダのひとつ
ウディヤナバンダ	下腹のコアを内側へ、次に上方へ引き上げる
ウトゥプルティ	持ち上げる、膨らませる
ウバーヤ	両方
ウパヴィシュタ	開脚して座る

ウパニシャッド	ヒンドゥー教初期の源泉と見なされている古代の哲学の文献
ヴリクシャ	木
ヴリスチカ	サソリ
エーカ	1
エーカー・グラター	一点心を集中させること
エーカ・パーダ	片脚の、あるいは片足の
オーム	宇宙の創造的であらゆるものを含む音。最初にウパニシャッドで述べられた。「om」と綴られることもある
オンジョリー・ムドラ	合掌の印

【か】

外旋	external rotation のこと。(上腕や太ももを、位置を変えずに、身体の外側に向かって回転させる動き)
外転筋	身体の正中線から骨を遠ざける働きをする筋肉
カウンディヌヤ	賢者の一人
過伸展	関節が180度を越えて伸展すること
カパ	アーユルヴェーダの三つの気質の内のひとつ
カパラ	頭蓋骨
カパラバティ	頭蓋の浄化。プラーナーヤーマのテクニックのひとつ
カポタ	ハト
ガラヴァ	インドの賢者
ガルダ	ワシ、鳥の王。ガルダはヴィシュヌ神の乗り物で、白い顔、鋭いくちばし、赤い羽、金色の体をしている
カルナ	耳
カルナピダ	耳を挟んだ
カルマ	行為
カルマ・ヨガ	行為のヨガ
胸椎	胸郭の椎骨
筋肉の付着点＊停止部	筋肉の付着点で身体の中心から遠いほう
具現化	考え、性質、感情などが具体的に目に見える形で表れること
屈曲	身体の2点がなす角度が小さくなるような、曲げる動き
クックータ	雄鶏

グナ	「縄」の意味
苦難	苦しみの五つの形（クレーシャ）
クラマ	段階、ステージ
クラウンチャ	サギ
クリシュナ	ヴィシュヌ神の化身。神の形
クリヤー	行為。また、さまざまな浄化法を指す
グル	霊的な教え方、霊的な道を照らしている人、代わりに、あなたはあなたです
クルマ	カメ
クレーシャ	無知、自己中心、欲望、嫌悪、恐れから来る苦しみ
クンダリーニ	脊柱の基底の最も低い神経の中心にとぐろを巻いて眠っている蛇として象徴される拍動エネルギー。ハタヨガの練習の一形態
クンバカ	息を完全に吐き切る、あるいは吸いきったあとに保つこと
脛骨	すねの骨
頸椎	首の椎骨
ゲーランダ	賢者、ハタヨガの古典『ゲーランダ・サンヒター』の著者
コーナ	角度
ゴームカ	牛の顔

【さ】

サーマ	等しい、同じ
サーランバ	支えのある
サダナー	目標を達成するための練習
サットヴァ	光、秩序。プラクリティ（根本物質）の3つの要素のうちのひとつ
サティヤ	正直。5つのヤマ（禁戒）のうちのひとつ
サハスラーラ・チャクラ	千枚の花弁からなる蓮の花にたとえられる、頭蓋内腔にあるチャクラ
サヒタ	助けられた
サヒタ・クンバカ	意図的な止息
サマディ	三昧、瞑想吸収
サマスティティ	バランスが取れた状態
サマダーナ	心の平安
サムスカーラ	潜在意識に刻み込まれたもの
サムヤーマ	ダーラナー、ディヤーナ、サマーディの併用

サルヴァーンガ	全身
サントーシャ	知足
シーターリー	冷却するためのプラーナーヤーマの形
シールシャ	頭
シヴァ	ヒンドゥー教における神の一つの姿。幻想の破壊者
シシューラ	イルカ
ジャーランダラ・バンダ	あごの締め付け。あごを鎖骨に向けて下げる
シャヴァ	なきがら（亡骸）
シャウチャ	清浄
シャクティ	生命力、プラーナー。シヴァ神の配偶者
ジャタラ	腹部
ジャヌ	膝
シャラバ	バッタ
シュヴァーサ	インスピレーション
シュヴァーナ	犬
ジュニャーナ	宗教と哲学のより高い真理について瞑想することから生まれた神聖な知識。自分自身の性質を理解する方法を教えてくれる
上腕骨	上腕部の骨
伸展	身体のある部分が別の部分から離れるように動く関節の動き
シンハ	ライオン
スヴァートマーラーマ	ハタヨガの根本経典である『ハタヨガ・プラディーピカー』の著者
スヴァディシュターナ・チャクラ	生命力の座。生殖器の上に位置する
スーリヤ	太陽
スカム	慰め、快適、喜び
スシュムナー	身体の中心にあるエネルギーの経路
スプタ	仰向けの、眠っている
スランプアーサナ	背骨や胴体が活気がなく落ち込むこと伴って胸の中心が常に崩れている状態
セートゥ・バンダ	橋
脊柱後弯症	脊柱が後方に弯曲している状態
脊柱前弯症	脊柱が前方に弯曲している状態

【た】

ターダ	山

ダーラナ	凝念。パタンジャリのアシュタンガヨガの第六肢
ダヌ	弓
タパ	厳格さ
タパス	熱。清浄、自律、厳格さを含む熱意に満ちた努力
タマス	鈍感、無気力、無知。3つあるグナのひとつ
ダルマ	高潔な義務
ダンダ	杖、棒
タントラ	凡庸さも含めたすべてのエネルギーを精神的な目覚めのために使う練習
チャクラ	微細なエネルギーの中心
チャンドラ	月
ティッティバ	蛍
ディヤーナ	瞑想
ティリアン・ムカ	後ろ向き
ドヴィ	2
等尺性運動	筋が収縮しない方法で行う運動
等張性運動	筋の長さを縮めながら行う運動
ドゥッカ	痛み、悲しみ、苦悩
トーラ	天秤
トリ	3
トリコーナ	三角形
ドリスティ	視点

【な】

ナーディー	文字通り「河」。エネルギーの経路
内旋	internal rotation のこと（上腕や太ももを、位置を変えずに、身体の内側に向かって回転させる動きをいう）
内転筋	身体の正中線に向けて骨を近付ける働きをする筋肉

【は】

バーヒャ	外部の
バーヒャ・クンバカ	呼気のあとの止息
パールシュヴォ	東、身体の正面
パールシュヴォッターナ	身体の正面を強く伸ばす

バイラヴァ	シヴァ神の別の姿
バカ	ツル
バガヴァッド・ギーター	「神の詩」、叙事詩マハーバーラタの一部をなす。ヨガと精神的哲学に関するすべての文献の中で最も影響力がある
バクティ	献身の実践
ハスタ	手、腕
バストリカ	かまどで使われるふいご。プラーナーヤーマのひとつで、鼻を通して力強く空気の出し入れをする
ハタヨガ	文字通り「力強い」。ハタヨガ・プラディピカーの14世紀CE書面で最初に記述された物理的な浄化プラクティス
バッダ	縛られた
バドラ	平和、幸運
ハヌマーン	猿の神。アンジャネーヤとヴァーユの息子
バヤ	恐れ
ハラ	鋤
バラドヴァージャ	インドの賢者
バンダ	しばりつける。エネルギーの締め付け
ブージャ	腕、肩
ブージャンガ	コブラ
プーラカ	吸息
プールナ	完全無欠
ブジャピーダ	腕や肩にかかる圧力
ブッディ	知性、知能の座
プラーナー	生命力。時に呼吸を意味することもある
プラーナーヤーマ	調息。呼吸の拡張。八支則の4番目
プラサラナ	腕をさっと振る動き
プラサリータ	広げた、伸ばした
プラスヴァサ	息を吐くこと
プラティクリヤ・アーサナ	逆ポーズ
プラティヤーハーラ	知覚の刺激からの心の独立
プラティローマ	性分に反して、逆らって
ブラフマー	神、至高の存在、創造主、ヒンドゥー教の三神のひとつ
ブラフマチャリヤ	禁欲。性的エネルギーの正しい使い方。ヤマのひとつ
ブラフマン	無限の意識

プリシュタ	後ろ
ベーカ	カエル

【ま】

マーラ	花輪
マッツェンドラ	魚の王。タントラの達人
マニプーラ・チャクラ	へそのチャクラ
マノス	個人の心
マハーバーラタ	古代インドの重要なサンスクリット語の叙事詩。バガヴァッド・ギーターとヒンドゥー教の神話の主な要素を含んでいる
マハー・バンダ	偉大なる締め付け
マハー・ムドラ	大印契
マユーラ	クジャク
マリーチ	賢者の一人。ブラフマ神の息子の一人
マンダラ	霊的に意味を持つ同心円系の形で瞑想や儀式に使う
マンドゥカ	カエル
マントラ	神聖な音、思考、または祈り
ムーラ	根、基盤
ムーラーダーラ・チャクラ	根のチャクラ
ムーラバンダ	根の締め付け。エネルギーの締め付け。会陰部と肛門挙筋を引き上げたまま保つ
ムカ	顔
ムドラ	印。指や手の位置。または、アーサナ、プラーナーヤーマ、バンダの具体的な組み合わせ
モクシャ	解放

【や】

ヤマ	禁戒。ヨガの八肢則の第一
腰椎	腰の椎骨
ヨガ	語源は「yuj（くびきで繋ぐ）」で、「結びつく」、「一緒になる」、「完全にする」という意味
ヨガロビクス	純粋に運動のためにヨガのアーサナを利用する身体的なルーチン

【ら】

ラガ	愛、情熱、怒り
ラージャ	王、統治者

ラージャ・カポタ	ハトの王
ラグ	単純な、小さい、均整の取れた
ラジャス	衝動的で混沌とした考え
ラヤ	融合する
レチャカ	呼息。肺が空の状態
ロラ	揺れる、ぶら下がる

Nate
注釈

前書き

1）www.cpsc.gov/Research-Statistics/NEISS-Injury-Data を参照してください。

2）2001年8月13日のロサンゼルス・タイムズの『In Over Their Heads』を参照。Y. J. Krucoff（2003）、Fishman and Saltonstall（2008）、Bertschinger（2007）、Stephens（2012a）を参照してください。

Chapter 1
1章

1）身体と心は別々に分けられるものではなく、一つの全体的なものであり、この「全体を感じる」ことがヨガの実践の中心にあるという観点から、この本では「ボディマインド」という新しい表現を使います。

2）ヨガの起源は、さまざまな精神的、文化的な習わしを集めた、数多くの修練体系の中にあります。とりわけサーンキャ哲学を含む、ヒンドゥー教（周辺）の信仰を起源とするところが大きいのは事実ですが、特定の信仰体系や宗教に縛り付けられることがなく、選択の自由を持っています。さらに詳しく調べるには、Devi（1960）、Eliade（1969）、Feuerstein（2001）、Freeman（2012）、Gates（2006）、BKS Iyengar（1966）、Kempton（2013）、Kramer and Alstad（1993、Rea 2013）、

Rosen（2012）、Scaravelli（1991）、Stephens（2010）、Stryker（2011）、David Gordon White（2011）、Ganga White（2007）を参照してください。

3）主に東洋の哲学や形而上学から生じた修練法に対して、西洋哲学の伝統的な思想を適用することに反対する人がいるかもしれません。しかし本書では、たとえその考え方や定理、視点に同意できなかったとしても、何かしらの気づきを与えてくれる、あらゆる考え方を考慮に入れたいと考えています。ですから本書では、一般的、伝統的なヨガの範囲外のことであったとしても、多種多様な考え方を盛り込んでいくことにしています。

4）ヨガを、他の誰かと共有する際の原則については Cope（2006）、Farhi（2006）、B. K. S. Iyengar（2009）、Lasater（2009）、Stephens（2010 and 2012a）、Ganga White（2007）、Yogananda（1946）を参照してください。

5）Bikram Choudhury は、オリンピックスポーツとしてヨガを確立するための取り組みをしており、競技的なヨガを推進しています。Choudhury の主張である「自身のスタイルだけがパタンジャリによるヨガ哲学と体系を統合した真の表現である」を信じずに、彼のヨガスタイルの起源がインドの競争的なボディビルディング文化にあることを考えれば納得がいきます。Choudhury は、パタンジャリによるヨガ哲学と体系についても理解しておらず、あるいは故意に歪ませています。Choudhury（2000）を参照してください。 矛盾する言葉ですが「スポーツとしてのヨガ」については、Lorr（2012）と国際ヨガスポーツ連盟のサイトを参照してください（http://yogasportsfederation.org）。競技的なヨガのアプローチをした際に蔓延するケガについては Broad（2013）について参照してください。

6）ハタヨガとは、アシュタンガ、ヴィンヤサ、ビクラム、アイアンガー、パワー、その他多くのヨガの種類を包括する概念です。ポーズ練習を不可欠な要素としている、いわゆる「スタイル」や「系統」、ヨガのブランドとしてのくくりです。「ハタ」という言葉には「力強い」という意味があることに注目しましょう。この言葉は「変容の奉仕」（Rosen 2012）において、人が意識的に努力することを示しています。現代のヨガのポーズ練習の起源と歴史的発展についてさらに知りたければ、Rosen（2012）、Singleton（2010）、David Gordon White（1996、2003、2011）を調査してください。ハタヨガという学問は、正確性の基準がゆるく、根拠のない主張をす

ることがあるため、この考え方に反発する動きもあります。たとえば、古代の図像のわずかな断片から、3000年以上前にヨガが起源を持ち、そこからハタヨガが実践されてきたとする考え方に対する反発です。そのような反発はたいてい、ヨガの神学的概念を支持している人によってなされ、「ブランド」「系統」「練習スタイル」が、他の派閥よりも優れていて正当であるという主張を裏付けようとするものです。

7）実際、アーサナの練習によって「真の自己」を洞察するための入り口がつくられるので、それ自体が瞑想の練習になりうるのです。そしてこれは、間違いなく座位の瞑想をするときの安定と快適さのベース、源泉となるでしょう。

8）このアプローチはGanga White（2007）とSchiffmann（1996）によって「エッジをサーフィンする」という言葉で、より洗練された詳しい説明がなされました。ヨガの指導にこのテクニックを用いる方法はStephens（2010）を参照してください。

9）多くの現代のヨガクラスでは、プラーナーヤーマに注意を払っていないという欠点について、その本質に迫った記述についてRosen（2012）を参照してください。『ハタヨガ・プラディーピカー』の大部分はプラーナーヤーマの記述に割かれ、アーサナに関する記述は本全体のわずか10％であることに注目してください。

10）プラーナーヤーマを用いてヨガを指導する際は、HollemanとSen-Gupta（1999）、B. K. S. Iyengar（1985）、Rosen（2002 and 2006）、Stephens（2010）を参照してください。

11）シークエンスの哲学、原理、テクニックをさらに学ぶためにはStephens（2012b）を参照してください。

12）その出発点として、デポー大学のMatthew HertensteinのTouch and Emotion Labの研究があります。成人期のタッチによるコミュニケーション機能については、Hertenstein（2011）を、幼少期や感情的なトラウマを持つ子供へのタッチ関してはField（1997）、Field（2003）、Levine（2010）を参照してください。

13）ヨガ、指導、学び、教育、そしてグル（導師）に対するより広い見方によって、

講師の役割は大きく異なってきます。ヨガを教えることについてはLasater(2000)、Farhi(2006)、Stephens(2010)を参照してください。教育についてはBruner(1960)とFreire(1970)を参照してください。グルについてはCope(1999)、Kramer、Alstad(1993)、Yogananda(1946)を参照してください。

14) Jidoth Laster(2000)が示した、ヨガ講師の「最も重要な務め」のなかでは、「私たちはアーサナではなく、人を教えている」ということ、そして「それぞれの人は一人の人間として教えられるべきで、形の決まったポーズではない」と書かれています。

15) Levine(2010)、Emerson and Hopper(2011)を参照してください。

16) 『バガヴァッド・ギーター』には、多くの素晴らしい翻訳があります。私が好きなのは、基本的な翻訳ともいえるPrabharandaとIsherwood(1944)によるものです。ギーターが伝えるメッセージを現代の実生活にもたらす業績についてはCope(2012)を参照してください。

17) Diogenes(2000)を参照。

18) デカルト派、カント派、ヘーゲル派の哲学など。これらは、宗教的な教義や社会的勢力などの権威を守る働きを担ってきた二元論の哲学で、身体を否定する立場をとっています。また、原理主義的なヨガに見られる世捨て人的な考え方と同様になります。

19) Dewyの業績が、マインドフルネスと身体感性論の原則を通して、どのようにして分析哲学と現象学を二元論から解放したか、その見事な考察についてはShusterman(2008)を参照してください。「癖」の具現化、姿勢や感情、思考に影響を及ぼすことについての、素晴らしい考察に関してはTodd(1937)を調べることで、先駆的なその業績を確認することができます。

20) Mihaly Csikszentmihalki(1990、1997)は、人生の中で繰り返されていく日々の営みの質が、意識的な働きかけを通して、どのようにして深い幸福感を生み出すようになるかの提言を与えてくれました。

21) ソマティクスの概論については Hanna（2004）を参照。エンボディメント（具現化）の練習方法については Don Hanlon Johnson（1995）を参照。身体、呼吸、意識についての選集は、Macnaughton（2004）のほか Lakoff and Johnson（1999）を調べてください。

22) パタンジャリの『ヨガ・スートラ』は、西暦200年頃から伝わっています。多くの翻訳や音訳がありますが、それぞれの内容には矛盾する部分もあります。ハタヨガの最初の書物はそれから約千年後に書かれています。対照的な解釈もあり、Bouanchaud（1999）、B. K. S. Iyengar（2001）、Kissiah（2011）、Remski（2012）、Satchidananda（1978）を参照してください。

23) 社会文化的な条件付けについては、Durkheim（1912）、Geertz（1973）、および George Herbert Mead（1934）を参照してください。

24) 固有受容の意識と運動感覚の意識は、アーサナの練習の中心となります。固有受容性の認識は、筋繊維（筋紡錘神経）の感覚ニューロンと内耳との対話によって生じ、身体のバランスをとり、自分の身体が空間においてどのような位置にあり、姿勢をとっているのかを認知していきます。私たちの運動感覚は、固有受容性の認識から生じ、意図的に身体を動かし、空間の中で動き（姿勢）をつくり出します。そしてアーサナの実践は、具現化の質を高め、改善していくためにあります。

25) Hertenstein（2011）は、「タッチは私たちの生活に悪影響があるとして、現代社会の多くでタブーとなっている」と論じています。

26) トラウマ、タッチ、ヨガの癒しについては Emerson and Hopper（2011）、Cope（2006）を調べてください。ヨガセラピーとヒーリングのより一般的なことに関しては Kraftsow（1995）、Lasater（1995）、McCall（2007）、Mohan and Mohan（2004）を調べてください。一般的なタッチの倫理に関しては Benjamin and Sohnen-Moe（2003）を参照してください。

Chapter 2
2章

1）機能解剖学を学ぶには、まず Kapit and Elson（2001）を読んでください。さらに深く学びたいなら、Aldous（2004）、Calais-Germain（1991）、Kaminoff and Matthews（2011）、Lasater（2009）、Long（2009 and 2010）、Moore and Dalley（1999）、Netter（1997）などがお勧めです。

2）異文化交流において尊重すべき感受性の領域についての有用な一般的ガイドについては、Diversity Council（2008）を参照してください。性別とその状態のパターンについては、Major ら（1990）と Mead Margaret（1935）を、タッチの遺伝的影響については、Schanberg（1995）を参照してください。一般的なタッチについては Ackerman（1990）、Field（2001）、Montagu（1986）を参照のこと。人間同士の交流を深めることのない洞察に満ちた異種間の接触については、Haraway（2008）を参照してください。

3）ヨガのアーサナを行う中での能動的な関節運動と、受動的な関節運動の一般的な考察については、Lasater（2009）を参照してください。基本的に Lasater は受動的な関節運動を控える立場をとっています（受動的な関節運動は触覚的な誘導の1つのタイプに過ぎず、一方で他の多くの触覚的な誘導は運動を伴いません）。

4）生体力学および構造運動学については、Floyd（2006）を参照してください。

5）108種類のアーサナの基本的なアライメントとエネルギーの流れについては、Stephens（2010）を参照してください。

Chapter 9
9章

1）すべての前屈は股関節を開きます。つまり、股関節を開くポーズの多くは前屈なのです。いくつかのアーサナを、同じグループにしたり、別のグループに分けたり

することは、ある程度自由に行うことができます。たとえば、ウパヴィシュタ・コーナ・アーサナ（足を開く前屈のポーズ）は、明らかに股関節を開く前屈ポーズであると同時に、前屈をともなった股関節を開くポーズでもあります。そこで本書では、前屈ポーズも股関節を開くポーズも、一つのグループに属するものとして扱うことにします。

Chapter 11
11章

1）これらの問題に関する学術的な文献を調べるには、Feuerstein（2001）、Rosen（2012）、Singleton（2010）、Sjoman（1996）、David Gordon White（1996、2000、2003）らの文献から始めるとよいでしょう。

2）次の師によって与えられているファンタジーの歴史のなかで、ヨガの創造神話の明らかな例を見つけることができます。アシュタンガ・ヴィンヤサ（9世紀の賢者ナサムニから1910年代のティルマライ・クリシュナマチャーリヤにわたって直接受け継がれてきたものを含むさまざまな物語）、ビクラム（自分が教えるアーサナは「4000年以上前にパタンジャリによって定められた」と述べています）、トゥリ・ヨガ（創始者であるKali Rayはクンダリーニの「神通力」によって直接伝承されたと主張する）、ユニバーサル・フリー・スタイル・ヨガ（アンドレイ・ラッパはシヴァ神からの直接伝えられたと主張しています）、および多くの他の師。その他の師については、Desikachar（1995）、Choudhury（2000）、Ray（2013）、Lappa（2013）を参照してください。

3）Varene（1977）、Lowitz（2004）、Barnhart（1988）。

4）さまざまな師の弟子によるこの証言やその他の証言はwww.writespirit.net/spirituality/gurus/benefits-guruに掲載されています。

5）さらに探求するにはKramer and Alstad（1993）、Preece（2010）、そしてKrıshnamurti（1987）を参照してください。

6）現在私たちがヨガの世界で目の当たりにしている発展は、人間の経験のあらゆる側面に実質的に関わっています。より革新的で関連性の高いいくつかの例については、Horton and Harvey（2012）、およびヨガと健康のためのクリパルセンターを拠点としたスティーブン・コープの『Kripalu Institute for Extraordinary Living』とともに実施されているさまざまな研究を参照してください（www.kripalu.org）。

7）本書が出版されるのと同時に、著者はヨガアライアンス・スタンダードのワーキンググループで北米全域から集められた8つの他のグループと協力して、アライアンスが考える基準をより明確で強く説明しやすくする作業を行っています。詳細については、www.yogaalliance.org を閲覧するとよいでしょう。

Reference

参考文献

Ackerman, Diane. 1990. A Natural History of the Senses. New York: Random House.

Aldous, Susi Hately. 2004. *Anatomy and Asana: Preventing Yoga Injuries*. Calgary: Functional Synergy.

Alter, Michael J. 1996. *Science of Flexibility*, 2nd ed. Champaign, IL: Human Kinetics.

Avalon, Arthur. 1974. *The Serpent Power: Being the Sat-Cakra- Nirupana and Paduka-Pancaka*. New York: Dover.

Balaskas, Janet. 1994. Preparing for *Birth* with *Yoga*. Boston: Element.

Bandy, William D., and Jean M. Irion. 1994. "The Effect of Time on Static Stretch on the Flexibility of the Hamstring Muscles." *Physical Therapy* 74(9): 845–50.

Baptiste, Baron. 2003. *Journey into Power: How to Sculpt Your Ideal Body, Free Your True Self, and Transform Your Life with Yoga*. New York: Fireside.

Barnhart, Robert K. 1988. *The Barnhart Dictionary of Etymology*. New York: H. W. Wilson Co.

Benagh, Barbara. 2003. "Inversions and Menstruation." *Yoga Journal*, http://yogajournal.com/practice/546_1.cfm.

Benjamin, Ben E., and Cherie Sohnen-Moe. 2003. *The Ethics of Touch: The Hands-On Practitioner's Guide to Creating a Professional, Safe and Enduring Practice*. Tuscon: SMA Inc.

Bertschinger, Dimiter Robert, Efstratios Mendrinos, and Andre Dosso. 2007. "Yoga Can Be Dangerous–Glaucomatous Visual Field Defect Worsening Due to Postural Yoga." *British Journal of Ophthalmology* 91(1):1413–14, http://www.ncbi.nlm.nih.gov/pmc/articles/PMC2000997/.

Birch, Beryl Bender. 1995. Power Yoga: The Total Strength and Flexibility Workout. New York: Fireside. ———. 2000. *Beyond Power Yoga: 8 Levels of Practice for Body and Soul.* New York:Fireside.

Bouanchaud, Bernard. 1999. *The Essence of Yoga: Reflections on the Yoga Sutras of Patanjali.* New York: Sterling.

Briggs, Tony. 2001. "The Gift of Assisting." *Yoga Journal*, www.yogajournal.com/for_teachers/1024.

Broad, William J. 2013. *The Science of Yoga: The Risks and the Rewards.* New York: Simon and Schuster.

Bruner, Jerome. 1960. *The Process of Education.* Boston: Harvard University Press. Calais-Germain,

Blandine. 1991. *Anatomy of Movement.* Seattle: Eastland.

———. 2003. *The Female Pelvis: Anatomy and Exercises.* Seattle: Eastland.

———. 2005. *Anatomy of Breathing.* Seattle: Eastland.

Campbell, Joseph. 1949. *The Hero with a Thousand Faces.* New York: Pantheon.

Chinmayananda, Swami. 1987. *Glory of Ganesha.* Bombay: Central Chinmaya Mission Trust.

Choudhury, Bikram. 2000. *Bikram's Beginning Yoga Class.* New York: Penguin Putnam.

Clennell, Bobby. 2007. *The Woman's Yoga Book: Asana and Pranayama for All Phases of the Menstrual Cycle.* Berkeley, CA: Rodmell.

Cole, Roger. 2005. "With a Twist." *Yoga Journal* (November 2005).

———. 2006. "Protect the Knees in Lotus and Related Postures." *Yoga Journal*, www.yogajournal.com/for_teachers/978.

Cope, Stephen. 1999. *Yoga and the Quest for the True Self.* New York: Bantam.

———. 2006. *The Wisdom of Yoga: A Seeker's Guide to Extraordinary Living.* New York: Bantam-Bell.

———. 2012. *The Great Work of Your Life: A Guide for the Journey to Your True Calling.* New York: Bantam.

Csikszentmihalki, Mihaly. 1990. *Flow: The Psychology of Optimal Experience.* New York: Harper and Row.

———. 1997. *Creativity: Flow and the Psychology of Discovery and Invention.* New

York: Harper Collins.

Desikachar, T. K. V. 1995. *The Heart of Yoga: Developing a Personal Practice*. Rochester, VT: Inner Traditions.

———. 1998. *Health, Healing, and Beyond: Yoga and the Living Tradition of Krishnamacharya*. New York: Aperture.

Devereux, Godfrey. 1998. *Dynamic Yoga: The Ultimate Workout That Chills Your Mind as It Charges Your Body*. New York: Thorsons.

Devi, Indra. 1960. *Yoga and You: A Complete 6 Weeks' Course for Home Practice*. Preston, UK: A. Thomas & Co.

Dewey, John, and Jo Ann Boydston. 2008a. *The Later Works*, 1925–1953. Carbondale, IL: Southern Illinois University Press.

———. 2008b. *The Middle Works*, 1899–1924.

Carbondale, IL: Southern Illinois University Press.

Diogenes Laertius. 2000. *Lives of Eminent Philosophers*, Vol. 1. Boston: Loeb Classical Library.

Diversity Council. 2008. *Cross-Cultural Communication: Translating Nonverbal Cues*, www.diversitycouncil.org/toolkit/Resources_TipSheet_NonverbalCrossCulturalCOmmunication.pdf.

Durkheim, Emile. 1912. *The Elementary Forms of the Religious Life*. London: G. Allen and Unwin.

Eliade, Mircea. 1969. *Yoga: Immortality and Freedom*. New York: Pantheon.

Emerson, David, and Elizabeth Hopper. 2011. *Overcoming Trauma through Yoga*. Berkeley, CA: North Atlantic Books.

Espinoza, Fernando. 2005. "An Analysis of the Historical Development of Ideas about Motion and Its Implications for Teaching." *Physical Education* 40(2).

Farhi, Donna. 1996. *The Breathing Book: Good Health and Vitality through Essential Breath Work*. New York: Henry Holt.

———. 2006. *Teaching yoga: Exploring the Teacher-Student Relationship*. Berkeley, CA: Rodmell Press.

Feuerstein, Georg. 2001. *The Yoga Tradition: Its History, Literature, Philosophy and Practice*. Prescott, AZ: Hohm Press.

Field, Tiffany. 2001. Touch. Cambridge, MA: MIT Press.

———. 2003. *Touch Therapy*. Philadelphia: Churchill Livingstone.

Field, Tiffany, Maria Hernandez-Reif, Sybil Hart, Olga Quintino, Levelle A. Drose, and Tory Field. 1997. "Effects of Sexual Abuse Are Lessened by Massage Therapy."

Journal of Bodywork and Movement Therapies 1:2, 65–69.

Finger, Alan. 2005. *Chakra Yoga: Balancing Energy for Physical, Spiritual, and Mental Well-Being.* Boston: Shambhala.

Fishman, Loren, and Ellen Saltonstall. 2008. *Yoga for Arthritis.* New York: W. W. Norton.

——. 2010. *Yoga for Osteoporosis.* New York: W. W. Norton.

Floyd, R. T. 2006. *Manual of Structural Kinesiology,* 17th ed. New York: McGraw-Hill.

Frawley, David. 1999. *Yoga and Ayurveda: Self-Healing and Self-Realization.* Twin Lakes, WI: Lotus.

Freedman, Francoise Barbira. 2004. *Yoga for Pregnancy, Birth and Beyond.* New York: Dorling Kindersley.

Freeman, Richard. 2012. *The Mirror of Yoga: Awakening the Intelligence of Body and Mind.* Boston: Shambhala.

Freire, Paulo. 1970. *Pedagogy of the Oppressed.* New York: Herder and Herder.

French, Roger Kenneth. 2003. *Medicine before Science: The Rational and Learned Doctor from the Middle Ages to the Enlightenment.* Cambridge, UK: Cambridge University Press.

Friend, John. 2006. *Anusara Yoga Teacher Training Manual,* 9th ed. Woodlands, TX: Anusara.

Gambhirananda, Swami. 1989. *Taittiriya Upanishad.* Calcutta: Advaita Ashram. Gannon, Sharon, and David Life. 2013. *Yoga Assisting: A Complete Visual and Inspirational Guide to Yoga Asana Assists.* Self-published: Premier Digital Publishing. Gardner, Howard. 1993. *Frames of Mind: The Theory of Multiple Intelligences.* New York: Basic.

Gaskin, Ina May. 2003. *Ina May's Guide to Childbirth.* New York: Bantam.

Gates, Janice. 2006. *Yogini: The Power of Women in Yoga.* San Rafael, CA: Mandala.

Geertz, Clifford. 1973. *The Interpretation of Cultures.* New York: Basic.

Grimes, John. 1996. *A Concise Dictionary of Indian Philosophy: Sanskrit Terms*

Defined in English. New York: SUNY Press.

Gudmestad, Julie. 2003. "Let's Twist Again." *Yoga Journal* (January-February 2003).Hanna, Thomas. 2004. *Somatics: Reawakening the Mind's Control of Movement, Flexibility, and Health*. Cambridge, MA: Da Capo Press.

Haraway, Donna. 2008. *When Species Meet*. Minneapolis: University of Minneapolis Press.

Hardy, L., R. Lye, and A. Heathcote. 1983. "Active Versus Passive Warm-Up Regimes and Flexibility." *Research Papers in Physical Education* 1:5, 23–30.

Hertenstein, Matthew, ed. 2011. *The Handbook of Touch: Neuroscience, Behavioral, and Health Perspectives*. New York: Springer.

Hirschi, Gertrud. 2000. *Mudras: Yoga in Your Hands*. Boston: Weiser.

Hittleman, Richard. 1982. *Richard Hittleman's Yoga: 28-Day Exercise Plan*. New York: Bantam.

Holleman, Dona, and Orit Sen-Gupta. 1999. *Dancing the Body Light: The Future of Yoga*. Amsterdam: Pandion.

Horton, Carol, and Roseanne Harvey, eds. 2012. *21st-Century Yoga: Culture, Politics, and Practice*. Chicago: Kleio.

Iyengar, B. K. S. 1966. *Light on Yoga*. New York: Schockten.

——. 1985. *Light on Pranayama: The Yogic Art of Breathing*. New York: Crossroad.

——. 1988. *The Tree of Yoga*. Boston: Shambhala.

——. 2001. *Yoga: The Path to Holistic Health*. London: Dorling Kindersley.

——. 2009. *Yoga Wisdom and Practice*. London: Dorling Kindersley.

Iyengar, Geeta S. 1995. *Yoga: A Gem for Women*. Spokane: Timeless.

James, William. 1890. *The Principles of Psychology*. New York: H. Holt and Co.

——. 1976. *Essays in Radical Empiricism*. Cambridge, MA: Harvard University Press.

Johari, Harish. 1987. *Chakras: Energy Centers of Transformation*. Rochester, VT: Destiny.

Johnson, Don Hanlon, ed. 1995. *Bone, Breath, and Gesture: Practices of Embodiment*. Berkeley, CA: North Atlantic Books.

Johnson. Mark. 1989. *The Meaning of the Body: Aesthetics of Human Understanding*. Chicago: University of Chicago Press.

———. 1995. *The Body in the Mind: The Bodily Basis of Meaning, Imagination, and Reason.* Chicago: University of Chicago Press.

Jois, Sri K. Pattabhi. 2002. *Yoga Mala.* New York: North Point.

Jung, Carl. 1953. "Yoga and the West." *The Collected Works of Carl Jung,* Vol. 1., edited by Herbert Read, Michael Fordham, and Gerard Adler. New York: Bollingen.

Kaminoff, Leslie, and Amy Matthews. 2011. *Yoga Anatomy,* 2nd ed. Champaign, IL: Human Kinetics.

Kapit, Wynn, and Lawrence Elson. 2001. *The Anatomy Coloring Book.* San Francisco: Benjamin Cummings.

Kapur, Kamla K. 2007. *Ganesha Goes to Lunch: Classics from Mystic India.* San Rafael, CA: Mandala.

Keedwell, Paul. 2008. *How Sadness Survived: The Evolutionary Basis of Depression.* Oxford, UK: Radcliffe.

Kempton, Sally. 2013. *Awakening Shakti: The Transformative Power of the Goddess in Yoga.* Boulder, CO: Sounds True.

Kissiah, Gary. 2011. *The Yoga Sutras of Patanjali: Illuminations through Image, Commentary, and Design.* Los Gatos, CA: Lilalabs.

Kraftsow, Gary. 1999. *Yoga for Wellness: Healing with the Timeless Teachings of Viniyoga.* New York: Penguin.

Kramer, Joel. 1977. "A New Look at Yoga: Playing the Edge of Mind and Body." *Yoga Journal* (January 1977).

———. 1980. "Yoga as Self-Transformation." *Yoga Journal* (May-June 1980).

Kramer, Joel, and Diana Alstad. 1993. The Guru Papers. Berkeley, CA: North Atlantic Books.

———. 2009. *The Passionate Mind Revisited: Expanding Personal and Social Awareness.* Berkeley, CA: North Atlantic Books.

Krishnamurti, Jiddu. 1987. *The Awakening of Intelligence.* New York: HarperCollins.

Krucoff, Carol. 2003. "Insight from Injury." *Yoga Journal,* http://www.yogajournal.com/lifestyle/908.

Lad, Vasant. 1984. *Ayurveda: The Science of Self-Healing.* Twin Lakes, WI: Lotus.

Lakoff, George, and Mark Johnson. 1999. *Philosophy in the Flesh: The*

Embodied Mind and Its Challenge to Western Thought. New York: Basic.

Lappa, Andrey. 2013. "Andrey Lappa Bio," www.universal-yoga.com/?id=14501.

Lasater, Judith. 1995. *Relax and Renew: Restful Yoga for Stressful Times*. Berkeley, CA: Rodmell.

———. 2000. *Living Your Yoga: Finding the Spiritual in Everyday Life*. Berkeley, CA:Rodmell.

———. 2009. *Yoga Body: Anatomy, Kinesiology, and Asana*. Berkeley, CA: Rodmell.

Levine, Peter. 2010. *In an Unspoken Voice: How the Body Releases Trauma and Restores Goodness*. Berkeley, CA: North Atlantic Books.

Long, Ray. 2009. *The Key Muscles of Yoga: Scientific Keys*, Vol. I. Plattsburgh, NY: Bandha Yoga.

———. 2010. *The Key Poses of Yoga: Scientific Keys*, Vol. II. Plattsburgh, NY: Bandha Yoga.

Lorr, Benjamin. 2012. *Hell-Bent: Obsession, pain, and the Search for Something Like Transcendence in Competitive Yoga*. New York: St. Martin's Press.

Lowitz, Leza A. 2004. *Sacred Sanskrit Words*. Berkeley, CA: Stone Bridge.

Macnaughton, Ian. 2004. *Body, Breath, and Consciousness: A Somatics Anthology*. Berkeley, CA: North Atlantic Books.

Maehle, Gregor. 2006. *Ashtanga Yoga: Practice and Philosophy*. Novato, CA: New World Library.

Major, Brenda, Anne Marie Schmidlin, and Lynne Williams. 1990. "Gender Patterns in Social Touch: The Impact of Setting and Age." *Journal of Personality and Social Psychology* 58:4, 634–43.

Mallinson, James, trans. 2004. *The Gheranda Samhita*. Woodstock, NY: YogaVidya. com.

Manchester, Frederick. 2002. *The Upanishads: Breath of the Eternal*. New York: Signet Classics.

McCall, Timothy. 2007. *Yoga as Medicine: The Yogic Prescription for Health and Healing*. New York: Bantam Dell.

Mead, George Herbert. 1934. *Mind, Self, and Society: From the Standpoint of a Social Behaviorist*. Chicago: University of Chicago Press.

Mead, Margaret. 1935. *Sex and Temperament in Three Primitive Societies*. New York: Harper.

Merleau-Ponty, Maurice. 1958. *Phenomenology of Perception*. London: Routledge.

Miller, Elise Browning. 2003. *Yoga for Scoliosis*. Menlo Park, CA: self-published.

Mittelmark, Raul Artal, Robert A. Wiswell, and Barbara L. Drinkwater, eds. 1991. *Exercise in Pregnancy*, 2nd ed. Baltimore: Williams & Wilkins.

Mohan, A. G. 1993. *Yoga for Body, Breath, and Mind: A Guide to Personal Reintegration*. Portland, OR: Rudra.

Mohan, A. G., and Indra Mohan. 2004. *Yoga Therapy: A Guide to the Therapeutic Use of Yoga and Ayurveda for Health and Fitness*. Boston: Shambhala.

Montagu, Ashley. 1986. *Touching: The Human Significance of Skin*. New York: William Morrow.

Moore, Keith L., and Arthur F. Dalley. 1999. *Clinically Oriented Anatomy*, 4th ed. Baltimore: Lippincott Williams & Wilkins.

Muktibodhananda Saraswati. 1985. *Hatha Yoga Pradipika: The Light on Hatha Yoga*. Munger, India: Bihar School of Yoga.

Myers, Esther. 2002. *Hands-On Assisting: A Guide for Yoga Teachers*. Toronto: Explorations in Yoga.

Netter, Frank H. 1997. *Atlas of Human Anatomy*, 2nd ed. East Hanover, NJ: Novartis.

Pappas, Stephanie. 2006. *Yoga Posture Adjustments and Assisting: An Insightful Guide for Yoga Teachers and Students*. Somerset, NJ: Trafford.

Prabhavananda, Swami, and Christopher Isherwood, trans. 1944. *Bhagavad Gita*. Los Angeles: The Vedanta Society.

Preece, Rob. 2010. *The Wisdom of Imperfection: The Challenge of Individuation in Buddhist Life*. Ithaca, NY: Snow Lion.

Ray, Kali. 2013. "Yogini Kaliji, Founder of TriYoga," www.triyoga.com/Kali_Ray/kali_ray_founder_of_triyoga.php.

Rea, Shiva. 1997. *Hatha Yoga as a Practice of Embodiment*. Master's thesis, University of California, Los Angeles, World Arts and Cultures (Dance) Department.

———. 2013. *Tending the Heart Fire: Living in the Flow with the Pulse of Life*. Boulder, CO: Sounds True.

Remski, Matthew. 2012. *Threads of Yoga: A Remix of Patanjali's Sutras with Commentary and Reverie*. Self-published.

Rosen, Richard. 2002. *The Yoga of Breath: A Step-by-Step Guide to Pranayama.* Boston: Shambhala.

———. 2006. *Pranayama Beyond the Fundamentals: An In-Depth Guide to Yogic Breathing.* Boston: Shambhala.

———. 2012. *Original Yoga: Rediscovering Original Practices of Hatha Yoga.* Boston: Shambhala.

Satchidananda, Swami. 1970. *Integral Hatha Yoga.* Austin: Holt, Rinehart and Winston.

———, trans. 1978. *The Yoga Sutras of Patanjali.* Buckingham, VA: Integral Yoga.

Scaravelli, Vanda. 1991. *Awakening the Spine: The Stress-Free New Yoga That Works with the Body to Restore Health, Vitality and Energy.* New York: HarperCollins.

Schanberg, Saul. 1995. "Genetic Basis for Touch Effects." In *Touch in Early Development,* T. Field, ed. Mahwah, NJ: Lawrence Erlbaum Associates, 211–29.

Schatz, Mary Pullig. 2002. "A Woman's Balance: Inversions and Menstruation," www.iyengar.ch/Deutsch/text_menstruation.htm.

Schiffmann, Erich. 1996. *Yoga: The Spirit and Practice of Moving into Stillness.* New York: Pocket.

Shrier, Ian, and Kav Gossal. 2000. "The Myths and Truths of Stretching: Individualized Recommendations for Healthy Muscles." *Physician and Sportsmedicine* 28:8.

Shusterman, Richard. 2008. *Body Consciousness: A Philosophy of Mindfulness and Somaesthetics.* New York: Cambridge University Press.

———. 2012. *Thinking Through the Body: Essays in Somaesthetics.* New York: Cambridge University Press.Singer, Charles A. 1957. *A Short History of Anatomy and Physiology from the Greeks to Harvey.* New York: Dover.

Singleton, Mark. 2010. *Yoga Body: The Origins of Modern Postural Practice.* New York: Oxford University Press.

Sjoman, N. E. 1996. *The Yoga Tradition of the Mysore Palace.* New Delhi: Abhinav.

Stenhouse, Janita. 2001. *Sun Yoga: The Book of Surya Namaskar.* St-Christophe, France: Innerspace.

Stephens, Mark. 2010. *Teaching Yoga: Essential Foundations and Techniques.*

Berkeley, CA: North Atlantic Books.

———. 2011a. "Art of Asana: Effort and Ease in Handstand." *Yoga International* 113.

———. 2011b. "Art of Asana: Divine Expression—the Path to Natarajasana." *Yoga International* 114.

———. 2012a. "How Yoga Will Not Wreck Your Body." *Elephant Journal*, www.elephantjournal.com/2012/01/how-yoga-will-not-wreck-your-body-mark-stephens/.

———. 2012b. *Yoga Sequencing: Designing Transformative Yoga Classes*. Berkeley, CA: North Atlantic Books.

Stryker, Rod. 2011. *The Four Desires: Creating a Life of Purpose, Happiness, Prosperity, and Freedom*. New York: Delacorte.

Swatmarama, Swami. 2004. *Hatha Yoga Pradipika*. Woodstock, NY: YogaVidya.com.

Swenson, David. 1999. *Ashtanga Yoga: The Practice Manual*. Austin: Ashtanga Yoga Productions.

Tirtha, Swami Sada Shiva. 2006. *The Ayurvedic Encyclopedia*. Coconut Creek, FL: Educa.

Todd, Mabel. 1937. *The Thinking Body: A Study of the Balancing Forces of Dynamic Man*. Gouldsboro, ME: Gestalt Journal Press.

Varene, Jean. 1977. *Yoga and the Hindu Tradition*. Chicago: University of Chicago Press. Vasu, Rai B. Chandra, trans. 2004. *The Siva Samhita*. New Delhi: Munshiram Manoharial.

Vaughan, Kathleen. 1951. *Exercises before Childbirth*. London: Faber.

Weintraub, Amy. 2004. *Yoga for Depression: A Compassionate Guide to Relieve Suffering through Yoga*. New York: Broadway.

White, David Gordon. 1996. *The Alchemical Body: Siddha Traditions in Medieval India*. Chicago: University of Chicago Press.

———, ed. 2000. *Tantra in Practice*. Princeton, NJ: Princeton University Press.

———. 2003. *Kiss of the Yogini: "Tantric Sex" in Its South Asian Contexts*. Chicago: University of Chicago Press.

———. 2009. *Sinister Yogis*. Chicago: University of Chicago Press.

———, ed. 2011. *Yoga in Practice*. Princeton, NJ: Princeton University Press.

White, Ganga. 2007. *Yoga beyond Belief: Insights to Awaken and Deepen Your Practice*. Berkeley, CA: North Atlantic Books.

Woolery, Allison, H. Myers, B. Sternlieb, and L. Zelter. 2004. "A Yoga Intervention for

Young Adults with Elevated Symptoms of Depression." *Alternative Therapies in Health and Medicine* 10:2, 60–63.

Yogananda, Paramhansa. 1946. *Autobiography of a Yogi*. Los Angeles: Self-Realization Fellowship.

Praise for Yoga Adjustments
ヨガアジャストメントに寄せて

知識不足の講師の指導で身体を痛めてしまった生徒のケアをしばしば依頼される者として、マーク・スティーブンスのこの最新の著書『ヨガアジャストメント』は私たちのコミュニティーに素晴らしい貢献をしてくれると自信をもって言うことができます。前著である『Teaching Yoga: Essential Foundations and Techniques』と『Yoga Sequencing: Designing Transformative Yoga Classes』と同じく、この本は3部作で構成され、より注意深く安全で効果的な指導に尽力しているすべてのヨガ講師にとって、不可欠なものとなります。
───レスリー・カミノフ
ニューヨークのブリージング・プロジェクト設立者)、『Yoga Anatomy（日本語版：レスリー・カミノフのヨガアナトミィ）』共著者

ヨガを教えるキャリアをスタートしたばかりの新人ヨガ講師にとっても、経験を積んだベテランヨガ講師にとっても、このマーク・スティーブンスの『ヨガアジャストメント』は計り知れないほど有益な助けになることがわかるでしょう。すべての彼の著書と同様に、本書も知性、洞察力、そして完全性をもって執筆されています。
───リチャード・ローゼン
ピードモントヨガ指導者トレーニングディレクター、『Original Yoga』著者

マーク・スティーブンスの新しい本にわくわくしています。この本は、ヨガ講師およびヨガ講師を志す人、そしてヨガを学ぶ人々のコミュニティーに貴重な助けを与えてくれます。
ヨガの人気が高まるにつれて、私たちヨガ講師も熟練していく必要があります。マークが、スマートで安全で明確なアーサナのアジャストのために素晴らしいガイドブックを提供してくれたおかげで、私たちの理解と経験はさらに深まるでしょう。
このように、誰もが自信を持ってヨガの練習ができる健全な環境を作り出す方法を示すことによって、マークが持つ専門知識の恩恵はヨガの世界を越えて広がっています。
───シンディ・リー
ニューヨーク OM ヨガセンター設立者、『May I Be Happy』、『Yoga Body, Buddha Mind』著者

安全で効果的な、手を使ったアジャストを行うために、ヨガ講師を導く、待望の作品がまたひとつ生まれました。マーク・スティーブンスは、ふたたび現代のヨガの水準を上げ、進化を加速させます。この本は、今日の、そして未来のヨガ教師にとって非常に貴重な参考文献になるでしょう。
───ガンガ・ホワイト
ホワイトロータスファウンデーション設立者兼コーディネーター、『Yoga Beyond Belief』著者

この本は、絶え間なく進化し続けるヨガの教育と実践に大きく貢献してくれます。ハンズオンのアジャストによって、講師と生徒のあいだには驚くような双方向のコミュニケーションの流れが、瞬時に生じるのです。

言葉による指示があってもなくても、手によるアジャストは抽象的な理屈を回避して、適切なアライメントを誘導することで、「ポーズのバランスが取れていて、開いていて、流れていて、自由であるとき、実際にどう感じるのか」を生徒自身に明らかにすることができます。しかし逆に、アジャストは機械的、操作的、そして誘惑的で有害になることもあります。

両極端の点で強い可能性があるため、私たちはアジャストのメカニズム、目的、そして倫理を賢明に学んでいく必要があるでしょう。スティーブンスの『ヨガアジャストメント』は、私たちの研究のための、素晴らしく詳細な資料です。

―――リチャード・フリーマン
ヨガ・ワークショップディレクター、『The Mirror of Yoga』著者

上手なマッサージは気持ちがよく、癒しの効果がありますが、下手なマッサージは苦痛で不快ですらあるでしょう。ヨガのハンズオンのアシストにも同じことが言えます。この本が癒しのタッチを促すものでありますように。マーク、この情報をわかりやすく明確にしてくれてありがとう！

―――エリック・シフマン
フリーダムスタイルヨガ設立者、『Yoga: The Spirit and Practice of Moving Into Stillness』著者

マークの素晴らしい点は、ハンズオンのアシストの生体力学的な面や、技術的なサポート、微妙なエネルギーの流れまでの変動範囲だけでなく、あらゆる職業の人々に対して、タッチの力が育てる内的な力学や倫理までもカバーしていることです。マークはこの本で、実践的な生徒と講師相互の関係性を提供しています。その関係性とは、ある人の一連の行為、ケガ、および微調整などへの配慮という側面だけでなく、人に触れる際に重要となる境界のことです。それはまるで、「具象化される体験の助産師」のようだと言い換えられるでしょう。マークは、ヨガの展開におけるタッチの身体的パワーと手によるアシストの役割に理解をもたらしてくれます。この本はヨガの指導者にとって長きにわたって役立つでしょう。

―――シバ・レー
プラーナフロー®エナジェティックヴィンヤサ設立者、『Tending the Heart Fire』著者

タッチというと、私たちは普通、ある人から別の人へ向けられるものとして考えられます。しかしこの本でスティーブンスは、他の人の姿勢をアジャストする前に、まず自分自身と自分の

ヨガの練習に「タッチ」する必要があることを思い起こさせてくます。
全体としてこの本では、倫理的で個人的な練習の基本要素に基づいて、アジャストの実際の適用に焦点を当てています。アーサナについてスティーブンスは、講師が「利点、リスク、禁忌、予備的なアーサナ、アライメントの原則、エネルギーの流れ、共通の課題、軽減のポーズ、補助道具の使用」を理解している必要があると述べています。そして西洋哲学とヨガ哲学両方に基礎を置きながら、段階を追った実例を、最初から最後まで糸で縫うように徹底的に解説しています。大変満足できる読み物です」

———**リサ・ウォルフォード**
ヨガワークスティーチャートレーニングカリキュラムディレクター、アイアンガーヨガ認定シニア教師

待ち望んでいた本がついに出版されました。ハンズオンのアシストをわかりやすく徹底的にガイドしてくれるヨガの本です。マーク・スティーブンスは、タッチに対する指針とタッチの意図を確立するところから、具体的な言葉の指示とそれを補足するハンズオンの指示まで、私たちをガイドしてくれます。最大の効果を得るためのさまざまなタッチの方法を独自の用語で明らかにしながら、生徒をアジャストしながら自らがしっかりとグラウンディングする姿勢を提示してくれています。
マークはさらに、「触れない方法」についての明確な手引きも提供してくれています。言葉による指示と、手による補助のいろいろなオプションを説明する写真とともに、これらすべてがポーズを総合的に示し、よりよいアライメントをつくり出します。私たちヨガ講師や生徒が利用できるこんなに完璧なガイドは、今までにないでしょう」

———**マリオン・マグス・マコーネル**
ブリテッシュコロンビア州サウスオカナガン・ヨガアカデミーアカデミー設立者

これは、アジャストだけでなくアーサナを指導する知識も拡大、進化させようとしている指導者にとっての必読書です。ここに提示された詳細と知識のレベルは驚異的です。

———**クリス・コートニー**
ヨガ指導者、『Elephant Journal』編集長

INDEX

英数

B. K. S.アイアンガー	390
Barbara Benagh	364
David Gordon White's	388
Donna Farhi	30
Esther Myers	29
Jhon Dewey	21, 22, 24
Joel Kramer	9
Mark Johnson	23
Swatmarama	8
Wiliam James	21

あ

アーサナム ……… 8, 64
アイアンガーヨガ ……… 19, 37, 422
仰向けでねじるポーズ ……… 68, 176, 296, 301, 403
仰向けで親指をつかむポーズA、B ……… 66, 76, 299, 337, 403
仰向けの英雄坐 ……… 261, 300, 403
仰向けの合蹠のポーズ ……… 331, 403
アカルナ・ダヌラ・アーサナ（弓を引くポーズ）……… 314, 393
アグニ・スタンバ・アーサナ
　（薪のポーズまたは両足のハトの王のポーズ）……… 345, 393
足の親指をつかむポーズ ……… 110, 406
アシュタ・チャンドラ・アーサナ
　（三日月のポーズまたはハイランジのポーズ）
　……… 123, 125, 143, 144, 145, 146, 147, 149, 153, 154, 210, 393
アシュタヴァクラ・アーサナ（八曲がりのポーズ）
　……… 131, 222, 278, 393, 412

アシュタンガ・ヴィンヤサ ……… 19, 146, 390
アシュタンガプラナム ……… 235
足を後頭部につける座位のポーズ ……… 349, 399
脚を伸ばすポーズまたはトビウオのポーズ ……… 274, 276, 397
足を開く前屈のポーズ
　……… 84, 87, 249, 285, 300, 324, 326, 328, 379, 398, 427
頭立ちのポーズⅠ ……… 45, 76, 363, 373, 377, 401
頭立ちのポーズⅡ ……… 225, 228, 340, 342, 377, 401
アド・ムカ・ヴリクシャ・アーサナ
　（下を向いた木のポーズまたはハンドスタンド）
　……… 91, 147, 173, 188, 212, 218, 363, 394
アド・ムカ・シュヴァーナ・アーサナ（下を向いた犬のポーズ）
　……… 39, 67, 88, 102, 123, 146, 173, 188,
　189, 190, 202, 203, 212, 213, 214, 231, 236, 258, 347, 364, 394
アナ・フォレスト ……… 172
アパーナ・アーサナ
　（ガス抜きのポーズ、または膝を胸につけるポーズ）
　……… 296, 339, 394, 412
アパリグラハ ……… 40, 233
アヒムサ ……… 28
アビヤーサ ……… 9, 10, 11, 12, 78
アライメントの原則 ……… 36, 49, 59
アルダ・ウッターナ・アーサナ
　（半分起きた立位前屈のポーズ）……… 87, 104, 105, 110, 169, 170, 394
アルダ・チャンドラ・アーサナ（半月のポーズ）……… 67, 132, 394
アルダ・バッダ・パドマ・パシュチモッターナ・アーサナ
　（片脚を半蓮華坐で前屈するポーズ）……… 343, 394
アルダ・バッダ・パドモッターナ・アーサナ
　（半蓮華坐の立位前屈のポーズ）……… 169, 395
アルダ・マッツェンドラ・アーサナ
　（半分の魚の王のポーズ）……… 280, 340, 395
アレクサンダー・テクニーク ……… 24
安坐 ……… 178, 352, 356, 403
アンジャネーヤ・アーサナ（ローランジのポーズ）
　……… 120, 125, 300, 360, 395
安定した土台、支え ……… 17, 48, 51, 76, 104, 147
一本足ねじりのポーズ ……… 163, 409
一本足のハト王のポーズⅠ ……… 300, 347, 399
一本足のハト王のポーズⅡ ……… 258, 399

項目	ページ
一本足のポーズ	46, 161, 268, 270, 279, 397
一本足の聖者カウンディヌヤのポーズA	199, 210, 223, 399
ウールドヴァ・クックータ・アーサナ（持ち上がった雄鶏のポーズ）	72, 173, 228, 395
ウールドヴァ・ダヌラ・アーサナ（上向きの弓のポーズ、または車輪のポーズ）	67, 266, 269, 396
ウールドヴァ・パドマ・アーサナ（上向きの蓮華坐のポーズ）	371, 396
ウールドヴァ・ムカ・シュヴァーナ・アーサナ（上を向いた犬のポーズ）	26, 46, 70, 147, 241, 242, 396
ウールドヴァ・ムカ・パシュチモッターナ・アーサナ（上向きの背中を伸ばすポーズ）	335, 396
上を向いた犬のポーズ	46, 70, 147, 241, 396
牛の顔のポーズ	152, 279, 300, 340, 401
ウジャイ	11, 24, 42, 43, 190, 374
ウシュトラ・アーサナ（ラクダのポーズ）	234, 251, 253, 254, 255, 256, 257, 396
ウッターナ・アーサナ（立位前屈のポーズ）	43, 102, 105, 106, 110, 169, 396, 413
ウッターナ・パーダ・アーサナ（脚を伸ばすポーズまたはトビウオのポーズ）	274, 275, 276, 397
ウッターナ・プリスダ・アーサナ（飛んでいるトカゲのポーズ）	230, 397
ウッティタ・トリコーナ・アーサナ（三角のポーズ）	38, 51, 70, 90, 91, 126, 132, 133, 134, 397
ウッティタ・ハスタ・パーダーングシュタ・アーサナ（一本足のポーズ）	161, 279, 397
ウッティタ・パルシュヴァ・コーナ・アーサナ（体側を伸ばすポーズ）	41, 45, 50, 68, 129, 210, 397
ウットゥカータ・アーサナ（腰掛けのポーズ）	82, 101, 102, 103, 279, 397
ウパヴィシュタ・コーナ・アーサナ（足を開く前屈のポーズ）	84, 87, 249, 285, 300, 324, 325, 326, 327, 328, 379, 380, 398, 427
ウバヤ・パーダーングシュタ・アーサナ（両足の親指をつかむポーズ）	333, 335, 398
上向きの弓のポーズ、または車輪のポーズ	67, 266, 269, 396
上向きの背中を伸ばすポーズ	335, 396
上向きの蓮華坐のポーズ	371, 396
ヴァイラーギャ	10, 11, 12, 78
ヴァシツァ・アーサナ（サイドプランクポーズまたはサイドアームバランス）	207, 398
ヴィラ・アーサナ（英雄坐）	83, 261, 263, 279, 293, 294, 318, 322, 321, 395
ヴィーラバドラ・アーサナI（英雄のポーズI）	143, 144, 146, 147, 300, 398
ヴィーラバドラ・アーサナII（英雄のポーズII）	47, 81, 129, 150, 398
ヴィーラバドラ・アーサナIII（英雄のポーズIII）	153, 156, 163, 399
ヴィニヨガ	19
ヴィパリータ・カラニ（能動的な逆転ポーズ）	363, 364, 379, 399
ヴィパリータ・ダンダ・アーサナ（逆さの杖のポーズ）	234, 269, 395
ヴィルヘルム・ライヒ	24
ヴィンヤサ・クラマ	12
ヴィンヤサ・フロー	19, 146
ヴリクシャ・アーサナ（立ち木のポーズ）	67, 159, 161, 207, 208, 398
英雄坐	83, 279, 293, 318, 321, 395
英雄のポーズI	143, 146, 150, 261, 300, 398
英雄のポーズII	47, 81, 129, 150, 300, 398
英雄のポーズIII	153, 156, 163, 399
エーカ・パーダ・カウンディヌヤ・アーサナA（一本足の聖者カウンディヌヤのポーズA）	199, 210, 223
エーカ・パーダ・シールシャ・アーサナ（足を後頭部につける座位のポーズ）	349, 399
エーカ・パーダ・ラージャカポタ・アーサナI（一本足のハト王のポーズI）	300, 347, 399
エーカ・パーダ・ラージャカポタ・アーサナII（一本足のハト王のポーズII）	258, 399
オープンパーム	85
踊りの王のポーズ	271, 405
オポジットローテーション	87

か

項目	ページ
開脚前屈のポーズA	115, 410

開脚前屈のポーズC ……………………… 70, 118, 410
カエルのポーズ ………………………… 135, 248, 410
ガス抜きのポーズ、または膝を胸につけるポーズ
　…………………………… 184, 185, 339, 394, 412
片脚を半蓮華座で前屈するポーズ ………… 343, 394
肩立ちのポーズ ………………… 363, 367, 371, 401
肩を絞るポーズ ………………………… 202, 205, 410
カパラバティ呼吸 ……………………………… 96, 178
カポタ・アーサナ(ハトのポーズ) …… 234, 255, 256, 400
カメのポーズ …………………………… 325, 326, 400
ガラーヴァ・アーサナ(飛んでいるカラスのポーズ)
　………………………………… 173, 225, 230, 231
ガルダ・アーサナ(ワシのポーズ) …… 165, 166, 167, 300, 400
ガルダ・アーサナの準備(ワシのポーズの準備) ……… 165
カルナ・ピーダ・アーサナ(両脚で耳を挟むポーズ) … 370, 400
逆転ポーズと月経 ………………………………… 364
クールマ・アーサナ(カメのポーズ) …… 325, 326, 327, 400
クジャクの羽のポーズまたはアームバランス …… 218, 409
グラウンディング ……………………………………… 48
クラスピングローテーション …………………………… 86
クリパルヨガ …………………………………………… 19
グル ……………………………………… 37, 388, 391
クロスリスト ……………………………………………… 88
賢者バラドヴァージャのポーズA、または単純な引き
　結びのポーズ …………………… 83, 290, 293, 408
賢者バラドヴァージャのポーズB、または単純な引き
　結びのポーズB ……………………… 292, 293, 408
賢者マリーチのポーズA …………… 223, 311, 314, 411
賢者マリーチのポーズC ………………… 71, 282, 411
合蹠のポーズ ……… 82, 285, 300, 328, 379, 380, 403
ゴームカ・アーサナ(牛の顔のポーズ)
　……………………… 152, 279, 300, 301, 340, 401
腰掛けのポーズ ………………… 82, 101, 279, 397
骨盤の傾き ……………………………………… 185, 408
子供のポーズ ……………………… 69, 298, 316, 374, 406
コブラのポーズ ………………………… 46, 238, 409

さ

サーランバ・サルヴァーンガ・アーサナ
　(肩立ちのポーズ) ………………… 363, 367, 371, 401
サーランバ・シールシャ・アーサナ I
　(頭立ちのポーズ I) …………… 45, 363, 364, 373, 374, 401
サーランバ・シールシャ・アーサナ II
　(頭立ちのポーズ II) …………… 225, 228, 340, 377, 401
サイドプランクポーズまたはサイドアームバランス … 207, 398
逆さの杖のポーズ ………………………… 234, 269, 395
魚のポーズ ……………………………………… 274, 410
サマスティティ …………………………………………… 8
猿王のポーズ …………………………………… 360, 407
三肢の背面を伸ばすポーズ …………………… 321, 405
三角ねじりのポーズ …………… 60, 72, 89, 139, 156, 408
三角のポーズ ………………… 38, 51, 70, 90, 126, 132, 397
四肢で支える杖のポーズ
　…131, 147, 180, 193, 195, 197, 199, 210, 228, 280, 282, 326, 351, 404
シシューラ・アーサナ(ドルフィン・ポーズ) …… 216, 221, 401
下を向いた犬のポーズ …… 67, 88, 102, 123, 146, 173, 189,
　202, 212, 218, 231, 236, 258, 347, 364, 394
下を向いた木のポーズまたはハンドスタンド
　………………………… 91, 147, 173, 180, 188, 212, 363, 394
自転車こぎ ……………………………………… 184, 405
縛られた蓮のポーズ ……………………………… 358, 407
シャヴァ・アーサナ
　(なきがらのポーズ、または最後のリラックスポーズ)
　…………………………… 12, 279, 381, 382, 383, 402
ジャタラ・パリヴァルタナ・アーサナ
　(ワニのポーズ) ………………… 68, 176, 278, 402
ジャヌ・シールシャ・アーサナ(膝に顔をつけるポーズ)
　……………………………… 308, 321, 344, 349, 402
シャラバ・アーサナA、B、C(バッタのポーズA、B、C)
　……… 90, 233, 234, 235, 236, 237, 238, 240, 241, 243, 244, 248, 402
ジョン・フレンド ………………………………………… 29
シンプリーシッティングスタンス ………………………… 83
スカ・アーサナ(安坐) …………… 178, 352, 356, 403
スカム …………………………………… 7, 8, 64, 147

鋤のポーズ　365, 368, 407
スチランドラ・アーサナ（針の糸通しのポーズ）　346, 348
スティラ　7, 8, 64, 147
スフィンクスのポーズ　244, 248, 405
スプタ・ヴィーラ・アーサナ（仰向けの英雄坐）　261, 300, 403
スプタ・パーダーングシュタ・アーサナＡ、Ｂ
　（仰向けで親指をつかむポーズＡ、Ｂ）　66, 76, 299, 337, 403
スプタ・バッダ・コーナ・アーサナ
　（仰向けの合蹠のポーズ）　331, 403
スプタ・パリヴァルタナ・アーサナ
　（仰向けでねじるポーズ）　68, 176, 296, 301, 403
スワスティカ・アーサナ（平和のポーズ）　288, 403
性的な魅力　29
セートゥ・バンダ・サルバンガ・アーサナ
　（橋のポーズ）　234, 264, 266, 268, 337, 404
ソクラテス　20, 21

ターダ・アーサナ（山のポーズ）　8, 43, 45, 63, 64, 66, 80, 86, 88, 98, 102, 105, 113, 123, 159, 163, 165, 169, 225, 226, 271, 272, 300, 363, 404
体側を伸ばすポーズ　41, 45, 68, 71, 129, 210, 278, 397
薪のポーズまたは両足のハトの王のポーズ　345, 393
立ち木のポーズ　67, 159, 207, 398
ダヌラ・アーサナ（弓のポーズ）　234, 246, 404
ダンダ・アーサナ（杖のポーズ）　180, 182, 222, 223, 280, 282, 283, 285, 288, 290, 299, 302, 305, 306, 307, 308, 311, 314, 321, 324, 333, 343, 349, 352, 404
小さい稲妻のポーズ　253, 254, 298, 411
チャトランガ・ダンダ・アーサナ（四肢で支える杖のポーズ）
　131, 147, 180, 193, 195, 197, 199, 210, 228, 326, 351, 404
杖のポーズ
　180, 280, 299, 302, 305, 308, 311, 314, 321, 324, 333, 349, 352, 404
ツルのポーズ　50, 173, 197, 199, 205, 228, 326, 406
ティッティバ・アーサナ（蛍のポーズ）　205, 206, 326, 404
ティルマライ・クリシュナマチャーリヤ　390
天秤のポーズ　178, 180, 359, 405

ドヴィ・チャクラ・ヴァハーナ・アーサナ（自転車こぎ）
　184, 405
トーラ・アーサナ（天秤のポーズ）　178, 180, 359, 405
トリアンガ・ムカ・エーカパーダ・パシュチモッターナ・
　アーサナ（三肢の背面を伸ばすポーズ）　321, 405
ドルフィン・ポーズ　216, 401
飛んでいるカラスのポーズ　173, 225, 230, 400
飛んでいるトカゲのポーズ　230, 397

なきがらのポーズ、または最後のリラックスポーズ
　12, 279, 381, 402
ナタラージャ・アーサナ（踊りの王のポーズ）　271, 405
ナラヴィラーラ・アーサナ
　（スフィンクスのポーズ）　244, 248, 405
ニーダウンスタンス　82
西に伸ばすポーズ、あるいは座位前屈のポーズ
　44, 48, 69, 91, 279, 298, 305, 308, 406
ヌーススタンス　83
ねじって膝に顔をつけるポーズ　285, 408
ねじりの体側を伸ばすポーズ　47, 46, 52, 143, 409
能動的な逆転ポーズ　363, 379, 399

は

パーダングシュタ・アーサナ（足の親指をつかむポーズ）
　110, 406
バーラ・アーサナ（子供のポーズ）　69, 298, 316, 374, 406
パールシュヴァ・バカ・アーサナ
　（横向きのツルのポーズ）　173, 199, 228, 406
パールシュヴォッターナ・アーサナ
　（わき腹を強く伸ばすポーズ）　136, 139, 406
バカ・アーサナ（ツルのポーズ）
　50, 173, 173, 197, 199, 205, 206, 326, 406
橋のポーズ　234, 264, 266, 337, 404

パシュチモッターナ・アーサナ
　（西に伸ばすポーズ、あるいは座位前屈のポーズ）
　　　　　　　　　　44, 48, 69, 91, 279, 298, 305, 306, 308, 406
パタビ・ジョイス　36
ハタヨガ・プラディーピカー　20
パタンジャリ　7, 8, 10, 20, 25, 28
八曲がりのポーズ　131, 173, 211, 222, 278, 349, 393
バッダ・コーナ・アーサナ（合蹠のポーズ）
　　　　　　　　　　82, 87, 285, 300, 328, 331, 379, 380, 407
バッダ・パドマ・アーサナ（縛られた蓮のポーズ）　358, 407
バッタのポーズA、B、C
　　　　　　　　　　90, 233, 234, 235, 236, 238, 241, 244, 248, 402
ハトのポーズ　234, 255, 256, 400
パドマ・アーサナ（蓮華坐）
　　　　　　　　　　178, 228, 274, 299, 300, 355, 358, 371, 407
花輪のポーズ　82, 113, 410
ハヌマーン・アーサナ（猿王のポーズ）　360, 407
ハラ・アーサナ（鋤のポーズ）　365, 368, 369, 370, 407
パラヴィ・アビナタ・アーサナ（骨盤の傾き）　185, 408
バラドヴァージャ・アーサナA（賢者バラドヴァージャのポーズA、または単純な引き結びのポーズ）　290, 292, 408
バラドヴァージャ・アーサナB（賢者バラドヴァージャのポーズB、または単純な引き結びのポーズB）　293, 408
パリヴリッタ・アルダ・チャンドラ・アーサナ
　（半月ねじりのポーズ）　156, 408
パリヴリッタ・ジャヌ・シールシャ・アーサナ
　（ねじって膝に顔をつけるポーズ）　285, 408
パリヴリッタ・トリコーナ・アーサナ
　（三角ねじりのポーズ）　52, 60, 72, 89, 139, 156, 408
パリヴリッタ・パールシュヴァ・コーナ・アーサナ
　（ねじりの体側を伸ばすポーズ）　47, 46, 143, 409
パリヴリッタ・ハスタ・パーダーングシュタ・アーサナ
　（一本足ねじりのポーズ）　163, 409
針の糸通しのポーズ　346
パリプールナ・ナーヴァ・アーサナ（舟のポーズ）
　　　　　　　　　　173, 182, 405
半月ねじりのポーズ　156, 408
半月のポーズ　67, 132, 394
半分起きた立位前屈のポーズ　104, 110, 169, 394

半分の魚の王のポーズ　71, 280, 340, 395
半蓮華坐の立位前屈のポーズ　169, 395
ピーンチャ・マユーラ・アーサナ
　（クジャクの羽のポーズまたはアームバランス）　218, 219, 409
膝に顔をつけるポーズ　308, 349, 402
ヒップスタンス　81
ヒップハンドル　85
ファラカ・アーサナ（プランク・板のポーズ）
　　　　　　　　　　193, 195, 207, 208, 235, 409
フィンガースプレッド　86
フィンガードロー　87
フィンガーフリック　88
ブージャンガ・アーサナ（コブラのポーズ）
　　　　　　　　　　46, 70, 238, 240, 243, 409
フェニックスライジング　19
ブジャピーダ・アーサナ（肩を絞るポーズ）　202, 205, 206, 410
ブッダ　31, 32
舟のポーズ　173, 182, 405
プラーナヤーマ　11, 20, 54, 318, 381
プラサリータ・パードッターナ・アーサナA
　（開脚前屈のポーズA）　115, 410
プラサリータ・パードッターナ・アーサナC
　（開脚前屈のポーズC）　70, 118, 410
プランク／板のポーズ　193, 195, 207, 409
フレデリック・M・アレクサンダー　22
平和のポーズ　288, 403
ベーカ・アーサナ（カエルのポーズ）　248, 410
ペンダントのポーズ　180, 411
ホーススタンス　80
蛍のポーズ　205, 326, 404

ま

マーラ・アーサナ（花輪のポーズ）　82, 113, 410
マウンテンスタンス　80
マツヤ・アーサナ（魚のポーズ）　274, 410
マリーチ・アーサナA（賢者マリーチのポーズA）
　　　　　　　　　　223, 311, 314, 411

マリーチ・アーサナC（賢者マリーチのポーズC）…71, 282, 411

三日月のポーズまたはハイランジのポーズ
……………………123, 143, 146, 153, 210, 393

持ち上がった雄鶏のポーズ……………72, 173, 228, 395

山のポーズ……8, 43, 45, 63, 66, 80, 98, 102, 105, 113, 123, 159, 163, 165, 169, 225, 271, 300, 363, 404

弓のポーズ………………………234, 246, 247, 268, 404

弓を引くポーズ………………………………314, 393

ヨガ・スートラ………………………7, 20, 25, 28

ヨガ・フィット………………………………………19

横向きのツルのポーズ………………173, 199, 406

ライトハンド………………………………………88

ラグ・ヴァジュラ・アーサナ（小さい稲妻のポーズ）
……………………253, 254, 256, 257, 298, 411

ラクダのポーズ………………234, 251, 254, 256, 396

立位前屈のポーズ…………43, 102, 105, 106, 110, 169, 396

両脚で耳を挟むポーズ………………………370, 400

両足の親指をつかむポーズ………………333, 335, 398

蓮華坐………178, 228, 299, 344, 355, 356, 358, 371, 407

ローランジのポーズ………………120, 125, 300, 360, 395

ロラ・アーサナ（ペンダントのポーズ）……………180, 411

わ

ワイドレッグスタンス………………………………84

わき腹を強く伸ばすポーズ………………136, 139, 406

ワシのポーズ………………………152, 166, 167, 300, 400

ワシのポーズの準備………………………………165

ワニのポーズ………………………68, 176, 278, 402

ワンニーダウンスタンス……………………………81

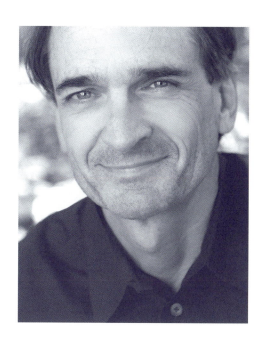

【著者】

Mark Stephens
（マーク・スティーブンス）

これまで1,200人以上のヨガ講師のトレーニングを行い、世界各国でワークショップを開催。瞑想やヨガクラスを手掛け、ヨガ指導者、ヨガ関連の著者、メディアプロデューサとして高い評価を受けている。

1991年からヨガに取り組み、1996年から指導を開始。さらに生徒として指導者として自らが歩んできた道に沿って、多様で補完的なアプローチを多数研究。アシュタンガヨガ・ヴィンヤサヨガ、アイアンガーヨガ、ヴィンヤサフローヨガ、ヨガセラピー、タントラ、機能的ヨガ解剖学のほかにキネシオロジー、伝統的なヨガ哲学、そして存在と意識に関する近代哲学も含まれる。カリフォルニア州サンタクルーズ在住。サンタクルーズヨガで教師養成プログラムを指導している。

● 著書（日本語未訳）

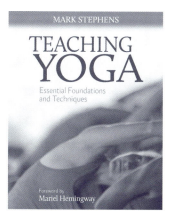

Teaching Yoga: Essential Foundations and Techniques

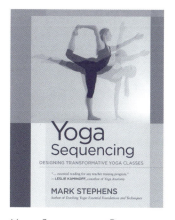

Yoga Sequencing: Designing Transformative Yoga Classes

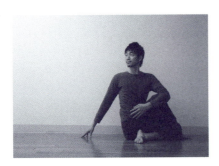

【監訳者】

綿本 彰
（わたもと・あきら）

日本ヨーガ瞑想協会会長。全米ＹＯＧＡアライアンス500時間YOGA指導者トレーナー（E-RYT500）。健康デザイン研究所ＣＯＲＥ健康デザイナー。大阪生まれ。幼い頃より、父であり、同協会の名誉会長である故綿本昇師からヨガを学ぶ。神戸大学システム工学科卒業後、インドに渡り各地でヨガ、アーユルヴェーダを研修。帰国後、同師に師事しながら、1994年にヨガ指導をスタート。また、ロサンゼルスやニューヨーク、ロンドンなど、世界各地でハタヨガ、ラージャヨガ、パワーヨガ、クリパルヨガ、ヴィニヨガ、チェアヨガ、リストラティブヨガ、陰ヨガ、ヨガニドラなど、様々なスタイルのヨガを研修。2003年、日本初となるパワーヨガ専門スタジオ「綿本パワーヨガスタジオ」をオープン。現在は、オンラインクラスやYouTubeなどで、ヨガ、瞑想、マインドフルネスの指導、指導者育成、新コンテンツの発信をし続けている。

ブックデザイン	根本綾子
校正協力	桜井千穂
	三輪利絵子
翻訳協力	岩井満理
	鈴木早苗

ヨガ講師のための、触れて伝える
ヨガアジャストメント

2019年2月10日　初版第1刷発行
2021年1月25日　初版第2刷発行

著　者	Mark Stephens
監訳者	綿本　彰
発行者	戸部慎一郎
発行所	株式会社 医道の日本社
	〒237-0068 神奈川県横須賀市追浜本町1-105
TEL	046-865-2161
FAX	046-865-2707

©IDO-NO-NIPPON-SHA,Inc.,2019
印刷・製本　ベクトル印刷株式会社
ISBN 978-4-7529-9034-5 C2075
本書の内容の無断使用、複製（コピー、スキャン、デジタル化）、転載を禁じます。